T0200110

Sexualmedizin in der Gynäkologie

Bei Dyspareunie und Vaginismus

Vagi*well*® Dilators

Medizinische Dehnungsstifte (Dilatatoren) aus Silikon

Lieferbare Sets:

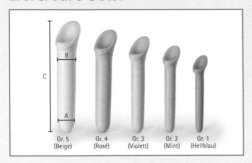

Vagi*well*® Dilators **Premium**

5 Dehnungshilfen (Dilatatoren):

Größe	Farbe	Durchmesser A/B	Länge C
Gr. 5	Beige	28/30 mm	177 mm
Gr. 4	Rosé	24/26 mm	163 mm
Gr. 3	Violett	20/22 mm	150 mm
Gr. 2	Mint	16/18 mm	135 mm
Gr. 1	Hellblau	12/14 mm	122 mm

Art. Nr. Vagiwell P   EAN: 4013273001557   PZN: 10224634

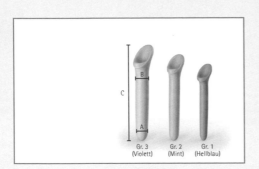

Vagi*well*® Dilators **Small**

3 Dehnungshilfen (Dilatatoren):

Größe	Farbe	Durchmesser A/B	Länge C
Gr. 3	Violett	20/22 mm	150 mm
Gr. 2	Mint	16/18 mm	135 mm
Gr. 1	Hellblau	12/14 mm	122 mm

Art. Nr. Vagiwell S   EAN: 4013273001564   PZN: 10224640

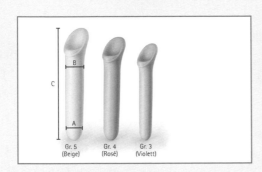

Vagi*well*® Dilators **Large**

3 Dehnungshilfen (Dilatatoren):

Größe	Farbe	Durchmesser A/B	Länge C
Gr. 5	Beige	28/30 mm	177 mm
Gr. 4	Rosé	24/26 mm	163 mm
Gr. 3	Violett	20/22 mm	150 mm

Art. Nr. Vagiwell L   EAN: 4013273001571   PZN: 10224657

Lieferumfang für alle Sets: Gebrauchsanweisung; Gleitmittel SYLK® (wasserlöslich) 50 ml Pumpflasche; Tasche zur Aufbewahrung

Kostenlose Musteranforderung:

service@medintim.de

KESSEL medintim GmbH
Kelsterbacher Straße 28
64546 Mörfelden-Walldorf, Germany

Tel. (06105) 20 37 20
Fax (06105) 45 59 01
E-Mail: service@medintim.de

Zertifiziertes QM-System
mdc
ISO 13485

MARKENRAUM-DESIGN.DE 10.14

www.medintim.de

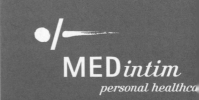

MEDintim
personal healthca

Hans-Joachim Ahrendt
Cornelia Friedrich (Hrsg.)

Sexualmedizin in der Gynäkologie

Mit 75 Abbildungen

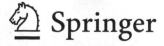 Springer

Herausgeber

Prof. Dr. med. Hans-Joachim Ahrendt
Facharzt für Frauenheilkunde und Geburtshilfe
Praxis für Frauenheilkunde, Klinische Forschung und Weiterbildung
Zentrum für sexuelle Gesundheit Magdeburg-Köthen
Lehrauftrag an der Medizinischen Fakultät der Otto-von-Guericke-Universität Magdeburg
Magdeburg

Dr. med. Cornelia Friedrich
Fachärztin für Frauenheilkunde und Geburtshilfe, Sexualmedizin
Gemeinschaftspraxis Friedrich-Elste
Zentrum für sexuelle Gesundheit Magdeburg-Köthen
Köthen

ISBN 978-3-642-42059-7   ISBN 978-3-642-42060-3 (eBook)
DOI 10.1007/978-3-642-42060-3

Die Deutsche Nationalbibliothek verzeichnet diese Publikation in der Deutschen Nationalbibliografie;
detaillierte bibliografische Daten sind im Internet über http://dnb.d-nb.de abrufbar.

Zeichner: Grafik Hanns, Gundelfingen (Abb. 2.2, 2.8)
Umschlaggestaltung: deblik Berlin
Bildnachweis Umschlag: Zeichnung von Sandra Fey © Prof. Dr. Hans-J. Ahrendt, Magdeburg

Gedruckt auf säurefreiem und chlorfrei gebleichtem Papier

Springer ist Teil der Fachverlagsgruppe Springer Science+Business Media
www.springer.com

Geleitwort

Liebe Kolleginnen und Kollegen,

sexualmedizinische Probleme haben einen hohen Stellenwert in Klinik und Praxis der Gynäkologie. Insbesondere in der gynäkologischen Sprechstunde werden von unseren Patientinnen häufig sexualmedizinische Probleme angesprochen. Sie wünschen sich Hilfe und bitten um eine Beratung. Nicht immer ist es uns Frauenärzten möglich, eine adäquate Sexualberatung durchzuführen. Oft liegt es an der mangelnden Zeit, manchmal fühlen wir uns nicht kompetent genug. Die Gründe hierfür sind in der unzureichenden oder gar fehlenden Ausbildung in Sexualmedizin an den deutschen Universitäten zu sehen. Auch in der Weiterbildung zum Facharzt für Frauenheilkunde und Geburtshilfe wird dieses Teilgebiet meist vernachlässigt. So war es konsequent, dass der Berufsverband der Frauenärzte e. V. dies in die eigenen Hände nahm und eine Arbeitsgruppe Sexualmedizin bildete. Zusammen mit der Frauenärztlichen Bundesakademie initiierte diese AG im Jahre 2012 »Basiskurse Sexualmedizin« für Frauenärzte. Diese Kurse, die u. a. auch durch die Herausgeber dieses Buches mit entwickelt wurden, finden großen Zuspruch und haben sich inzwischen bundesweit etabliert.

Das vorliegende Buch »Sexualmedizin in der Gynäkologie« will die fachliche Lücke schließen helfen und stellt eine sinnvolle Ergänzung zu den »Basiskursen Sexualmedizin« dar. Es ist für Gynäkologen und das gynäkologische Fachpersonal geschrieben, um das Fachwissen zu erweitern und die Beratungskompetenz zu stärken. Ausgehend von den allgemeinen und neuroendokrinologischen Grundlagen der Sexualmedizin werden zuerst die funktionellen Sexualstörungen dargestellt. Danach zeigen die Autoren die Zusammenhänge zwischen den verschiedenen Lebensphasen und der Sexualität auf: Pubertät, Menstruationszyklus, hormonale Kontrazeption, Infertilität, Schwangerschaft und Postpartalzeit, Klimakterium und Postmenopause.

Weitere Kapitel beschäftigen sich mit den Auswirkungen von gynäkologischen Krankheiten und Operationen, einschließlich des Mammakarzinoms, auf die Sexualität. Außerdem werden die Themen Transsexualität und sexuelle Dysfunktion des Mannes abgehandelt.

Das letzte Kapitel geht auf die konkrete Beratungssituation in Klinik und Praxis ein. Dabei werden verschiedene Beratungsmodelle und Gesprächsalgorithmen dargestellt, die im klinischen Alltag des Frauenarztes gut umzusetzen sind.

Das Buch ist hervorragend konzipiert und erarbeitet worden, und es zeigt die hohe Expertise der AutorInnen: es sollte in keiner Praxis fehlen.

Dr. med. Christian Albring
Präsident des Berufsverbandes der Frauenärzte e. V.
München, im Herbst 2014

Vorwort

Sexualmedizin ist ein interdisziplinäres Fachgebiet. Sie ist in fast allen ärztlich-medizinischen Fachdisziplinen integriert. Insbesondere die Frauenheilkunde wird sehr stark von der Sexualität des Menschen geprägt und beeinflusst. Dies trifft u. a. zu für die gynäkologische Endokrinologie und Reproduktionsmedizin, für die Kontrazeption, für die Schwangerschaft und Postpartalzeit, für gynäkologische Erkrankungen und Operationen, die gynäkologische Onkologie.

Fast zwei Drittel aller Frauen äußern in der gynäkologischen Sprechstunde, aber auch in der Klinik, Fragen und Probleme im Zusammenhang mit der Sexualität. Jedoch sprechen nur die Hälfte dieser Frauen die Probleme aktiv bei ihrem Frauenarzt an. Sie erwarten eine aktive Gesprächseröffnung durch den betreuenden Frauenarzt.

In der gynäkologischen Sprechstunde betrifft dies überwiegend die Probleme im Hinblick auf eine Verminderung der sexuellen Appetenz, der Erregung und des Orgasmus in den verschiedenen Lebensphasen vom Teenageralter bis hin zur Postmenopause. Häufig wird ein Zusammenhang gesehen mit der Einnahme hormonaler Kontrazeptiva, mit den Veränderungen durch die neue Elternrolle und die Doppelbelastung post partum oder mit den endokrinologischen Veränderungen im Klimakterium. Nicht selten tragen die Patientinnen auch die sexuellen Probleme ihrer Partner vor und bitten um Rat.

In den Kliniken liegt der Schwerpunkt auf der Beratung prä- und postoperativ, vor und nach onkologischen Therapieverfahren bei gynäkologischen Krebserkrankungen und dem Mammakarzinom.

Oft sehen sich Frauenärztinnen und Frauenärzte nicht ausreichend vorbereitet, eine kompetente Sexualberatung durchzuführen. Nur jeder vierte Frauenarzt hatte in seinem universitären Studium eine sexualmedizinische Ausbildung erfahren. Jedoch hat sich die Hälfte aller Ärzte im Rahmen ihrer Facharztweiterbildung und danach selbstständig Kenntnisse angeeignet. Trotzdem besteht eine große Diskrepanz zwischen der Notwendigkeit einer kompetenten sexualmedizinischen Betreuung in der Gynäkologie und der ärztlichen Möglichkeit, dies in der Klinik und der Praxis kompetent realisieren zu können. Darüber hinaus steht den Frauenärzten oft nicht ausreichend Zeit für eine adäquate Beratung zur Verfügung. Auch spiegelt sich eine Honorierung für eine zeitaufwendige Sexualberatung im Einheitlichen Bewertungsmaßstab (EBM) nicht wider.

Das vorliegende Buch »Sexualmedizin in der Gynäkologie« soll helfen, hier eine Lücke zu schließen. Dieses Buch richtet sich v. a. an die Gynäkologen in Praxis und Klinik. Es soll ihnen eine Unterstützung für die tägliche Arbeit sein – Stärkung der sexualmedizinischen Kompetenz und Befähigung zur Sexualberatung.

Die ersten Kapitel befassen sich mit einer ausführlichen Darstellung der Physiologie und der Endokrinologie der weiblichen Sexualität. Deren Kenntnis bildet die Grundlage für das Erkennen und Bewerten von sexuellen Funktionsstörungen. Es werden dann die Veränderungen der Sexualität und deren Störfaktoren in den verschiedenen Lebensphasen und unter den

Bedingungen gynäkologischer Erkrankungen und Operationen dargestellt. Dabei werden diese Störungen hinsichtlich der Prävalenz, ihrer Symptomatologie, der Diagnostik und Therapie besprochen.

Die Gynäkologen befinden sich in einer engen fachlichen Nähe zu den Lustorganen der Frau. Dies ermöglicht es ihnen auch dann, wenn primär keine sexuellen Probleme benannt wurden, körperliche Veränderungen zu erkennen, die einen Hinweis auf eine potenzielle Sexualstörung geben könnten. Häufig ist eine Organveränderung Anlass für den Arzt, nach einer sexuellen Problematik zu fragen und ein Gespräch zu initiieren. Der Gynäkologe befindet sich damit einerseits im Vorteil, somatische Erkrankungen diagnostizieren und behandeln zu können, und andererseits ist er mit seiner psychosomatischen Kompetenz in der Lage, eine Sexualberatung durchzuführen.

Für die Diagnostik dieser Störungen und die Beratung werden Gesprächsalgorithmen vorgestellt. Dabei wird neben eigenen Gesprächsmodellen auf bekannte Modelle internationaler Arbeitsgruppen zurückgegriffen.

Immer häufiger werden Gynäkologen auch bei Geschlechtsidentifikationsstörungen um Beratung, Begleitung und/oder um eine Hormontherapie gebeten. Deshalb ist auch diesem Thema Platz eingeräumt. Ein Kapitel vermittelt Grundlagen über die Sexualstörungen des Mannes und deren Behandlungsmöglichkeiten. Das ermöglicht ein erstes Bewerten dieser Störungen und deren Auswirkungen auf die Sexualität der Frau und die Partnerschaft. Durch diese Kenntnisse werden das Verständnis für die Paarsituation und die Überweisungskompetenz verbessert.

Das Buch »Sexualmedizin in der Gynäkologie« stellt einen Leitfaden dar, der in der gynäkologischen Praxis und in der Klinik bei entsprechenden Fragestellungen eine schnelle Orientierung und Hilfe bietet.

Im Zusammenhang mit der von den Autoren mitbegründeten »Basisausbildung Sexualmedizin« im Kurssystem des Berufsverbandes der Frauenärzte e. V. und weiteren Fortbildungsveranstaltungen kann eine Verbesserung der sexualmedizinischen Kompetenz in der Gynäkologie erreicht werden.

Magdeburg, Köthen, im Herbst 2014

Prof. Dr. med. Hans-Joachim Ahrendt
Leiter der AG Sexualmedizin des Berufsverbandes der Frauenärzte e. V.
Lehrauftrag Sexualmedizin an der Universitätsfrauenklinik Magdeburg

Dr. med. Cornelia Friedrich
Mitglied der AG Sexualmedizin des Berufsverbandes der Frauenärzte e. V.
Gastdozentin Sexualmedizin an der Universitätsfrauenklinik Magdeburg
und der Charité Berlin

Die Autoren danken

Dieses Buch entstand nach mehrjähriger, intensiver Arbeit und mit fachlicher Beratung von Kolleginnen und Kollegen, denen wir an dieser Stelle danken möchten.

Unser Dank gilt dem Berufsverband der Frauenärzte und dessen Präsidenten Dr. Christian Albring für die jahrelange Unterstützung der Arbeitsgruppe Sexualmedizin und der Kurse »Basisausbildung Sexualmedizin für Frauenärzte«, in denen wichtige praktische Erfahrungen gesammelt wurden, die sich auch in diesem Buch wiederfinden.

Wir danken den Koautoren, die ihr spezifisches Wissen und ihre Erfahrungen in einigen Kapiteln des Buches mit eingebacht haben: den Frauenärztinnen Dr. Tarané Probst, Dr. Ines Berek und Priv.-Doz. Dr. Dolores Foth, der Rechtsanwältin Claudia Halstrick, dem Gynäkologen Prof. Dr. Dr. hc. Serban D. Costa und dem Urologen Dieter Brück.

Den Kolleginnen und Kollegen Frau Dr. Tarané Probst, Leipzig, Priv.-Doz. Dr. Dolores Foth, Köln, Prof. Dr. Jürgen Kleinstein, Magdeburg, Prof. Dr. Eberhard Canzler, Magdeburg, Prof. Dr. Dr. hc. Serban D. Costa, Magdeburg, gilt unser Dank für die fachliche Durchsicht des Buches.

Frau Kathleen Kramer, wissenschaftliche Mitarbeiterin von Prof. Ahrendt, danken wir für zahlreiche, zeitintensive, organisatorische Tätigkeiten.

Frau Sabine Seiler, Bibliothekarin der Universitäts-Frauenklinik Magdeburg, danken wir für die Hilfe bei den umfassenden Literaturrecherchen und Frau Sandra Fey für die Erstellung von Grafiken.

Unser Dank gilt vor allem dem Springer-Verlag, insbesondere Frau Dr. sc. hum. Sabine Höschele, Frau Hiltrud Wilbertz und Frau Michaela Mallwitz, für die gute Zusammenarbeit und die Möglichkeit, das Buch in dieser Weise zu veröffentlichen.

Magdeburg, Köthen, im Herbst 2014

Prof. Dr. med. Hans-Joachim Ahrendt
Dr. med. Cornelia Friedrich

Inhaltsverzeichnis

Über die Autoren

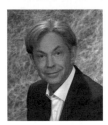

Prof. Dr. med. Hans-Joachim Ahrendt
Facharzt für Frauenheilkunde und Geburtshilfe
Praxis für Frauenheilkunde, Klinische Forschung und Weiterbildung
Zentrum für sexuelle Gesundheit Magdeburg-Köthen
Lehrauftrag an der Medizinischen Fakultät der Otto-von-Guericke-Universität
Magdeburg
Halberstädter Straße 122, 39112 Magdeburg
Web: www.prof-ahrendt-frauenarzt.de

Hans-Joachim Ahrendt studierte Humanmedizin an der Medizinischen Akademie Magdeburg (jetzt Otto-von-Guericke-Universität). Danach arbeitete er 20 Jahre an der Universitäts-Frauenklinik in Magdeburg. Dort absolvierte er seine Weiterbildung zum Facharzt für Gynäkologie und Geburtshilfe, promovierte und habilitierte sich. Seine fachliche Arbeit ist geprägt von einer intensiven Beschäftigung mit der gynäkologischen Endokrinologie, der hormonalen Kontrazeption und der Sexualmedizin. Seine Habilitation beschäftigte sich mit der »Sexuellen Entwicklung, dem Sexualverhalten und der Kontrazeption von Teenagern«. Dazu führte er eine repräsentative epidemiologische Studie mit mehr als 2500 15- bis 17-jährigen weiblichen Jugendlichen durch. Im Ergebnis dieser Arbeit begründete er die Teenager-Sprechstunden in der Gynäkologie und hat dazu auch sehr viel populärwissenschaftliche Arbeit in Schulen und Medien geleistet.

Als einer der Ersten in Deutschland etablierte er an einer Universitäts-Frauenklinik die Sexualmedizin in Lehre und Forschung.

In seiner wissenschaftlichen Arbeit beschäftigt er sich einerseits mit epidemiologischen Studien zur Sexualmedizin und andererseits mit klinischen Studien der Phase II und III insbesondere zur Entwicklung neuer hormonaler Kontrazeptiva, zur Hormonersatztherapie, zur nichthormonellen Behandlung des klimakterischen Syndroms, zu Störungen der sexuellen Lust u. Ä. Dazu kann er auf mehr als 40 Studien verweisen.

Seine wissenschaftlichen Daten hat er in mehr als 120 Publikationen verfasst und an 6 Büchern mitgearbeitet, u. a.

- »Last oder Lust«; Starke K und Ahrendt H-J. Verlag Jenapharm, Jena (2009),
- »Sexualmedizin« in »Die Gynäkologie«, 3. Aufl. (Hrsg: Kaufmann M, Costa S-D, Scharl A) Springer, Berlin Heidelberg New York (2012),
- »Seminarbuch Gynäkologische Endokrinologie«, Teil 1 (2012), Teil 2 (2013), Teil 3 (2014). (Hrsg: Rabe T) Baier Digitaldruck, Heidelberg (2012),

Prof. Ahrendt ist in seinen Schwerpunktsgebieten umfangreich in die Aus- und Fortbildungsprogramme für Frauenärzte in Deutschland eingebunden. Er hat mehr als 700 Vorträge/Weiterbildungen durchgeführt.

In der Zusammenarbeit mit Frau Dr. med. Cornelia Friedrich im Rahmen des »Zentrums für sexuelle Gesundheit Magdeburg-Köthen« erhielt diese Arbeit eine qualitative Steigerung. Als Vorsitzender der Arbeitsgruppe Sexualmedizin des Berufsverbandes der Frauenärzte e. V. etablierte er gemeinsam mit den AG-Mitgliedern deutschlandweite, zertifizierte Kurse mit dem Ziel der Verbesserung der Basiskompetenz Sexualmedizin der deutschen Frauenärzteschaft. Das vorliegende Buch kann durchaus als Ergebnis dieser inzwischen Jahrzehnte während Bemühungen verstanden werden, die Sexualmedizin in der Klinik und der Praxis der Frauenheilkunde zu etablieren und den Frauenärzten eine sexualmedizinische Kompetenzen zu verleihen.

Prof. Dr. Ahrendt ist/war Mitglied der Deutschen Gesellschaft für Gynäkologie und Geburtshilfe (DGGG), der Gesellschaft für Gynäkologische Endokrinologie und Reproduktionsmedizin, der Deutschen Menopause-Gesellschaft, des Vorstandes der Mitteldeutschen Gesellschaft für Gynäkologie und Geburtshilfe, des Beirates der Deutschen Gesellschaft für Frauengesundheit, des Vorstandes der Gesellschaft für Sexualwissenschaft, der Deutschen Gesellschaft für Sexualmedizin, -therapie und -wissenschaft, Leiter der Arbeitsgruppe Sexualmedizin des Berufsverbandes der Frauenärzt e. V. sowie weiterer wissenschaftlicher Arbeitsgruppen zur Kontrazeption, Endokrinologie und Sexualmedizin. Außerdem bekleidete er 8 Jahre lang die Funktion des stellvertretenden Landesvorsitzenden Sachsen-Anhalt des Berufsverbandes der Frauenärzte e. V.

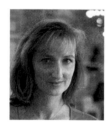

Dr. med. Cornelia Friedrich
Fachärztin für Frauenheilkunde und Geburtshilfe, Sexualmedizin
Gemeinschaftspraxis Friedrich-Elste
Zentrum für sexuelle Gesundheit Magdeburg-Köthen
Schalaunische Straße 6/7
06366 Köthen
Web: www.frauenaerztinnen-friedrich-elste.de

Cornelia Friedrich studierte Humanmedizin an der Martin-Luther-Universität Halle-Wittenberg. Danach begann sie ihre klinische Weiterbildung zur Fachärztin für Frauenheilkunde und Geburtshilfe am Krankenhaus Köthen, die sie im Jahr 2004 mit der Facharztprüfung abschloss. Seit 2005 ist sie in eigener Praxis in Köthen/Anhalt tätig.

Von 2006 bis 2008 absolvierte sie die »Curricular fundierte Ausbildung in Sexualmedizin« am Institut für Sexualwissenschaft und Sexualmedizin der Charité Berlin unter Leitung von Prof. Beier. Seitdem liegt der Schwerpunkt ihrer Praxistätigkeit neben der Frauenheilkunde in der Behandlung von sexuellen Störungen und Partnerschaftsproblemen.

Im Jahr 2007 gründete sie gemeinsam mit Prof. Dr. med. Hans-Joachim Ahrendt das »Zentrum für sexuelle Gesundheit Magdeburg-Köthen«. Zusammen mit Prof. Ahrendt entwickelte sie einige epidemiologische Studien zur Sexualmedizin und war bzw. ist an deren Umsetzung beteiligt:

- »Häufigkeit sexueller Störungen und Probleme der Patientinnen in der gynäkologischen Praxis«.
- »Stand der Aus- und Weiterbildung der Frauenärzte in Deutschland im Fach Sexualmedizin«,
- »Sexuelles Verhalten und Erleben während der Schwangerschaft bis zu einem Jahr nach der Geburt«.

Sie kann bisher auf 18 Publikationen verweisen, einschließlich der Mitarbeit am Lehrbuch »Die Gynäkologie« [Kap. »Sexualmedizin« in »Die Gynäkologie«, 3. Aufl. (Hrsg: Kaufmann M, Costa S-D, Scharl A) Springer, Berlin Heidelberg New York (2012)].

Gemeinsam mit Prof. Ahrendt ist sie seit 2010 an der studentischen Ausbildung im Fach Sexualmedizin der Universitätsfrauenklinik an der Otto-von-Guericke-Universität Magdeburg tätig. Seit 2013 ist sie als Gastdozentin am Institut für Sexualwissenschaft und Sexualmedizin der Charité Berlin beschäftigt.

Im Jahr 2010 gehörte sie zu den Gründungsmitgliedern der Arbeitsgruppe Sexualmedizin des Berufsverbandes der Frauenärzte e. V. und etablierte gemeinsam mit den AG-Mitgliedern deutschlandweite, zertifizierte Kurse im Fach Sexualmedizin für Frauenärzte, um die Ausbildungssituation in Deutschland zu verbessern.

In das vorliegende Buch bringt sie mit ein:
- ihre umfangreichen Erfahrungen in der Sexualberatung sowie der Therapie sexueller Störungen einschließlich der Erarbeitung von Handlungsanweisungen zur Sexualberatung in der Gynäkologie,
- ihre Erfahrungen bei der studentischen Ausbildung sowie der Aus- und Fortbildung von Frauenärzten im Fach Sexualmedizin,
- die wissenschaftlichen Daten der epidemiologischen Studien.

Cornelia Friedrich ist Mitglied in folgenden Gesellschaften:
- Deutsche Gesellschaft für Gynäkologie und Geburtshilfe,
- Deutsche Gesellschaft für Sexualmedizin, -therapie und -wissenschaft,
- Mitteldeutsche Gesellschaft für Frauenheilkunde und Geburtshilfe,
- European Society of Sexual Medicine,
- International Society of Sexual Medicine,
- Gründungsmitglied der Arbeitsgruppe Sexualmedizin des Berufsverbandes der Frauenärzte e. V.

Mitautoren/-innen

Dr. med. Ines Berek

Fachärztin für Frauenheilkunde und Geburtshilfe

Urogynäkologische Sprechstunde der Universitätsfrauenklinik Magdeburg

Gerhart-Hauptmann-Straße 35, 39108 Magdeburg

Autorin von ▶ Abschn. 5.8 »Sexualität bei urogynäkologischen Erkrankungen und Operationen«.

Dieter J. Brück

Facharzt für Urologie, Medikamentöse Tumortherapie, Sexualmedizin

Sexual- und Paartherapeut

Urologe im Service-Center Clarimedis der AOK-Rheinland/Hamburg und

Urologische Gemeinschaftspraxis Brühl/Erftstadt

Münchweg 1, 50374 Erftstadt

Autor von ▶ Kap. 8 »Sexuelle Funktionsstörungen des Mannes«.

Priv.-Doz. Dr. med. Dolores Foth

Fachärztin für Frauenheilkunde und Geburtshilfe

Schwerpunkt Gynäkologische Endokrinologie und Reproduktionsmedizin

MVZ PAN Institut für Endokrinologie und Reproduktionsmedizin

Zeppelinstraße 1, Neumarkt-Galerie, 50667 Köln

Autorin von ▶ Abschn. 4.4 »Sexualität und Kinderwunsch«.

Rechtsanwältin Claudia Halstrick

Justiziarin beim Berufsverband der Frauenärzte e. V.

Postfach 20 03 63, 80003 München

Autorin von ▶ Abschn. 4.1.4 »Rechtliche Besonderheiten bei Minderjährigen«.

Dr. med. Tarané Probst, MPH

Fachärztin für Gynäkologie und Geburtshilfe

IBCLC (Zertifizierte ärztliche Still- und Laktationsberaterin)

Master Public Health: Gesundheitsförderung und Prävention, Epidemiologie und Gesundheits-management

Praxis für Frauenheilkunde und Geburtshilfe

Katharinenstraße 1–3, 04109 Leipzig

Koautorin von ▶ Abschn. 4.5 »Sexualität in der Schwangerschaft und im ersten Jahr nach der Geburt«.

Autorenverzeichnis

Ahrendt, Hans-Joachim, Prof. Dr. med.

Praxis für Frauenheilkunde, Klinische Forschung
und Weiterbildung
Halberstädter Straße 122
39112 Magdeburg
ahrendt@prof-ahrendt-frauenarzt.de

Berek, Ines, Dr. med.

Universitätsfrauenklinik Magdeburg
Gerhart-Hauptmann-Straße 35
39108 Magdeburg
ines.berek@med.ovgu.de

Brück, Dieter J.

Facharzt für Urologie
Medikamentöse Tumortherapie
Sexualmedizin & Sexualtherapie
Mühlenstraße 14
50321 Brühl
diejab@web.de

Costa, Serban-Dan, Prof. Dr. med. Dr. h. c.

Universitätsfrauenklinik Magdeburg
Gerhart-Hauptmann-Straße 35
39108 Magdeburg
ufk-chefsekr@med.ovgu.de

Foth, Dolores, Priv.-Doz. Dr. med.

MVZ PAN Institut für Endokrinologie
und Reproduktionsmedizin
Zeppelinstraße 1
Neumarkt-Galerie
50667 Köln
dfoth@t-online.de

Friedrich, Cornelia, Dr. med.

Praxis für Frauenheilkunde und Geburtshilfe,
Sexualmedizin
Schalaunische Straße 6
06366 Köthen
dr.corneliafriedrich@email.de

Halstrick, Claudia, RA

Berufsverband der Frauenärzte e. V.
Postfach 20 03 63
80003 München
halstrick@rpmed.de

Probst, Tarané, Dr. med.

Praxis für Frauenheilkunde und Geburtshilfe
Katharinenstraße 1–3
04109 Leipzig
tarane.probst@web.de

Einleitung

H.-J. Ahrendt, C. Friedrich

H.-J. Ahrendt, C. Friedrich (Hrsg.), *Sexualmedizin in der Gynäkologie*,
DOI 10.1007/978-3-642-42060-3_1, © Springer-Verlag Berlin Heidelberg 2015

1

1.1 Bedeutung der Sexualmedizin für die Frauenheilkunde

»Sexuelle Gesundheit ist die Integration der körperlichen, gefühlsmäßigen, geistigen und sozialen Aspekte sexuellen Seins auf eine Weise, die positiv bereichert und die Persönlichkeit, die Kommunikation und die Liebe stärkt« (WHO 1975).

»Sexuelle Gesundheit ist untrennbar mit Gesundheit insgesamt, mit Wohlbefinden und Lebensqualität verbunden. Sie ist ein Zustand des körperlichen, emotionalen, mentalen und sozialen Wohlbefindens in Bezug auf die Sexualität und nicht nur das Fehlen von Krankheit, Funktionsstörungen oder Gebrechen.

Sexuelle Gesundheit setzt eine positive und respektvolle Haltung zu Sexualität und sexuellen Beziehungen voraus sowie die Möglichkeit, angenehme und sichere sexuelle Erfahrungen zu machen, und zwar frei von Zwang, Diskriminierung und Gewalt. Sexuelle Gesundheit lässt sich nur erlangen und erhalten, wenn die sexuellen Rechte aller Menschen geachtet, geschützt und erfüllt werden.

Es bleibt noch viel zu tun, um sicherzustellen, dass Gesundheitspolitik und -praxis dies anerkennen und widerspiegeln [http://www.euro.who.int/de/health-topics/Life-stages/sexual-and-reproductive-health/news/news/2011/06/sexual-health-throughout-life/definition].

Sexuelles Wohlbefinden ist das Gleichgewicht aus körperlichen, emotionalen und soziologischen Faktoren. Sexualität ist also stets im biopsychosozialen Kontext zu sehen, da diese Faktoren sich gegenseitig positiv und negativ beeinflussen (◨ Abb. 1.1).

In diesem Sinne haben Störungen des Sexuallebens Krankheitswert und können nicht nur therapeutisch beseitigt, sondern auch präventiv vermieden werden. Gute zwischenmenschliche Beziehungen sind die Voraussetzung für eine hohe Lebensqualität und allgemeine Lebenszufriedenheit. Die Erfüllung der Grundbedürfnisse nach menschlicher Wärme, Zuneigung, Akzeptanz und dem Gefühl, angenommen zu werden, gehört zu den emotional stabilisierenden Faktoren der Persönlichkeit. Besonders intensiv erleben Menschen die Erfüllung dieser Grundbedürfnisse, wenn sie auch auf körperlicher Ebene vermittelt wird. Durch das gemeinsame Erleben von sexuellen Aktivitäten, von Lust und deren Befriedigung können in einer

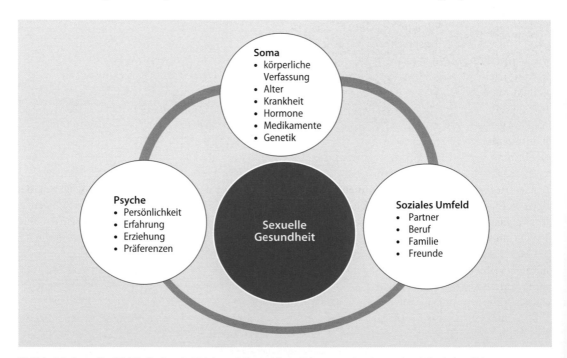

◨ **Abb. 1.1** Sexuelles Wohlbefinden als Gleichgewicht aus körperlichen, emotionalen und soziologischen Faktoren

Paarbeziehung diese Grundbedürfnisse auf einzigartige Weise erfüllt werden.

Durch ein Fehlen von sexuellen Höhepunkten allein wird niemand krank. Jedoch kann ein chronischer Mangel an emotionaler und auch körperlicher Zuneigung die Wahrscheinlichkeit erhöhen, psychische und physische Störungen mit Krankheitswert zu entwickeln. Diese lassen oftmals aber nicht direkt auf deren Ursache schließen. In der gynäkologischen Praxis schildern Patientinnen nicht selten unspezifische abdominale Beschwerden, Kopfschmerzen, allgemeinen Leistungsmangel oder auch depressive Verstimmungen, deren Ursache in einem Konflikt mit dem Partner oder mangelnder Befriedigung sexueller Wünsche und Bedürfnisse liegt (Ahrendt u. Friedrich 2010).

Häufig berichten die Frauen auch von Sexualproblemen, die auf Aufklärungsdefiziten oder falsch verstandenen Normvorstellungen beruhen. Oft sind diese Probleme bereits chronifiziert (z. B. Dyspareunie, Vaginismus) und deren Therapie meist langwierig. Sie rufen sekundär weitere Paarprobleme hervor oder führen gar zur Trennung des Paares.

Aus diesen Gründen ist es wichtig, dass wir uns den Problemen und Fragen der Sexualität unserer Patientinnen offen und aktiv annehmen. Frauenärzte sind meist erste Ansprechpartner für sexuelle Probleme. Wir sollten diesem Teilgebiet unseres Fachgebietes deshalb große Aufmerksamkeit schenken. Mit unserer Fachkompetenz und unserer vertrauensvollen Arzt-Patienten-Beziehung haben wir die einzigartige Möglichkeit, Störungen der Sexualität vorzubeugen oder diese bereits im Anfangsstadium zu behandeln bzw. eine Behandlung einzuleiten. Das trägt nicht nur zur allgemeinen Lebenszufriedenheit unserer Patientinnen bei, sondern verbessert in besonderer Weise auch das Vertrauensverhältnis und die Compliance der Patientinnen.

Das Fachgebiet »Gynäkologie und Geburtshilfe« ist vielfältig mit den Problemen der Sexualität direkt oder indirekt assoziiert, ohne dass es den Frauenärzten bei der täglichen Arbeit in Klinik und Praxis immer bewusst ist (▶ Übersicht).

Probleme der Sexualität im Rahmen der gynäkologischen Sprechstunde
- Gynäkologische Endokrinologie und Reproduktionsmedizin
  - assistierte Reproduktion
  - Kinderwunsch
  - Kontrazeption
  - Sterilisation
  - Infertilität/unerfüllter Kinderwunsch
- Schwangerschaft und Postpartalzeit
  - unerwünschte Schwangerschaft
  - Schwangerschaft und Sexualität
  - Sexualität post partum
- Gynäkologische Onkologie
  - Mammakarzinom
  - Genitalkarzinome
- Allgemeine Gynäkologie
  - Endometriose
  - Ovarialtumoren
  - Entzündungen (Vulvovaginitis, Adnexitis, Endometritis u. a.)
  - Sexuell übertragbare Krankheiten: HIV, Gonorrhö, Trichomoniasis u. a.)
  - HPV-assoziierte Erkrankungen
  - Zustand nach gynäkologischen Operationen
  - Harninkontinenz
- Funktionelle Sexualstörungen:
  - Störungen der sexuellen Appetenz
  - Störungen der Erregung
  - Störungen des Orgasmus
  - Dyspareunie
  - Vaginismus

Es gehört zu den grundlegenden Aufgaben der Frauenärzte, sexualmedizinische Überlegungen in die Anamnese sowie in die diagnostischen und therapeutischen Maßnahmen mit einzubeziehen und mit der Patientin zu besprechen.

Einige Patientinnen äußern von sich aus ihre sexuellen Probleme. Nicht wenige jedoch scheuen sich, ihren Frauenarzt auf dieses Thema anzusprechen, und wünschen sich, dass der Arzt das Thema eröffnet. Oft ist es den Frauen peinlich, sexuelle Probleme anzusprechen, oder sie wissen nicht, wie sie diese formulieren sollen. Auch frühere schlechte Erfahrungen oder die kulturelle Tabuisierung der Sexualität können hierbei eine Rolle spielen (Berman et al. 2003a; Studd u. Schwenkhagen 2009).

Hier gilt es, als Arzt die Initiative zu ergreifen, das Gespräch zu eröffnen und so gewissermaßen das »Eis« zu brechen. Aber auch auf ärztlicher Seite bestehen Ängste, Hemmungen und Unsicherheiten bei diesem Thema (Starke u. Ahrendt 2009). Es stellen sich die Fragen nach

- der ärztlichen Kompetenz (bezüglich der Gesprächsführung, des Erhebens der Sexualanamnese, der Bestimmung der Beratungs- und Therapieziele bzw. der therapeutischen Optionen),
- dem Zeitmanagement (der benötigten Zeit für eine adäquate, meist zeitintensive Beratung),
- nach der Honorierung (Sexualberatung und -therapie sind keine Kassenleistungen!).

Diese Fragen nehmen unmittelbar Einfluss auf die sexualmedizinische Arbeit in der gynäkologischen Sprechstunde. Sie bedeuten immer einen Spagat zwischen interessanter fachlicher Herausforderung und dem wirtschaftlichen Führen einer Arztpraxis.

Mehr denn je aber ist es für Gynäkologen wichtig, sich den sexualmedizinischen Fragen und Problemen unserer Patientinnen zuzuwenden.

Das bedeutet, ein neues und notwendiges Kompetenzfeld zu erschließen. Dies ist insbesondere auch unter dem Gesichtspunkt der Erhaltung fachspezifischer Aufgabenfelder in der Frauenheilkunde von Bedeutung.

Bei der sexualmedizinischen Tätigkeit unterscheidet man

- die Sexualberatung und
- die Sexualtherapie (▶ Kap. 9).

Sexuelles Verhalten und Erleben sind individuell, vielseitig und abhängig von biologischen, sozialen und psychologischen Faktoren. Sexualität hat eine große Bedeutung für das Individuum. Sie bestimmt die geschlechtliche Identität und die damit verbundenen Erlebnisse und sozialen Aspekte. Sie hat mehrere Dimensionen, die sich gegenseitig bedingen und beeinflussen (▶ Abschn. 1.2).

1.2   Dimensionen der Sexualität

> Bei der sexualmedizinischen Tätigkeit gilt es, in der frauenärztlichen Sprechstunde alle 3 Dimensionen der Sexualität zu berücksichtigen (◘ Abb. 1.3).

1.2.1   Fortpflanzungsdimension

Sie ist die phylogenetisch älteste Dimension der Sexualität. Die Fortpflanzung dient dem Erhalt der Art. Für die geschlechtliche Fortpflanzung ist dazu der Paarungsakt erforderlich, wenn man moderne, künstliche Verfahren außer Acht lässt. Sexualität diente also stammesgeschichtlich dazu, sich fortzupflanzen und im genetischen Sinne ewig zu leben.

Fortpflanzung ist bei Frauen auf die Zeit zwischen Menarche und Menopause festgelegt. Beim Mann hingegen gibt es kein genau definiertes Alter für die Fortpflanzung, sie ist bis ins hohe Alter möglich. In der gynäkologischen Praxis spielt die Fortpflanzung bzw. deren Verhütung als Teil der Sexualität eine sehr große Rolle und ist tägliche Routine.

Allein dieser Aspekt der Sexualität nimmt einen großen Raum in der gynäkologischen Beratung ein. Es geht um Schwangerschaften – gewollt oder ungewollt –, um unerfüllten Kinderwunsch oder um den Wunsch nach sicherer Verhütung einer Schwangerschaft. Durch die Möglichkeit einer zuverlässigen Schwangerschaftsverhütung ist es den Paaren möglich, sexuelle Lust und Fortpflanzung zu trennen. Schwangerschaften und das Gründen einer Familie lassen sich individuell planen. Die Zahl der gewünschten Kinder und der zeitliche Abstand der Schwangerschaften lassen sich bewusst bestimmen.

Auch beschäftigen wir Gynäkologen uns mit den Fortpflanzungsorganen der Frau.

Diese Dimension ist demnach Hauptbestandteil der gynäkologischen Tätigkeit. Sexualität wird u. U. nur in diesem Zusammenhang in der gynäkologischen Praxis thematisiert, während die anderen Dimensionen außer Acht bleiben. Jedoch gehören alle 3 Dimensionen untrennbar zusammen, wenn auch nicht in ständig gleicher Qualität und Quantität.

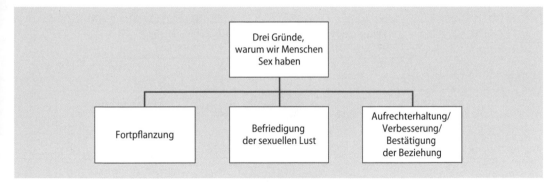

Abb. 1.2 Dimensionen der Sexualität

1.2.2 Lustdimension

Durch das Erleben von Lust, Erregung, Orgasmus und Befriedigung ermöglicht die Sexualität eine einzigartige, sich von anderen Aktivitäten abhebbare Erfahrung. Die Lustdimension ist zum einen eine große Motivation, Sexualpartner zu suchen, sexuelle Kontakte aufzunehmen, sich um sexuelle Kontakte zu bemühen (Flirten usw.) und zum anderen die Belohnung dafür. Sie kann je nach Individuum und Lebensphase vordergründig sein im Rahmen von erotischer Anziehung, Leidenschaft und Ekstase. Von diesen Attributen lebt die gesamte Erotikbranche.

Dennoch lässt die Lustdimension sich nicht von den anderen Dimensionen isolieren und steht eng im Zusammenhang mit diesen. Das Besondere an ihr ist, dass die Lust nicht zwangsläufig an eine andere Person gebunden ist, sondern kann auch im Rahmen einer liebevollen, erotischen Selbstzuwendung, der Selbstbefriedigung, erlebt werden.

Körperliche Lustempfindungen können schon frühzeitig auftreten, wobei jedoch das Erleben des Orgasmus oft an die körperliche Reifung im Rahmen der Pubertät geknüpft ist. Bei Jungen zeigt sich dies im Auftreten der Ejakularche und bei Mädchen mit der Thelarche und Menarche. Meist wird die Fähigkeit zum Orgasmus im Laufe der sexuellen Entwicklung und mit zunehmenden sexuellen Erfahrungen erlernt. Jedoch kann die Fähigkeit zum Orgasmus sowohl bei Mädchen als auch bei Jungen schon vor der Pubertät vorhanden sein.

In der gynäkologischen Sprechstunde kommt es immer öfter vor, dass Patientinnen direkt über ihre sexuelle Lust bzw. deren Störung sprechen.

1.2.3 Beziehungsdimension

Die Beziehungs- oder auch syndyastische Dimension ist für den Menschen ein wesentlicher Bestandteil der Sexualität. Nur wir Menschen haben, bis auf wenige Ausnahmen in der Tierwelt, die Fähigkeit, langfristige Paarbeziehungen einzugehen, die nicht nur dem Fortplanzungszweck dienen, sondern alle anderen wesentlichen Apsekte des Lebens einbeziehen, die Sicherheit, Geborgenheit und Zugehörigkeit geben (**Abb. 1.2**).

Jeder Mensch hat schon als Säugling das Grundbedürfnis nach menschlicher Wärme, Nähe, Zuwendung, Geborgenheit und nach Liebe. Die Erfüllung dieser Grundbedürfnisse ist beim Menschen von existenzieller Bedeutung. Bei Säuglingen und Kindern werden diese Bedürfnisse durch liebevolle Zuwendung der Eltern befriedigt. Dabei kann der Mensch schon in der Kindheit Geborgenheit, Vertrauen und Sicherheit in einer stabilen Beziehung erfahren (Beier et al. 2005).

In der Paarbeziehung Erwachsener geht es ebenfalls um die Erfüllung dieser Grundbedürfnisse. Man möchte vom Partner angenommen und akzeptiert werden und körperliche Nähe, Wärme und Geborgenheit erfahren, eins sein mit dem Partner. Durch Einbeziehen der erogenen Zonen und der Genitalien wird gemeinsam sexuelle Lust und Befriedigung erlebt.

Werden diese Grundbedürfnisse auf längere Zeit nicht erfüllt, kann dies zu psychosomatischen Störungen führen, die sich z. B. in unklaren Bauchschmerzen, Rücken- oder Kopfschmerzen äußern können – alles häufig geklagte Erscheinungen in der

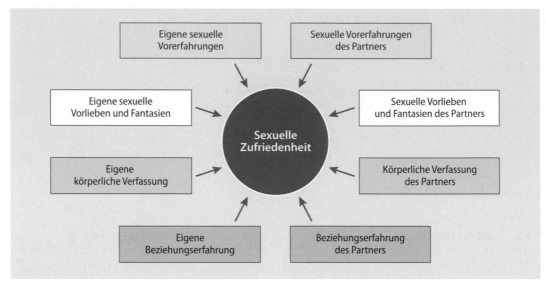

□ Abb. 1.3 Voraussetzung für sexuelle Zufriedenheit in der Paarbeziehung. (Adaptiert nach Breier 2013)

gynäkologischen Praxis. Umgekehrt kann die liebevolle Zuwendung durch einen Partner psychische und auch somatische Erkrankungen positiv beeinflussen. Auch dies sind Aspekte, die in der frauenärztlichen Sprechstunde im Gespräch mit der Patientin Erwähnung finden sollten.

> **⊗** Es geht darum, die eigene sexuelle Gesundheit und die des Partners zu erhalten, zu pflegen und weiter zu entwickeln und dabei mit sich glücklich und zufrieden zu sein.

In □ Abb. 1.3 sind die Faktoren dargestellt, die die sexuelle Zufriedenheit und die individuell gelebte Sexualität beeinflussen, wie etwa eigene sexuelle Vorerfahrungen, eigene sexuelle Vorlieben und Phantasien, die eigene körperliche Verfassung und eigene Beziehungserfahrungen. Dass bei beiden Sexualpartnern diese Faktoren niemals deckungsgleich sind und sogar stark gegensätzlich sein können, kann die Beziehung bereichern oder auch Probleme bereiten. In jedem Fall ist es eine Herausforderung für eine positive Annäherung beider Partner und die harmonische Gestaltung der Paarbeziehung.

> **⊗** Sexuelles Wohlbefinden ist ein grundlegender Bestandteil unserer Gesundheit und unseres Wohlbefindens.

Physiologie der weiblichen Sexualreaktion

H.-J. Ahrendt, C. Friedrich

H.-J. Ahrendt, C. Friedrich (Hrsg.), *Sexualmedizin in der Gynäkologie*,
DOI 10.1007/978-3-642-42060-3_2, © Springer-Verlag Berlin Heidelberg 2015

Die menschliche Sexualität ist dadurch gekennzeichnet, dass sie nicht nur durch den Sexus, den Trieb, bestimmt ist, sondern auch durch den Eros, das Sinnliche. Sexuelles Verhalten und Erleben wird also nicht nur von biologischen Vorgängen gesteuert und ist nicht nur, wie im Tierreich, auf saisonale Perioden beschränkt. Menschen können permanent sexuell aktiv sein. Ihre Wünsche, ihre Phantasien und ihre Erregung werden dabei stark von den Sinnen, also den visuellen, olfaktorischen und taktilen Eindrücken gesteuert. Diese unterliegen sowohl fördernden und als auch hemmenden Einflüssen. Die menschliche Sexualität ist gekennzeichnet durch ihre Gesellschaftsabhängigkeit, ihre Persönlichkeitsabhängigkeit, ihre Beziehung zu Bewusstsein und Psyche und ihre Beziehung zum Partner (Buddeberg 2005).

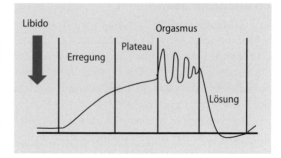

Abb. 2.1 Der sexuelle Reaktionszyklus nach Masters u. Johnson (schwarze Linie) und Singer-Kaplan (blauer Pfeil). (Aus Ahrendt u. Friedrich 2013b)

2.1 Phasen der sexuellen Erregung

Der weibliche sexuelle Reaktionszyklus wurde von Masters und Johnson (Masters u. Johnson 1970a) in den 1970-ern in verschiedene Phasen eingeteilt und von Singer-Kaplan (Singer-Kaplan 1974) durch die Libido ergänzt. (■ Abb. 2.1).

Helen Singer-Kaplan hat der Phase der sexuellen Erregung die Phase der sexuellen Appetenz (Libido) vorangestellt. Die sexuelle Erregung impliziert sowohl die physiologischen organischen Reaktionen (vermehrte Lubrikation, Schwellung der Klitoris und der Vulva mit erhöhtem arteriellem Blutzufluss mit nachfolgender Vasodilatation des vaginalen Kapillarbettes) als auch die subjektive Erregung und Freude. Die vermehrte Durchblutung führt zu einem erhöhten interkavernösen Druck der Klitoris, der Schwellung und Erektion der Spitze der Klitoris, der Schwellung der Schamlippen und der Auslösung des Orgasmus. Der Orgasmus wird meist als der absolute Höhepunkt der sexuellen Erregung identifiziert. Er geht mit rhythmischen Kontraktionen der glatten Muskulatur im Genitalbereich einher. Nach dem Erleben eines oder mehrerer Orgasmen tritt eine Phase der Lösung und Entspannung ein, in der ein allgemeines Gefühl des Wohlbefindens herrscht.

Die primären Mediatoren der physiologischen sexuellen Reaktionen sind Stickstoffmonoxid-Synthase (NOS), Stickstoffmonoxid P und Typ-5-Phosphodiesterase. NO-Synthasen (NOS) sind Enzyme und kommen in verschiedenen Zellen vor, um das Stickstoffmonoxid (NO) zu synthetisieren (Berman u. Goldstein 2001). NOS versorgen die Nerven in das Gefäßsystem der Scheide der Frau. Stickstoffmonoxid findet sich auch in Geweben der Klitoris und wird für die Schwellung der Klitoris und Labien verantwortlich gemacht. Die Typ-5-Phosphodiesterase ist als Mediator im Schwellkörper der Klitoris und in der glatten Scheidenmuskulatur lokalisiert. Weitere Mediatoren sind in Nervenfasern des Vaginalgewebes gefunden worden: das Neuropeptid Y, das vasoaktive intestinale Peptid (VIP), das zyklische Guanin-Monophosphat und die Substanz S. Studien deuten darauf hin, dass das vasoaktive intestinale Polypeptid (VIP) und das Stickstoffmonoxid (NO) die vaginale Entspannung und die Sekretion modulieren und dass adrenerge Nerven an der kontraktilen Antwort der Scheide beteiligt sind (Berman u. Bassuk 2002; Bachmann u. Leiblum 2004).

2.1.1 Der sexuelle Reaktionszyklus der Frau nach Masters und Johnson

Masters u. Johnson (1970a, b) haben als erste die sexuellen Reaktionen untersucht und beschrieben. Sie haben sie in 4 Phasen eingeteilt, die individuell unterschiedlich und zeitlich variabel ablaufen können: die Erregungsphase, die Plateauphase, den Orgasmus und die Entspannungsphase/Refraktärphase (■ Abb. 2.1).

Erregungsphase

Der Zustand sexueller Erregung wird durch verschiedene interne (z. B. Phantasien, Gedanken) und externe Faktoren (durch Reize der Haut und der Sinnesorgane) ausgelöst. Die Schwelle zum Eintritt sexueller Erregung ist sehr variabel und hängt von individuellen Faktoren ab.

Dabei kommt es zu einer vermehrten Durchblutung der Vagina, der Klitoris, der inneren Labien und des gesamten Körpers (◨ Abb. 2.2a). Die gesteigerte Vasodilatation und -kongestion führt innerhalb von wenigen Sekunden zur Bildung eines Sekretes (Lubrikation) im Bereich der Vagina, das die Penetration des Penis und durch Neutralisation des sauren Scheiden-pH-Werts das Überleben von Spermien erleichtert.

Die Lubrikation bezeichnet eine schleimige Flüssigkeit, die während des sexuellen Reaktionszyklus, insbesondere während der Erregungsphase bei der Frau von den Bartholin- (Glandulae vestibularis majores) und den Skene-Drüsen (Glandulae paraurethrales) gebildet wird, um die Vagina auf den Geschlechtsverkehr vorzubereiten und diese gleitfähig zu machen. Außerdem findet sich bei zunehmender Schwellung der Vagina in der Erregungsphase ein vermehrtes Transsudat der Scheidenwände, das eine zusätzliche Feuchtigkeit gewährleistet. Das Transsudat ist farblos. Die Zusammensetzung der Flüssigkeit kann je nach Zyklustag und durch andere Faktoren variieren. Die Menge des Transsudates ist individuell unterschiedlich, kann jedoch beim Orgasmus so viel sein, dass man sogar von einer weiblichen Ejakulation spricht. Diese empfinden Frauen manchmal als unangenehm, weil sie von unwillkürlichem Urinabgang während des Koitus nicht immer unterscheidbar ist (Pingsten 1997). Unabhängig davon ist es jedoch auch möglich, dass tatsächlich Urin während des Koitus mit abgeht.

Plateauphase

Während der Plateauphase wird ein Zustand höchster Erregung vor dem Orgasmus erreicht. Dieser Zustand kann direkt in die Orgasmusphase einmünden oder auch wieder abflauen.

Dabei kommt es zu einem Anstieg von Blutdruck, Herzfrequenz und Muskeltonus. Die kleinen Labien und die Klitoris schwellen dunkelrot an. Die Bartholin-Drüsen beginnen, Sekret abzusondern

(◨ Abb. 2.2b). Durch vermehrte Durchblutung verengt sich das distale Drittel der Vagina und schließt sich eng um den Penis. Es bildet sich eine sog. orgastische Manschette. Das proximale Drittel der Vagina erweitert sich in Vorbereitung der Aufnahme des Spermas. Der Uterus schwillt an und steigt nach oben.

Orgasmusphase

Die Erhöhung der Intensität der Erregung während der Plateauphase und das Erreichen der Orgasmusschwelle führen zum Orgasmus, also zum Freisetzen der aufgebauten sexuellen Spannung. Dabei kommt es zu 3–15 rhythmischen, unwillkürlichen Kontraktionen der Beckenbodenmuskulatur, die das gesamte Becken bzw. den ganzen Körper mit einbeziehen können (◨ Abb. 2.2c, d). Blutdruck, Herz- und Atemfrequenz erreichen ihr Maximum. Bei manchen Frauen wird durch die paraurethralen Drüsen ein wässriges Sekret gebildet, das von der Menge erheblich sein kann.

Die Intensität des Erlebens ist bei Frauen intra- und interpersonell sehr verschieden. Es können auch mehrere Orgasmen hintereinander auftreten. Einige Frauen erreichen den Orgasmus nur durch zusätzliche klitorale Stimulation, andere selten, wenige Frauen niemals.

Rückbildungsphase

Die Rückbildungsphase beginnt nach dem Orgasmus. Dabei bilden sich die Erregung und alle damit verbundenen körperlichen Veränderungen langsam zurück (◨ Abb. 2.2e, f). Atmung, Blutdruck und Herzfrequenz normalisieren sich, und die vermehrte Durchblutung der Genitalien geht zurück. Es tritt ein wohliges Gefühl der Entspannung ein, das auch von Müdigkeit begleitet sein kann. Frauen können in dieser Zeit wieder schnell erregbar und orgasmusfähig sein. Männer sind dagegen in dieser individuell variablen Zeit orgasmusrefraktär.

2.1.2 Der sexuelle Reaktionszyklus nach Masters u. Johnson und Singer-Kaplan

Helen Singer-Kaplan (1974) ergänzte das Modell des sexuellen Reaktionszyklus von Masters u. Johnson

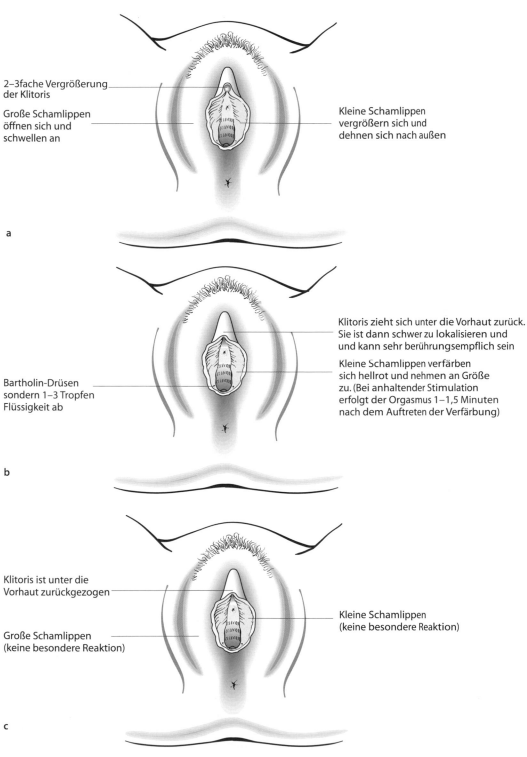

2–3fache Vergrößerung der Klitoris

Große Schamlippen öffnen sich und schwellen an

Kleine Schamlippen vergrößern sich und dehnen sich nach außen

a

Klitoris zieht sich unter die Vorhaut zurück. Sie ist dann schwer zu lokalisieren und und kann sehr berührungsempflich sein

Kleine Schamlippen verfärben sich hellrot und nehmen an Größe zu. (Bei anhaltender Stimulation erfolgt der Orgasmus 1–1,5 Minuten nach dem Auftreten der Verfärbung)

Bartholin-Drüsen sondern 1–3 Tropfen Flüssigkeit ab

b

Klitoris ist unter die Vorhaut zurückgezogen

Kleine Schamlippen (keine besondere Reaktion)

Große Schamlippen (keine besondere Reaktion)

c

◘ **Abb. 2.2a–f** Veränderungen der äußeren bzw. inneren Genitalien während der sexuellen Reaktion: **a** Erregungsphase. **b** Plateauphase. **c, d** Orgasmusphase. **e, f** Rückbildungsphase (Nach Haeberle 1985)

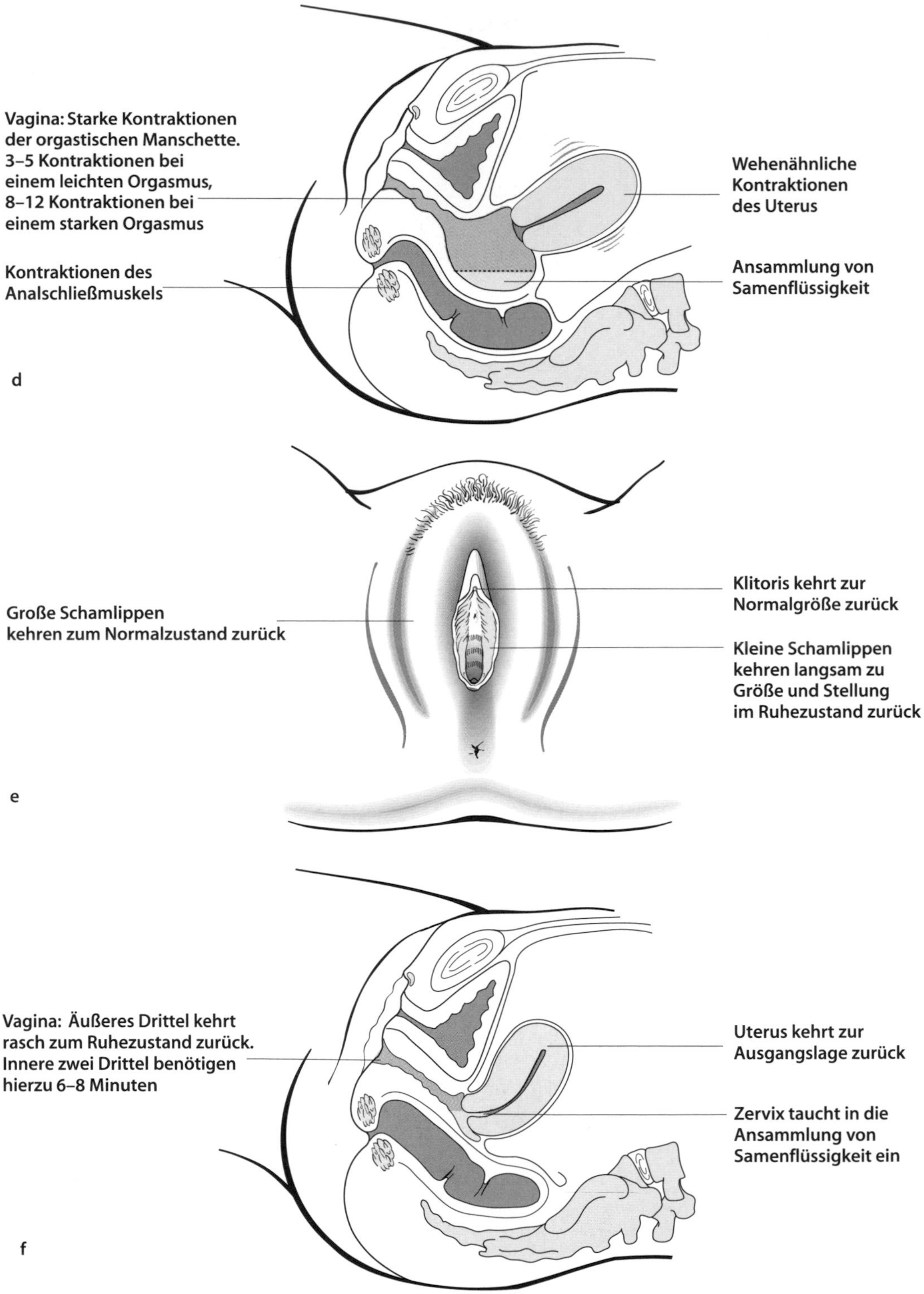
Vagina: Starke Kontraktionen der orgastischen Manschette. 3–5 Kontraktionen bei einem leichten Orgasmus, 8–12 Kontraktionen bei einem starken Orgasmus
Kontraktionen des Analschließmuskels
Wehenähnliche Kontraktionen des Uterus
Ansammlung von Samenflüssigkeit
d
Große Schamlippen kehren zum Normalzustand zurück
Klitoris kehrt zur Normalgröße zurück
Kleine Schamlippen kehren langsam zu Größe und Stellung im Ruhezustand zurück
e
Vagina: Äußeres Drittel kehrt rasch zum Ruhezustand zurück. Innere zwei Drittel benötigen hierzu 6–8 Minuten
Uterus kehrt zur Ausgangslage zurück
Zervix taucht in die Ansammlung von Samenflüssigkeit ein
f

Abb. 2.2a–f (Fortsetzung)

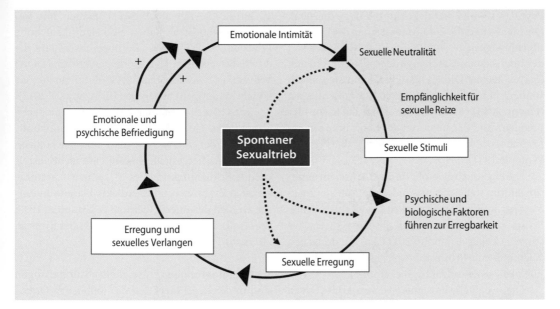

Abb. 2.3 Der sexuelle Reaktionszyklus nach Basson. (Aus Ahrendt u. Friedrich 2013b)

um die Phase des sexuellen Verlangens (sexuelle Appetenz, Libido; ► blauer Pfeil in ■ Abb. 2.1). Sie charakterisiert die Libido als unabdingbare Voraussetzung für das Auftreten von Erregung und den Ablauf aller weiteren sexuellen Reaktionen.

2.1.3 Das nichtlineare Modell nach Basson

Basson (2006) bildet ein nichtlineares Modell für die sexuellen Reaktionen ab (■ Abb. 2.3). Dies bezieht auch die bedingenden Ursachen und psychische Faktoren für das In-Gang-Kommen der sexuellen Reaktionskette mit ein. Basson geht davon aus, dass sich die Frau in einer indifferenten, neutralen Ausgangssituation befindet. Sexuelle Lust wird erst durch die sexuelle Kommunikation nach und nach ausgelöst, wenn innere und äußere Störfaktoren überwunden sind. Ihr Modell ist ein Kreislauf sich gegenseitig verstärkender oder hemmender Faktoren. Für eine Frau müssen demnach alle die Erregung hemmenden Faktoren vermindert oder ausgeschaltet sein (ein nicht passendes Umfeld, Geräusche in der Wohnung, die Anwesenheit der Kinder im Haus oder Streitigkeiten u. a.).

2.1.4 Weibliche Ejakulation

Frauen können verschiedene Arten von Flüssigkeiten während der sexuellen Erregung und des Orgasmus verstärkt produzieren und absondern. Ihr Ursprung, die Menge, die Zusammensetzungen und die Absonderungsmechanismen hängen von anatomischen, physiologischen und pathophysiologischen Vorgängen und dem Grad der sexuellen Erregung ab. Die weibliche Ejakulation beim Orgasmus kann sich als verstärkte vaginale Lubrikation, als weibliche Ejakulation (FE) einer geringeren Menge von weißlichen Absonderungen aus der weiblichen Prostata (Skene-paraurethrale Drüsen) oder als Spritzen einer größeren Menge von verdünntem Urin darstellen. Alle Phänomene können gleichzeitig auftreten. Die Menge der abgegebenen Flüssigkeit kann 1–50 ml betragen (Bullough et al. 1984; Rubio-Casillas u. Jannini 2011; Goldberg et al. 1983; Heath 1987; Addiego et al.1981).

Die Prävalenz der weiblichen Ejakulation wird mit 10–54% angegeben (Perry u. Whipple 1981; Zaviacic 1999; Darling et al. 1990; Bullough et al. 1984).

Die **verstärkte vaginale Lubrikation** ist das Ergebnis der aktiveren vaginalen Durchblutung und Schwellung bedingt durch das vaginale intestinale

Peptid (VIP) und die Stickoxide (NO) (Levin 2003). Die Menge und die Zusammensetzung der Lubrikationsflüssigkeit verändern sich in Abhängigkeit von der Intensität und der Länge der sexuellen Aktivität (Hayes 2008b) Diese Flüssigkeit kann sich insbesondere bei der Penetration als Schwall entleeren (Pastor 2013). Seine Menge hängt auch von der Frequenz und der Intensität der Kontraktionen des M. pubococcygeus beim Orgasmus ab (Perry u. Whipple 1981).

Die eigentliche **weibliche Ejakulation im engeren Sinne** stellt die Absonderung von geringen Mengen weißlicher Flüssigkeit aus der weiblichen Prostata, den Skene-paraurethralen Drüsen, dar (Rubio-Casillas u. Jannini 2011). Dies ist durch den Nachweis von Prostataphosphatase im weiblichen Ejakulat erwiesen (Addiego et al.1981).

Die »weibliche Prostata« ist ein exokrines Organ von unterschiedlicher Lage und Größe, das bei etwa 2/3 der Frauen nachweisbar ist. Ihre Lage befindet sich in der Regel in der distalen Hälfte der Scheide seitlich der Harnröhre (Huffman 1948; Dwyer 2012; Dietrich et al. 2011) Die Bedeutung der weiblichen Prostata ist noch nicht vollständig geklärt. Sie produziert ein milchiges Sekret, das besonders während der vaginalen und klitoralen Stimulation abgesondert wird (Rubio-Casillas et al. 2011; Zaviacic et al. 1988a, b; Belzer 1981; Addiego et al.1981; Cabello Santamaria 1997).

Ebenso kann eine **koitale Harninkontinenz** als weibliche Ejakulation »fehlinterpretiert« werden. Die koitale Harninkontinenz (KI) ist definiert als der unfreiwillige Harnverlust während des Geschlechtsverkehrs.

Die KI kann zu verschiedenen Zeitpunkten des Sexualaktes auftreten: bei der Penetration des Penis, bei den Friktionen beim Geschlechtsverkehr und beim Orgasmus selbst (Haylen et al. 2010). Die koitale Inkontinenz wird durch verschiedene provokative Momente, wie den erhöhten intraabdominellen Druck durch das Eindringen des Penis, eine tiefe oder heftige Penetration, eine intensive Stimulation der Klitoris, eine starke sexuelle Erregung und den Orgasmus verursacht (Vierhout u. Gianotten 1993).

Die Prävalenz der koitalen Harninkontinenz wird bei Frauen mit 0,2–66% angegeben (Nilsson et al. 2011; Coyne et al. 2012; Bekker et al. 2009; Jha et al. 2012; El-Azab at al. 2011). Frauen mit Belastungsinkontinenz haben eine signifikant hohe Prävalenz von KI (89,4%). Bei überaktiver Blase, die durch die verstärkte Detrusorhyperaktivität (DOA) bedingt ist, werden bei 33,3% der Frauen eine koitale Inkontinenz angegeben (El-Azab at al. 2011).

Verschiedenen Studien haben unterschiedliche Kausalitäten zwischen der Belastungsharninkontinenz bzw. der überaktiven Blase und der koitalen Inkontinenz hergestellt. Sowohl eine nicht ausreichende Schließfunktion des M. sphincter urethrae als auch Zystozelen und verdickte Blasenwandungen werden diskutiert (Vierhout u. Gianotten 1993; Jha et al. 2012; El-Azab at al. 2011; Serati et al. 2011a, b).

Schlussfolgerungen Flüssigkeitsabsonderungen sind in der Regel nicht Teil des weiblichen Orgasmus. Die weibliche Ejakulation und das Spritzen von Flüssigkeiten sind zwei verschiedene physiologische Vorgänge der weiblichen Sexualität. Die weibliche Ejakulation wurde objektiv nur in 10 Fällen mittels subjektiver Dokumentation nachgewiesen. Die Physiologie des Spritzens von Flüssigkeiten ist nur selten dokumentiert. Die koitale Harninkontinenz ist ein pathologisches Zeichen einer urethralen Sphinkterstörung, einer Zystozele oder eines Detrusorproblems (Pastor 2013).

2.2 Neurophysiologie der Sexualität

Die physiologischen sexuellen Reaktionsabläufe vollziehen sich nach einem strengen Funktionsplan. Im Neokortex erfolgt die kognitive Steuerung, im Hypothalamus und Limbischen System die emotionale und Luststeuerung und im Stammhirn und der Hypophyse die endokrine und vegetative sexuelle Steuerung. Erregung und Orgasmus werden peripher auf der spinalen Ebene reguliert (◘ Abb. 2.4).

Man nimmt an, dass die sexuelle Erregung primär sympathisch vermittelt wird. Besonders sind dabei nichtcholinerge, nichtadrenerge Neurotransmitter (NANC), z. B. vasoaktives intestinales Polypeptid (VIP) und Stickoxid (NO), von Bedeutung. Diese bewirken eine Relaxation der glatten Muskulatur und damit eine Steigerung der

Großhirnrinde	Kognitive Steuerung
Limbisches System: – Area praeoptica – Corpus amygdaleum – Hippocampus – Gyrus cinguli	Emotionale Steuerung (Förderung/ Bremsung), Bewertung der Sexualität, Speicherung sexueller Erfahrungen
Areale von Hypothalamus und Hypophyse	Endokrine und vegetative Steuerung der sexuellen Reaktion
Spinale Ebene	Periphere Steuerung von Erregung und Orgasmus

◻ **Abb. 2.4** Neurobiologisches Modell nach Bitzer (2008)

Durchblutung im Bereich des Genitales (Marthol u. Hilz 2004).

Während die neuroendokrinologischen Aspekte der Fortpflanzung recht gut erforscht sind, hat sich die Wissenschaft mit der Neurobiologie der Sexualität und der Paarbindung erst in den letzten Jahren intensiver beschäftigt.

Es ist bekannt, dass eine umfangreiche neuronale und endokrine Vernetzung der reproduktiven Organe mit dem ZNS besteht. Die physiologischen, sexuellen Abläufe sind dabei nicht nur an eine bestimmte Hirnregion gebunden, sondern die Sexualität bedient sich der unterschiedlichsten Hirnareale und Hirnfunktionen.

Neurobiologisch vollziehen sich dabei auf verschiedenen Ebenen unterschiedliche Steuerungsprozesse, die den physiologischen Erregungsablauf bestimmen und kennzeichnen. Dabei ist besonders das Limbische System mit der Area praeoptica und den Corpora amygdala von Bedeutung. Hier stehen sich lustfördernde und lusthemmende Reaktionen gegenüber.

Über das gesamte Gehirn sind Steroidrezeptoren verbreitet, insbesondere auch 2 Subtypen von Östrogenrezeptoren: α-ER und β-ER. Besonders hohe Konzentrationen befinden sich in Regionen, die speziell mit der sexuellen Funktion verbunden sind, dem Hypothalamus, der Area praeoptica und den Amygdala. Ebenso sind Androgen- und Progesteronrezeptoren im Gehirn vorhanden, die für

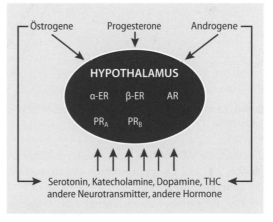

◻ **Abb. 2.5** Verteilung der Steroidrezeptoren im Gehirn (nach Bixo et al. 1995)

die Sexualfunktion sehr wichtig sind. Ihre Interaktionen untereinander sind noch weitgehend unbekannt.

Die absoluten Level der einzelnen Steroidneurotransmitter, der Rezeptoren, der Koaktivatoren und Korepressoren, spielen eine wichtige Rolle bei der Sexualität ebenso wie die »up and down regulation« über jeden Rezeptor (Bixo et al.1995).

Die Sexualhormone Östrogene, Progesteron und Testosteron beeinflussen die Expression jener Gene in den Nervenzellen in bestimmten Teilen des Gehirns, die verantwortlich sind für das Sexualverhalten, für das sexuelle Rollenverhalten sowie

2

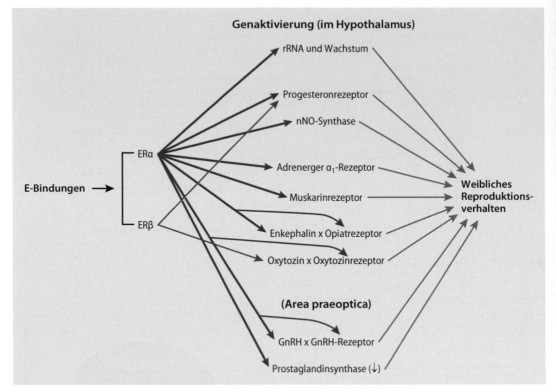

○ **Abb. 2.6** Wirkung von Östrogen auf verschiedene Rezeptoren im Hypothalamus. (Adaptiert nach Pfaff 2006 und Schober 2007)

die sexuelle Motivation und Leistungsfähigkeit (○ Abb. 2.6) Die Östrogene führen zur Expression des Progesteronrezeptors.

Die Amygdala (Mandelkerne) sind wichtige Modulatoren des sexuellen Lustsystems. Sie werden u. a. durch visuelle sexuelle Stimuli aktiviert und speichern das Gesehene und sensorisch Erlebte als Lerninhalt. Damit sind in den Mandelkernen die Wiedererkennung sowie die Sympathie und Akzeptanz verankert (Hamann et al. 2004). Aber auch Angst und Ablehnung sind hier angesiedelt (○ Abb. 2.7) (Calder et al. 2001).

Bei eingetretener sexueller Erregung und beim Orgasmus reduziert sich die Aktivität der Mandelkerne (Holstege et al. 2003). Dies bestimmt möglicherweise auch das Verhalten nach dem Sex, sich entweder vom Partner abzuwenden oder seine Nähe und Zärtlichkeit zu suchen. Wahrscheinlich ist die Abschaltung der Amygdala eine einseitige Angelegenheit des Lustzentrums, um beim Sex nicht negativen Einflüssen zu unterliegen. Sie stel-

len also eine Filterfunktion zwischen fördernden und hemmenden Einflüssen im Sinne eines Akzeptanzfilters dar (Bartels u. Zeki 2000). Möglicherweise entstehen hier auch individuelle Ranglisten für Akzeptanz und Ablehnung.

Im Neokortex erfolgt die kognitive Steuerung. Hier werden alle taktilen, optischen, akustischen und olfaktorischen Reize verarbeitet und in sexuelles Empfinden und genitale Reaktionen umgewandelt. Darüber hinaus verlaufen von der Großhirnrinde zur spinalen Ebene inhibitorische Bahnen, die eine Steuerung und Hemmung der sexuellen Abläufe ermöglichen. Überwiegen die inhibitorischen Einflüsse nicht, führen Sinnesreize, Handlungen und vom Gehirn selbst produzierte Bilder und Phantasien zu sexuellen Reaktionen.

Auf spinaler Ebene erfolgt die periphere Steuerung der sexuellen Reaktionen neurovaskulär. Man kann von einem vegetativen Beckenplexus sprechen, dem Plexus hypogastricus inferior. Der Uterus und die Scheide, die Harnblase und auch das

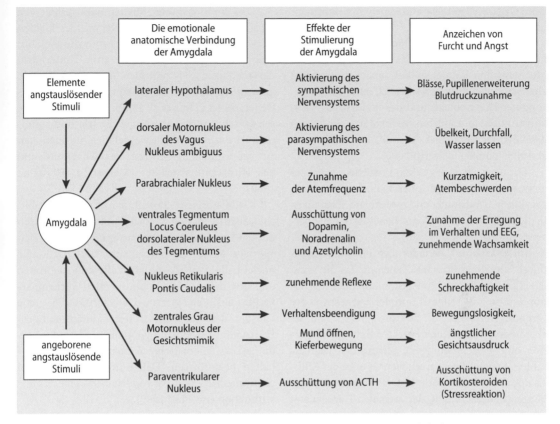

■ **Abb. 2.7** Einige Verbindungen der Amygdala mit Zentren, die Komponenten von Angst und Abscheu steuern (aus Beier et al. 2005, mit freundlicher Genehmigung)

Rektum befinden sich in enger Nachbarschaft zu diesem Plexus, der sowohl sympathische (cholinerge) als auch parasympathische Zuflüsse enthält (Davis et al. 1995; Johnson u. Everitt 2000).

Die sensorischen und taktilen Reize sexueller Berührung werden über afferente Bahnen des N. pudendus (somatisch), des N. pelvicus (parasympathisch) und den Plexus hypogastricus und lumbosacralis (sympathisch) zum Nucleus tractus solitaris des N. vagus und von dort zu den übergeordneten Zentren geleitet. Der N. pelvicus (parasympathisch) bewirkt über efferente Bahnen die Schwellung der Klitoris, die Zunahme der vaginalen Durchblutung und die Lubrikation sowie die Verlängerung der Scheide.

❯ **Das sympathische Nervensystem wirkt erregungssteigernd und führt zum Anstieg des Blutdrucks und der Herzfrequenz.**

Der N. pudendus bewirkt über die quergestreifte pelvine Muskulatur die Kontraktionen beim Orgasmus (Berman et al. 2003a, b).

❯ **Das Rückenmark ist der wichtigste Weg für die Wahrnehmung peripherer Signale als auch für die Übertragung von Steuersignalen für die peripheren sexuellen Mechanismen.**

2.3 Neuromuskuläre, neurovaskuläre und neurochemische Organisation der Sexualität

Alle genitalen sexuellen Reaktionen werden von muskulären Vorgängen bestimmt. Sie werden gesteuert von den vegetativ innervierten Muskelfasern der Blutgefäße, des Uterus und der Scheide und von der willkürlich innervierbaren Muskulatur, der

2

beim Orgasmus mit agierenden pelvin-zirkumvaginalen Muskulatur.

Durch die komplementär-synergetische Wirkung sympathischer und parasympathischer Mechanismen kommt es bei sexueller Erregung einerseits zu den systemischen Effekten der Steigerung der Herzfrequenz und des Blutdrucks (Vasokonstriktion) und andererseits lokal zu einer starken genitalen Durchblutung (Vasodilatation) (Davis et al. 1995; Johnson u. Everitt 2000).

Die neurophysiologischen Prozesse werden auf einer gemeinsamen peripheren Endstrecke durch spezifische Transmitter und molekulare Substanzen in die peripheren physiologischen Reaktionen übersetzt (Berman et al. 2003a, b).

Im Sakralmark befindet sich ein parasympathisch-somatomotorisches Zentrum, das die sexuelle Reaktion steuert. Eine Stimulation der Mechanorezeptoren der Klitoris und der Vulva sowie der Dehnungsrezeptoren der zirkumvaginalen und Beckenbodenmuskulatur bewirkt durch Vasodilatation eine Durchblutungssteigerung der Vaginalschleimhaut und der kavernösen Gewebe der Klitoris und des Scheidenvorhofs. Die verstärkte Durchblutung bewirkt Bildung des vaginalen Transsudates und wird gefolgt von venöser Stauung, der Vasokongestion.

Die Vasodilatation selbst entsteht durch nichtcholinerge, nichtadrenerge Neurotransmitter (NANC) wie das vasoaktive intestinale Polypeptid (VIP) und das über das Gefäßendothel freigesetzte Stickstoffmonoxid (NO) (Krüger et al. 1998).

Das vasoaktive intestinale Polypeptid ist der wichtigste Transmitter für die Regulierung der vaginalen Durchblutung. VIP kommt in hohen Konzentrationen im Gewebe der Genitalorgane vor, hat eine enge Assoziation mit den genitalen Nervenendigungen und Blutgefäßen. Bei sexueller Erregung steigt das vasoaktive intestinale Polypeptid im Plasma stark an (Davis et al. 1995; Johnson u. Everitt 2000).

2.3.1 Neuronale Verbindungen der Haut des äußeren Genitale

Die Ausführungen entstanden in Anlehnung an Nieves et al. (2006).

Das lumbosakrale Rückenmark erhält die sensorischen Reize von den Nerven des kleinen Beckens, des Unterbauchs und vom Mons pubis. Diese Informationen werden zum Hinterhorn, der medialen, der zentralen und der seitlichen grauen Substanz des lumbosakralen Rückenmarks weitergeleitet (Thor et al. 1989). Über aufsteigende sensorische spinothalamische dorsale und spinoretikuläre seitliche Pfade werden die Informationen zu supraspinalen Zentren des Thalamus und des Hirnstamms geleitet (Marson u. McKenna 1990).

Modulatorische Reize hinsichtlich der weiblichen Sexualfunktion werden durch höhere Zentren des ZNS realisiert. Im Hirnstamm befinden sich spezielle Kerne (N. paragigantocellularis, Raphe nuclei pallidus u. a), die über efferente Neuronen und Interneurone die lumbosakralen Rückenmarkreflexe auslösen (Marson u. Foley 2004). Die graue Substanz des Mittelhirns ist fest verknüpft mit dem Hirnstamm sowie den hypothalamischen Arealen, die analog einem Relay-Zentrum das Sexualverhalten beeinflussen. Dabei nehmen die Nuclei ventromedialis und paraventricularis eine Schlüsselfunktion ein (Pfaff 1999).

Für die sexuelle Appetenz und Erregung sind die in der ▶ Übersicht genannten Strukturen verantwortlich (Veening u. Coolen 1998).

Für die sexuelle Appetenz und Erregung verantwortliche Strukturen

— Cornu frontale mit Area praeoptica
— Mediale Corpora Amygdala
— Stria terminalis
— Ventromedialer Kern des Hypothalamus
— Interhemisphärenspalt des Kortex

Der Befehl an das Genitale zur sexuellen Reaktion entsteht autonom im Rückenmark. Dies wird vor allem über den afferenten Schenkel des sexuellen Reflexes vom Mons pubis und die Nerven des Unterbauches und des Beckens vermittelt.

Die für die Aktivierung des Orgasmus verantwortlichen Strukturen (Komisaruk et al. 2004) sind ebenfalls in einer ▶ Übersicht dargestellt.

> **Für die Aktivierung des Orgasmus verantwortliche Strukturen**
> - Nucleus paraventrikularis
> - Mediale Corpora Amygdala anteriores
> - Ventraler Kortex
> - Parietaler Kortex
> - Kleinhirn

Die Stimulierung des N. pudendus führt zur Aktivierung der pudendalen Motoneuronen und zu nachfolgenden Kontraktion der quergestreiften Muskulatur (Erlandson et al. 1977).

2.3.2 Sensorische Mechanismen: freie Nervenendigungen und zelluläre Rezeptoren

Die wichtigsten Organe/Areale für die Erzeugung der genitalen sexuellen Erregung (Levin 2002) sind in der ▶ Übersicht gelistet.

> **Für die Erzeugung der genitalen sexuellen Erregung wichtige Organe/Areale**
> - Kleine Labien
> - Introitus vaginae
> - Klitoris
> - Vestibuläre und vaginale Bulbi
> - Periurethraler Bereich
> - Harnröhre
> - Halban-Faszie (zwischen der vorderen Scheidenwand und Blase)
> - Paraurethraler Bereich – G-Punkt (?)
> - Vordere Fornix vaginae

Nicht eindeutig ist dagegen die Funktion der Zervix uteri und des M. pubococcygeus.

Durch Reibung und Druck werden die reichlich vorhandenen spezialisierten Nervenendigungen stimuliert (Krantz 1958) und deren Impulse an das Rückenmark und möglicherweise den N. vagus weitergeleitet.

Wenig ist darüber bekannt, wie die Signale von den zahlreichen spezialisierten Nervenendigungen in den Genitalbereich konvertiert werden und die

sexuelle Erregung und den Orgasmus auslösen. Als neuroanatomische Grundlage dient die Sensitivität der männlichen Eichel. Dies kann jedoch nicht ohne Weiteres auf die Klitoris übertragen werden. Sie zeigt einen einzigartigen korpuskulären Rezeptor, der aus einem Knäuel von freien Nervenendigungen besteht. Epidermale Nervenenden und andere Mechanorezeptoren, wie sie an der unbehaarten Haut bei Primaten gefunden werden, sind nicht vorhanden. Dies kann die Ursache sein
- für die unterschiedliche Sensibilität im Verhältnis zu anderen Gewebestrukturen der Oberhaut und
- für die unterschiedlichen Erregungsantworten auf verschiedene Stimulationsarten (Halata u. Munger 1986).

Die afferenten Impulse modulieren nicht nur die spinalen Reflexe, die genitale Motilität und den Blutfluss, sondern sie steigen auch auf über die spinothalamischen und spinoretikularen Bahnen des Rückenmarks zum Gehirn. Hier werden sie entschlüsselt und als sexuelle Lust und Erregung interpretiert und über efferente Bahnen/Ausgänge zu den Genitalien und anderen Zielorganen geleitet (Halata u. Munger 1986).

Am äußeren weiblichen Genitale befinden sich freie Nervenendigungen und korpuskuläre Rezeptoren, einschließlich Vater-Pacini-, Ruffini- und die Merkel-Körperchen, wie sie in der Klitoris und der inneren Oberfläche der kleinen Labien und am Introitus vaginae, nicht aber in der Scheide, vorhanden sind (Winkelman 1960). Das erklärt die Veränderungen der Sensibilität und die Veränderungen der Erektion des Penis während der sexuellen Erregung (Schultz et al. 1999). Diese sensorischen Veränderungen gehen einher mit Veränderungen der Temperatur, der mechanischen Gewebe-Compliance sowie der lokalen Freisetzung von Histaminen und Tachykininen. Von Bedeutung scheinen hierbei auch serotonerge parakrine Zellen im Epithel der Genitalien zu sein (Johnson u. Gitchell 1987; McKenna et al. 1991).

Als **G-Punkt oder G-Zone** wird ein Areal in der Scheidenvorderwand 5 cm vom Introitus vaginae bezeichnet (◻ Abb. 2.8). Es handelt sich hierbei um einen von Ernst Gräfenberg 1950 erstmals beschriebenen Vaginalpunkt, dem eine besondere erogene

2

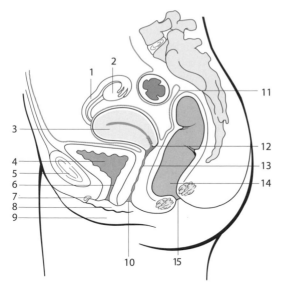

◪ Abb. 2.8 G-Punkt. Die G-Zone (*13*) soll ca. 5 cm vom Introitus entfernt an der Vorderwand der Vagina, zur Bauchdecke hin, auf der Seite zur Harnröhre (*6*) und zur Harnblase (*4*) liegen (*1* Eileiter, *2* Eierstock, *3* Gebärmutter, *4* Harnblase, *5* Schambein, *6* Harnröhre, *7* Klitoris, *8, 9* Schamlippen, *10* Scheideneingang, *11* Peritoneum, *12* Scheidengewölbe, *13* G-Punkt, *14* Rektum, *15* Anus)

Potenz nachgesagt wird. Es soll sich um ein wulstiges Gewebeareal handeln. Der G-Punkt soll bei entsprechend intensiver Stimulation die sexuelle Erregung erheblich steigern, orgasmusauslösend wirken und für einen besonders befriedigenden sexuellen Genuss stehen. Es wird diskutiert, dass der G-Punkt die weibliche Ejakulation auslöst. Deshalb wird auch die Zugehörigkeit zu den Skene-Drüsen diskutiert.

❯ Der wissenschaftliche Nachweis über die Existenz des G-Punktes ist jedoch bisher nicht gelungen; der G-Punkt wird von vielen Medizinern und Sexualmedizinern als nicht existent bezeichnet (Hines 2001; Burri et al. 2010).

Die Humangenetiker Burri et al. (2010) führten am Kings College (London) entsprechende Untersuchungen zur Existenz des Gräfenberg-Punktes im Rahmen ihrer Zwillingsforschung mit 1086 Frauen zwischen 18 und 83 Jahren durch. Dabei kamen sie zu dem Ergebnis, dass es keine physischen und psychischen Nachweise für eine solche spezielle erogene Zone an der Scheidenvorderwand gibt.

Auf der anderen Seite halten Gynäkologen und Sexualmediziner weiterhin an der Existenz des G-Punktes fest und bieten sogar Möglichkeiten zur Vergrößerung des G-Punktes mittels Unterspritzung mit Kochsalzlösung oder Hyaluronsäure, sog. G-Spot-Amplifikationen, an.

2.4   Endokrinologie der Sexualität

Die menschliche Sexualität ist ein komplexes Geschehen, das abhängig von einer Vielzahl kognitiver Prozesse, neurophysiologischer und biochemischer Mechanismen und einer individuellen psychischen Verarbeitung ist (Bancroft 1988; Basson et al. 2000).

Die Sexualorgane geben eine Antwort auf entsprechende Reize, bei denen das Gehirn (Hypothalamus, Area praeoptica, Hypophyse, Amygdala u. a.) das Zentrum darstellt. Die 5 Sinne (Geruchssinn, Sehsinn, Gehörsinn, Tastsinn, Geschmackssinn; ▶ Abschn. 2.6) transportieren sexuelle Bilder, Phantasien und Ideen zum Gehirn. Hier werden diese Signale geprüft und hemmende oder fördernde Effekte ausgelöst. Im Fall der Förderung erfolgen körperliche sexuelle Reaktionen wie eine verstärkte Lubrikation, die Ausschüttung von Sexualhormonen (Östrogene und Testosteron) als auch von vasoaktiven Substanzen (vasoaktives intestinales Polypeptid; VIP) und Stickstoffmonoxid (NO), die die vaginale Durchblutung regulieren (Krüger et al. 1998; Walton u. Trashawn 2003) Bei sexueller Erregung steigt das vasoaktive intestinale Polypeptid im Plasma stark an (Davis et al. 1995, Johnson u. Everitt 2000).

❯ Der Hypothalamus enthält viele Östrogen- und Testosteronrezeptoren und steuert die sexuelle Funktion und Stimmung (DeCherney 2000). Sexualsteroide prägen im mediobasalen Hypothalamus und im limbischen System primär das Gehirn, selektiv auf sexuelle Reize zu antworten (◪ Abb. 2.9) (Pfaus 2009).

Diese Prägung umfasst molekulare Aktivitäten, die aus der Bindung von Androgenen, Östrogenen und Progesteron zu Rezeptorkomplexen resultieren. Dies führt zur Synthese von verschiedenen Neurotransmittern und zu Transmitterrezeptoren und

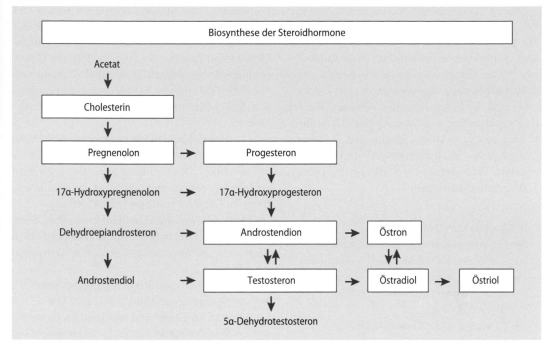

Abb. 2.9 Biosynthese der Steroidhormone

schafft einen neurochemischen Zustand, in dem sexuelle Reize selektiv gesucht werden. Menschen mit Hypogonadismus können dagegen weniger auf sexuelle Reize reagieren und leiden an einem Verlust von appetivem Sexualverhalten (Pfaus 2009).

2.4.1 Östrogene

Östradiol ist das wichtigste Östrogen während der fertilen Phase der Frau, also in der Zeit zwischen Pubertät und Menopause. 95% des Östradiols werden in den Ovarien und 5% durch periphere Konversion aus Androstendion im Fettgewebe gebildet. Östradiol ist das potenteste Östrogen.

Östron ist dagegen das Hauptöstrogen nach der Menopause. Es wird postmenopausal nur geringfügig weniger gebildet als prämenopausal. Das Östron wird durch periphere Konversion aus Androstendion hauptsächlich im Fettgewebe gebildet. Wegen seiner geringeren Affinität zum Östrogenrezeptor hat es eine erheblich geringere östrogene Wirkung. Die Konversionsrate korreliert direkt mit dem Körpergewicht. Adipöse Frauen produzieren

5-mal so viel Östron wie schlanke Frauen. Die Wirkung von Östron beruht wahrscheinlich auf seiner schnellen intrazellulären Konversion zu Östradiol (Gudermann 2009). Östriol ist das wichtigste Hormon während der Schwangerschaft. Es ist wegen seiner niedrigen Rezeptoraffinität wesentlich geringer wirksam (Holstege et al. 2003).

Östrogene haben keine direkten zentralen Wirkungen auf die sexuelle Lustfunktion, jedoch üben sie zahlreiche indirekte Wirkungen auf das sexuelle Erleben und Verhalten aus. So wirken sie über Östrogenrezeptoren im limbischen Vorderhirn psychotrop stimmungsaufhellend auf das Gehirn. Östrogene verbessern die Geruchsfunktion als sexuellen Stimulus und nehmen Einfluss auf die Bildung von Pheromonen in den Talg- und Schweißdrüsen (Graziottin 1996; Plouffe u. Simon 1998).

Darüber hinaus besitzen Östrogene neuroprotektive Eigenschaften. Sie befördern die Bildung und den Transport der Transmitter Serotonin und Dopamin im Gehirn und nehmen damit Einfluss auf die Lustfunktion. **Dopamin** bewirkt eine Steigerung der sexuellen Appetenz und Erregbarkeit und **Serotonin** eine Hemmung.

2

Über Östrogenrezeptoren im limbischen Vorderhirn nehmen Östrogene Einfluss auf Emotionen. Von großer Bedeutung für die Sexualität sind die direkten peripheren Wirkungen auf die Genitalorgane. So beeinflussen sie die Reifungsvorgänge des Vulvaepithels, die Zusammensetzung des Bindegewebes und des Fettgewebes der Vulva und fördern die Durchblutung von Scheide und Vulva durch Bildung von vasoaktivem intestinalem Polypeptid (VIP) und von Stickstoffmonoxid (NO). Dies bewirkt eine Verbesserung der Elastizität und Lubrizität der Vaginalschleimhaut.

Wirkweise von Östrogenen
- Östrogene wirken auf die somatischen Strukturen der biologischen Reproduktion.
- Östrogene wirken auf die somatischen Strukturen des Lusterlebens (Klitoris, Lubrikation u. a.).
- Östrogene wirken auf die körperlich-sexuelle Attraktivität.

Die Östrogene steigern die Durchblutung insbesondere auch in der Scheide. Sie haben darüber hinaus positive Effekte auf die nervale Reizleitung (Berman u. Goldstein 2001). Dadurch wird die periphere Berührungsempfindlichkeit gesteigert. Bei einem Serumöstradiolspiegel von <50 pg/ml treten jedoch nicht selten sexuelle Beschwerden, wie vaginale Trockenheit mit Lubrikationsstörungen und Dyspareunie, auf (Sarrel 1990).

Hormonelle Einflüsse tragen wesentlich zur Funktion der peripheren weiblichen sexuellen Funktionen bei. Östrogene spielen dabei eine wichtige Rolle bei der Aufrechterhaltung der weiblichen funktionellen Integrität. Die Höhe der Serumöstrogenspiegel beeinflusst die Neurotransmission des zentralen und peripheren Nervensystems. Des Weiteren haben Östrogene Einfluss auf die Wirkung von lokalen Mediatoren. Ein solcher Mechanismus gilt für NO im Hypothalamus, weil neuronale nNOS-mRNA-Konzentrationen unter Einfluss von Östradiol ansteigen (Rachman et al. 1998) ebenso wie im genitalen Gewebe.

Eine verminderte Zirkulation an Östrogenen verändert die vaginale und klitorale Durchblutung (Park et al. 2001). Diese Daten decken sich mit den klinischen Erfahrungen. Östrogene tragen zur Aufrechterhaltung des mitotischen Umsatzes des vaginalen Epithels bei und fördern die Durchblutung und Lubrikation der Scheide. Beim Östrogenmangel wird das Scheidenepithel dünn, die verminderte Wirkung von VIP verringert die Feuchtigkeit der Scheide und vermindert die vaginale Erregbarkeit.

Östrogene besitzen eine relevante sensorische Bedeutung im Genitale (Komisaruk et al. 1972; Kow u. Pfaff 1973). Das weibliche Sexualverhalten wird auch durch östradiolinduzierte Progesteronrezeptoren im Gehirn beeinflusst (Mani 2003).

Östrogene diffundieren in und aus allen Zellen, besonders aber mit hoher Affinität und Spezifität an Zielzellen an intranukleär bindende Östrogenrezeptoren.

Es gibt 2 Subtypen an Östrogenrezeptoren:
- Östrogenrezeptor Alpha (ERα) wird überwiegend im Uterus und im vaginalen Gewebe sowie in der Epidermis der Labia minora komprimiert.
- Östrogenrezeptor Beta (ERβ) wird dagegen im Hoden, den Schwellkörpern und der männlichen Urethra komprimiert (Saunders et al. 2000; Dietrich et al. 2004; Hodgins et al. 1998).

Beide gehören zur der Steroid-/Thyroidhormonrezeptor-Superfamilie (Saunders et al. 2000).

Östrogenrezeptoren können kurzfristige östrogene Auswirkungen auf die endotheliale NO-Synthese vermitteln und unterstützen auf diese Weise die Vasodilatation in der Scheide (Wyckoff et al. 2001). Dieser schnelle Effekt steigert am Vulvaepithel auch die Fähigkeit der sexuellen Erregbarkeit.

Während sich im Klimakterium die Bildung der Östrogene vermindert, bleiben die Östrogenrezeptorkonzentrationen konstant. Der Verlust der Östrogenwirkung am Vulvagewebe ist die Folge
- der dermalen und epidermalen Atrophie,
- des Verlustes der Kollagensynthese und Wasserretention und
- des Verlustes der Vaskularisation.

Die dermale Atrophie ist auch ein androgen vermittelter Prozess mit verminderter Kollagenablagerung aufgrund der gesunkenen Kollagenbiosynthese und einer verringerten Proliferation von Fibroblasten.

Da Fibroblasten androgene Zielzellen sind, reduzieren sich mit zunehmendem Alter signifikant die Androgenrezeptorkonzentrationen. Es ist auch eine Abnahme der Progesteronrezeptoren im Vulvaepithel im Klimakterium zu beobachten (Komisaruk et al. 1972).

Caruso et al. (2004) postulierten, dass die Höhe der Serumöstrogene, z. B. die Höhe der Dosis an Ethinylöstradiol in der Pille, für die sexuelle Lust und Erregung in der Weise von Bedeutung sein könnte, dass sie für eine Verbesserung der Lubrikation sorgt. Dennerstein et al. (1980) wiesen dies bereits 1980 in einer Studie nach. Sie untersuchten 49 ovarektomierte Frauen, die alle in sexuell befriedigenden und stabilen Beziehungen lebten, hinsichtlich ihres sexuellen Verhaltens und Erlebens unter Substitution verschiedener Hormonpräparate. Alle erhielten abwechselnd und nacheinander 4 verschiedene Hormonpräparate: Ethinylöstradiol (EE), Levonorgestrel, Kombination von EE und Levonorgestrel und Placebo. Unter der Einnahme von Ethinylöstradiol waren die sexuelle Appetenz, der Genuss und der Orgasmus signifikant besser. Ebenso lag die Frequenz sexueller Handlungen höher.

In einer Studie (Caruso et al. 2005) klagten 19% der Frauen, die ein orales Kontrazeptivum (OC) mit 15 µg EE anwendeten, über Dyspareunien. Dadurch stellte sich keine sexuelle Erregung ein, was wiederum mit verminderten sexuellen Phantasien und einem verminderten sexuellen Vergnügen einherging. Unter oralen Kontrazeptiva mit 30 µg EE dagegen berichteten die Studienteilnehmerinnen von einer Zunahme der vaginalen Lubrikation und einem insgesamt besseren Sexualleben.

2.4.2 Progesteron und synthetische Gestagene

Progesteron wird überwiegend nach der Ovulation im Corpus luteum gebildet. Gemeinsam mit Östradiol ist Progesteron entscheidend an der neuroendokrinen Steuerung des weiblichen Zyklus beteiligt. Es übt dabei überwiegend östrogenmodifizierende oder -antagonisierende Effekte aus (Göretzlehner et al. 2007; Gudermann 2009).

Zu den antagonisierenden Effekten gehört die proliferationshemmende Wirkung:
- durch Hemmung der Synthese der Östradiolrezeptoren,
- durch die Aktivierung der 17-β-Hydroxisteroid-Dehydrogenase, die das biologisch potentere Östradiol in das schwächere Östron umwandelt.

Wirkungen von Progesteron sind in der ▶ Übersicht dargestellt.

> **Wirkweise von Progesteron**
> - Sekretorische Transformation des Endometriums
> - Unterdrückung der Kontraktilität des Myometriums
> - Verfestigung des Schleimes der Cervix uteri zum Erschweren der Migration der Spermatozoen
> - Förderung der mitotischen Teilung im Epithel der Brustdrüsen
> - Beeinflussung der Tubenmotilität
> - Erhöhung der Lungenventilation (Atemtiefe und -frequenz)
> - Förderung der Natrium- und Stickstoffausscheidung über die Antialdosteronwirkung
> - Erhöhung der Körpertemperatur
> - Förderung von depressiven Verstimmungen
> - Beeinflussung der Libido

Das natürliche Progesteron wirkt auf den GABA-Rezeptor und damit auf die Affektivität und die Stimmung.

> Das natürliche Progesteron wirkt angstlösend und entspannend. Progesteron wirkt bei hohen Serumkonzentrationen hemmend auf die menschliche Sexualität (2. Zyklushälfte) und in niedrigen Konzentrationen steigernd auf die sexuelle Appetenz (1. Zykushälfte) (Graziottin 2000).

Die positive Wirkung auf die Sexualität scheint das Progesteron auch über Interaktionen mit Dopamin zu gestalten.

Die Schwankungen der Serumöstrogene und des Progesterons in den verschiedenen Zyklus-

2

◻ **Tab. 2.1** Partialwirkungen synthetischer Gestagene					
Gestagen	**Wirkweise**				
	androgen	**antiandrogen**	**östrogen**	**antiöstrogen**	**antimineral-okortikoid**
Levonogestrel	++	– –	–	++	–
Dienogest	–	+	–	–	–
Drospirenon	–	+	–	+	+
Norethisteronacetat (NETA)/ Norethisteron (NET)	+	–	(+)	+	–
MPA	(+)	–	–	+	–
Dydrogesteron	–	–	–	+	–
Medrogesteron	–	–	–	+	–

phasen (Prämenstruation, Menstruation, Postmenstruation, Zyklusmitte) führen bei den Frauen zu unterschiedlichem Befinden, unterschiedlicher Leistungsfähigkeit und auch unterschiedlichen körperlichen und psychischen Beschwerden und Problemen. In der 1. Zyklushälfte (Postmenstruum), der Follikelphase, besteht unter dem Einfluss eines hohen Serumöstradiols eine große Leistungsfähigkeit und große sexuelles Interesse. In der zweiten Zyklushälfte (Prämenstruum), verändern sich unter dem Einfluss des Progesterons oft die Leistungsfähigkeit und das Wohlbefinden der Frau erheblich. Dabei treten insbesondere in der Phase vor der Menstruationsblutung oft starke Einschränkungen des Wohlbefindens ein. 50–80% der Frauen klagen über prämenstruelle Symptome wie Unterbauchschmerzen, Mastodynien, Kopfschmerzen, Völlegefühl, Gereiztheit u. a., 22–26% über ein prämenstruelles Syndrom (PMS) mit zusätzlichen depressiven Verstimmungen und Einschränkungen der körperlichen Leistungsfähigkeit und 3–8% gar über ein prämenstruelles dysphorisches Syndrom (PMDD), welches ein schweres psychiatrisches Krankheitsbild darstellt mit Depressionen und Arbeitsunfähigkeit (Halbreich 2003).

Progesteron beeinflusst in vielfältiger Weise die elastischen und kollagenen Fasern der Haut und hat damit Auswirkungen auf die körperliche Attraktivität. Es nimmt Einfluss auf die Matrixmetalloproteinase (MMP). MMP sind proteolytische Enzyme

(Kollagenase, Gelatinase und Stromelysin), die Kollagen und andere Proteine des Bindegewebes und Stützapparates abbauen können. Die Aktivität der MMP wird durch gewebespezifische Inhibitoren (TIMP) gehemmt. UV-Licht induziert die Expression der MMP und Progesteron induziert die Expression der TIMP. Östradiol besitzt diese Wirkung dagegen nicht. Progesteron schützt über diesen Mechanismus vor Hautalterung. Dieser Schutz fällt in der Prä- und Perimenopause weitestgehend weg (Gruber et al. 1995, 1997a, b; Huber u. Gruber 1996).

Synthetische **Gestagene** können Derivate des 17-Hydroxy-Progesterons, des 19-Nortestosterons oder des Spirolactons sein. Entsprechend differenziert sind auch ihre Partialwirkungen: androgen oder antiandrogen, östrogen oder antiöstrogen, glukokortikoid, antimineralokortikoid u. a. (◻ Tab. 2.1). Entsprechend unterschiedlich ist auch ihre Bindung an das sexualhormonbindende Globulin (SHBG) und ihr Vermögen, den Serumandrogenspiegel zu beeinflussen.

— Gestagene mit antiandrogener Partialwirkung sind: Cyproteronacetat, Dienogest, Drospirenon und Chlormadinon. Diese sind in verschiedenen hormonalen Kontrazeptiva enthalten. Ob sie sich auf die Libido hemmend auswirken, ist durch Studien jedoch nicht hinreichend belegt (Bancroft et al.1991a, b; Coenan et al. 1996; Carmichael et al. 1994; Caruso et al. 2004, 2005).

◼ **Tab. 2.2** Bildungsorte der Androgene vor der Menopause (Davison et al. 2005)

	Ovarielle Sekretion	Adrenale Sekretion	Periphere Konversion (Fett- und Muskelgewebe)
Testosteron	25%	25%	50%
Androstendion	40%	50%	10%
Dehydroepiandrosteron (DHEA)	10%	60%	30%
Dehydroepiandrosteronsulfat (DHEA-S)		90%	10%

— Gestagene mit androgener Partialwirkung sind: Levonorgestrel (LNG), Desogestrel (DSG), Norgestimat und Norethisteronacetat (NETA).

Es hat sich gezeigt, dass sich Präparate mit Levonorgestrel (LNG) positiv auf die sexuelle Appetenz auswirken können. Hier reichen schon Dosierungen von 0,040 mg LNG in Kombination mit Östrogenen aus, um eine Verbesserung der Libido postmenopausal zu erreichen (Starke u. Ahrendt 2009).

2.4.3 Androgene

Androgene sind im Leben der Frau von großer Bedeutung. Sie werden in den Ovarien und den Nebennieren (NNR) und durch Konversion im Fett- und Muskelgewebe gebildet (◼ Tab. 2.2). Die beiden wichtigsten Androgene sind das Testosteron und das Dehydroepiandrosteron (DHEA) bzw. dessen Sulfat DHEAS.

Viele periphere Strukturen sind **androgenabhängig**, insbesondere die Klitoris, die kleinen Labien, der periurethrale Bereich, die Brustwarzen und die Beckenbodenmuskulatur. Deren Sensibilität und Reaktionsfähigkeit auf erotische Reize hängen stark von den Androgenen ab. In Bezug auf das Gehirn ist nicht gesichert, ob Androgene per se wirken oder durch ihre Umwandlung zu Östrogenen oder über ihre Wirkungen auf die Neurotransmitter oder durch eine Kombination aller Mechanismen (Levin 2002).

Androgene haben vielfältige Wirkungen an verschiedenen Zielorganen. Das setzt seine Bindung am Androgenrezeptor des Erfolgsorgans voraus. Dihydrotestosteron (DHT) und Testosteron haben

die stärkste Bindung am Rezeptor. Für DHEA und DHEA-S trifft dies jedoch nicht zu. Zum Erzielen der Wirkung der Androgene am ZNS zur sexuellen Prägung muss das Testosteron durch die Aromatase in Östradiol umgewandelt werden (Gudermann 2009). Für Frauen sind u. a. die in der ▶ Übersicht dargestellten Androgenwirkungen von Bedeutung.

Wirkung von Androgenen auf die weibliche Sexualität
— Steigerung der sexuellen Appetenz und sexuellen Erregung
— Beeinflussung des Stoffwechsels von Neurotransmittern (Psyche!)
— Prägung der sekundären Geschlechtsmerkmale
— Aufbau der Muskelmasse
— Stimulation der Knochenstammzellen
— Ausbildung von polyzystischen Ovarien (PCO) und Anovulation
— Atrophie von Brust und Endometrium

Ein Mangel an Androgenen kann vielfältige Auswirkungen auf die Gesundheit, die Leistungsfähigkeit, die Sexualität und das Wohlbefinden haben (Princeton Consensus Statement; Bachmann et al. 2002; ▶ Übersicht).

Auswirkungen von Androgenmangel
— Depressive Verstimmungen
— Chronische Müdigkeit
— Hitzewallungen
— Abnahme der Muskelmasse

2

- Osteoporose/Osteopenie
- Abnahme der körperliche
  Leistungsfähigkeit
- Verringerung der vaginalen Lubrikation
- Abnahme der sexuellen Appetenz, der
  sexuellen Erregbarkeit, der Empfänglichkeit
  für sexuelle Stimuli und Verringerung
  sexueller Aktivitäten

Testosteron

> Testosteron ist das zentrale Sexualhormon.
> Es bestimmt die sexuelle Appetenz durch
> rezeptorvermittelte Aktivitäten.

Testosteron gelangt über die Blutbahn in die androgenabhängigen Zellen. Intrazellulär bindet das Hormon entweder direkt an den Androgenrezeptor oder wird durch die 5α-Reduktase zu dem biologisch noch aktiveren Dihydrotestosteron (DHT) metabolisiert. Der überwiegende Teil des DHT ist an das sexualhormonbindende Globulin (SHBG) gebunden ist. Nur etwa 1% des DHT zirkuliert frei. Die Wirkung des freien Testosterons hängt ab von der genetisch vermittelten Androgenrezeptorsensivität (Elaut et al. 2012). Sowohl das Testosteron als auch das Dihydrotestosteron (DHT) entfalten ihre androgene Wirkung in den peripheren Geweben entweder auf klassischem genomischem Weg oder über nichtgenomische Effekte.

Ein Absenken des Testosteronspiegels beeinträchtigt die sexuelle Appetenz. Täglich werden bei der fertilen Frau 400 pg/ml Testosteron gebildet, davon 25% in den Ovarien, 25% in der Nebennierenrinde und 50% durch Konversion im Fett- und Muskelgewebe (◘ Tab. 2.2). Auch periphere Gewebe, wie die Haut, die Muskeln und das Zentralnervensystem, vermögen aus den im Blut zirkulierenden Androgenvorstufen (DHEA, DHEAS, Androstendion) Testosteron und DHT zu bilden (intrakrine Bildung). Diese gewebespezifischen Hormonkonzentrationen entsprechen nicht zwangsläufig den Serumkonzentrationen dieser Hormone. Deshalb können von den Serumandrogenspiegeln nicht zwangsläufig Rückschlüsse auf die Stärke der sexuellen Appetenz gezogen werden (Schwenkhagen 2011).

Ebenso stellt die mangelnde Genauigkeit der herkömmlichen Testosteron-Assays ein Problem dar, da sie insbesondere im unteren Messbereich nicht hinreichend verlässlich aussagekräftig sind. Meist bezieht man sich auf die Messung des freien Androgenindex (FAI), der sich aus Gesamttestosteron und dem SHBG-Spiegel errechnet. Entsprechend different fallen dann auch die Ergebnisse entsprechender Studien aus.

Während sich in den kleineren Studien von Turna et al. (2005) und Guay et al. (2004a, b) Korrelationen zwischen Störungen der sexuellen Appetenz und niedrigen Serumandrogenspiegeln darstellten, wurde in der SWAN-Studie (Santoro et al. 2005), einer großen, multizentrischen Longitudinalstudie, nur eine schwache Korrelation zwischen dem Gesamttestosteron und der Stärke der Libido gefunden (OR 1,09; 95%-Konfidenzintervall 1,00–1,18, p<0,05). Hier stellte sich jedoch eine signifikante positive Korrelation zwischen dem freien Androgenindex (FAI) und der sexuellen Appetenz und der sexuellen Erregung dar. Das wiederum konnte von Davis et al. (2005) nicht bestätigt werden. In diese Studie waren 1423 Frauen zwischen 18–75 Jahren einbezogen. Unabhängig vom Alter der Frauen konnte keine Korrelation zwischen der sexuellen Appetenz und Erregung und den Serumhormonspiegeln an Gesamttestosteron, freiem Testosteron oder Androstendion festgestellt werden. Auffällig war jedoch eine Korrelation zum DHEAS-Serumspiegel: Es wurden Einschränkungen der sexuellen Funktion festgestellt, wenn der DHEAS-Spiegel unterhalb der 10er-Perzentile des Normbereichs lag.

Im Laufe des Lebens sinkt der Testosteronspiegel kontinuierlich vom 18.–65. Lebensjahr um etwa 55%. Postmenopausal bildet die Frau nur noch etwa die Hälfte an Testosteron. Trotzdem ist der Serumhormonspiegel von Testosteron bis zu 10-mal höher als der von Östradiol (Lobo 2001).

Bedingt durch die ovarielle Erschöpfung synthetisieren die Ovarien nach der Menopause kein Östradiol mehr. Dagegen bleibt die Fähigkeit der Bildung von Testosteron bis meist in die 60er-Lebensjahre erhalten (Andropause).

Postmenopausal werden 50% des Testosterons in den Ovarien, 25% in der Nebennierenrinde und 25% durch Konversion im Fett- und Muskelgewebe gebildet. Die Bildung im Fett- und Muskelgewebe erfolgt über die Vorstufen DHEA und DHEAS oder als De-novo-Bildung (intrakrine Bildung). Werden die Ovarien exstirpiert, kommt es unabhängig vom Lebensalter und dem Menopausenstatus zu einer Reduktion der Testosteronbildung um etwa 50% (Fogle et al. 2007; Laughlin et al. 2000).

Der Nachweis, dass Testosteron die sexuelle Appetenz steigert, zeigten bereits Sherwin et al. (1985). Die Gabe von Testosteron allein oder in Kombination mit Östradiol (E_2) bei Frauen nach beidseitiger Ovarektomie erhöhte das sexuelle Verlangen und die Häufigkeit der sexuellen Phantasien. Diese Effekte wurden auch durch andere Studien belegt (Bancroft et al. 1980, 1983; Schreiner-Engel et al. 1981; Morris et al. 1987). Allerdings sind die Angaben über die Korrelation zwischen der Höhe der Serumandrogenspiegel und einem spezifischen sexuellen Verhalten und Erleben, wie Libidostärke, Stärke sexueller Erregung, Masturbationsfrequenz, inkonsistent (Alexander et al.1990).

Sarrel et al. stellten 1998 in ihrer Arbeit dar, dass die Anwendung der Kombination von Östrogen und Methyltestosteron nicht nur zu einem Anstieg des sexuellen Verlangens und zur Steigerung der Häufigkeit sexueller Begegnungen führte, sondern auch das sexuelle Empfinden steigerte. Dies wird durch weitere Arbeiten und Metaanalysen belegt (Sonboonporn et al. 2005; Davis et al. 1995; Buster et al. 2005; Alexander 2006).

Viele dieser Studien beziehen sich auf das Gesamttestosteron. Jedoch üben nur das nicht an das SHBG gebundene freie Testosteron (FT) und das an Albumin gebundene Testosteron biologische Effekte aus.

Testosteron liegt in folgenden Formen vor
- freies Testosteron: 0,5–2%,
- schwach an Albumin gebundenes Testosteron: 20–30%.
- stark an SHBG gebundenes Testosteron: 65–80%.

Das SHBG bindet das Testosteron wie auch das Östrogen im Serum und verringert dadurch seine biologische Aktivität. Veränderungen der SHBG-Konzentration beeinflussen die Konzentration von frei zirkulierendem Testosteron. Ein Ansteigen des SHBG bedingt somit eine Reduktion von freiem Testosteron und hat damit Auswirkungen auf die

sexuelle Appetenz (Bancroft et al. 1991a, b; Coenan et al. 1996; Yen et al. 1999; Speroff et al. 1999; Braunstein 2002).

Bancroft et al.1991a, b untersuchten die Plasma-androgenspiegel (freies T, gebundenes T, SHBG, FAI) und Albumin von 55 Frauen mit und 53 Frauen ohne Anwendung oraler Antikonzeptiva (OC). Weitere 4 Messungen erfolgten im wöchentlichen Abstand. Bei den OC-Anwenderinnen stieg das SHBG an, und die Androgenwerte fielen ab. Bei den Nichtanwenderinnen traten dagegen keine Veränderungen auf. Diese Daten waren statistisch signifikant (p<0,05). Bei den Gestagenen handelte es sich ausschließlich um solche der 3. Generation (Bancroft et al.1991a, b).

Coenan et al. (1996) bestätigten diese Zusammenhänge durch ihre Studie, in der bei 4 unterschiedlichen oralen Kontrazeptiva sowohl ein Anstieg des SHBG um das 3-Fache als auch ein Absinken der Androgene (DHEAS, T, FT) und des freien Androgenindexes (FAI) um gut die Hälfte festgestellt wurde.

Auch neuere Studien belegen, dass eine niedrige Testosteronkonzentration mit einem Rückgang des sexuellen Verlangens, der sexuellen Erregung, der genitalen Empfindung und des Orgasmus verbunden ist (Basson 2003; Shifren et al. 2005; Simon et al. 2005; Buster et al. 2005).

Auswirkungen von Testosteron auf die Sexualität
- Direkte Wirkung auf die Libido: Die direkte Wirkung auf Stimmung, Durchsetzungsfähigkeit, Energie und Wohlbefinden (äußerst essenziell) fördert Libido sowie sexuelles Verlangen.
- Rolle als Vorstufe bei der Östradiolbiosynthese; dies bewirkt eine hohe Östradiolkonzentration im Hypothalamus, welche wiederum essenziell ist für die sexuelle Funktion.
- Direkte Testosteronvasomotoren haben eine äußerst positive Wirkung auf die vaginale Blutzirkulation und Lubrikation.

Bei jungen gesunden Frauen besteht ein Zusammenhang zwischen freiem Testosteron und der

Libido sowie der Masturbation (kein Östradiol oder Progesteron) (van Goozen et al. 1997).

Dehydroepiandrosteron (DHEA)

Dehydroepiandrosteron wie auch sein Sulfat DHEA-S sind Prohormone. Bei erwachsenen Frauen ist DHEAS das häufigste Steroidhormon. Täglich werden 8–16 mg gebildet. DHEAS und DHEA werden in der hoch spezialisierten Zona reticularis der Nebennieren, die eine hohe Sulfurylchlorid-Transferase-Aktivität aufweist, gebildet. Das hydrophile DHEAS ist die wichtigste zirkulierende Form von DHEA. Prämenopausale Frauen bilden etwa 6–8 mg DHEA pro Tag (etwa 50% in der Nebennierenrinde). Die Ovarien produzieren ca. 1–2 mg DHEA pro Tag. Die restliche DHEA-Produktion erfolgt in den peripheren Geweben.

Im Gegensatz dazu wird mit 0,2–0,25 mg/Tag Testosteron etwa 25- bis 40-mal weniger Testosteron als DHEA und noch viel weniger als DHEAS gebildet (Davis et al. 2011). Postmenopausal wird dagegen weiterhin Testosteron, aber kaum noch DHEA gebildet (Fogle et al. 2007). Die maximalen Konzentrationen von zirkulierendem DHEA und DHEAS sind im Alter zwischen 20 und 30 Jahren erreicht. Danach sinken sie wieder ab. Die DHEAS-Spiegel sind bei Frauen Mitte der 70er-Lebensjahre rund 77% niedriger als bei Frauen im 3. Lebensjahrzehnt (Davison et al. 2005).

Das splanchnische Gewebe ist verantwortlich für einen großen Teil des Androgenmetabolismus hinsichtlich der Extraktion der Androgene aus der Leber von annähernd 100%; dies betrifft jene Androgene, die nicht an SHBG gebunden sind. So werden das stark an das SHBG gebundene Testosteron (T) und Dihydrotestosteron (DHT) zu nur etwa 40–60% (T) bzw. 30–40% (DHT) von der Leber extrahiert (Labrie et al. 2003; Liu et al. 2008).

Die Sekretion des DHEA wird akut stimuliert durch das ACTH. DHEAS, das eine lange Plasmahalbwertszeit hat, kann sich dagegen durch ACTH-Stimulation nicht akut erhöhen (Barber et al. 2002; Barbo 1998; Bartels u. Zeki 2000). Krankheiten und Zustände, die mit erhöhten Cortisolspiegeln einhergehen (akuter Stress; Basson 2002a) oder schweren systemischen Erkrankungen (Basson 20002b), Anorexia nervosa (Basson 2003) und Cushing-Syndrom (Basson 2005), verringern das zirkulieren-

de DHEA und DHEAS (Vaitukaitis et al. 1969; Vermeulen u. Ando 1978; Haning et al. 1989).

DHEAS und DHEA können sowohl in aktive Androgene (5-Androstendiol, Testosteron) als auch in Östrogene (Östradiol) umgewandelt werden (◘ Abb. 2.9). Sie können damit sowohl androgene als auch östrogene Wirkungen erzielen (Ebeling u. Koivisto 1994). Die Konzentration von DHEAS ist bis zu 10.000-fach höher als die von Testosteron.

Ein wichtiger übersehener Metabolit von DHEA ist das 5-Androsten-3β,17-β-diol (5-diol). Dieser Metabolit ist strukturell ein Androgen, bindet aber nicht nur an den Androgenrezeptor (AR), sondern auch an den Östrogenrezeptor (ER). Es scheint damit ein schwaches Östrogen zu sein. Deshalb wird es auch als Hermaphrodiol bezeichnet.

DHEA wird schnell in sein Sulfat umgewandelt und liegt in relativ hohen Konzentrationen im Serum vor. DHEA wird sowohl prä- als auch postmenopausal zu 60% in der Nebennierenrinde gebildet, 30% durch periphere Konversion im Unterhautfettgewebe und 10% in den Ovarien. DHEA und DHEA-S binden nicht am klassischen Androgenrezeptor. Ihre Wirkrezeptoren sind bisher nicht bekannt (Gudermann 2009).

2.4.4   Prolaktin

Prolaktin (PRL) ist ein Peptidhormon und wird in den azidophilen Zellen des Hypophysenvorderlappens sezerniert. Es wird episodisch gebildet mit dem Maximum während des Schlafs. Eine große Bedeutung hat es in der Laktationszeit.

Prolaktin spielt eine große Rolle bei der endokrinen Kontrolle der sexuellen Funktion bei Männern und Frauen. Physiologisch scheint PRL durch die Modulation des dopaminergen und serotonergen Systems an der zentralen Steuerung des Sexualverhaltens beteiligt zu sein. Das zirkulierende PRL ist nach dem Orgasmus erhöht. Mehrere Autoren beschreiben das Zusammenwirken mit anderen Substanzen (Dopamin, Serotonin u. a.) bei der Vermittlung des Erlebens postorgastischer Befriedigung und Sättigung. Es unterbindet die weitere sexuelle Erregung nach dem Orgasmus und ist damit an der Abschaltung des sexuellen Systemprozesses in der Refraktärphase entscheidend beteiligt (Davis et al. 1995; Exton et al. 1999; Hamann et al. 2004; Johnson u. Everitt 2000; Galdiero et al. 2012; Krüger et al. 2002, 2005).

Es wurden mehrere Studien durchgeführt zur Untersuchung der Prolaktinsekretion während der sexuellen Erregung und nach dem Orgasmus. Diese erbrachten gegensätzliche Ergebnisse. 1973 wurden bei 6 Ehepaaren 10, 30 und 60 min nach dem Geschlechtsverkehr die Prolaktinserumspiegel bestimmt. Sowohl bei den Frauen als auch den Männern, die alle einen Orgasmus bzw. eine Ejakulation erlebten, stieg das Prolaktin signifikant an mit einem Peak bei 10 min (Stearns et al. 1973).

Ob die Prolaktinspiegel sowohl während der sexuellen Erregung als auch nach dem Orgasmus bzw. der Ejakulation ansteigen, war lange Zeit kontrovers diskutiert worden. Die Daten der Studie von Rowland et al. (2004) sprachen dafür, die Ergebnisse der Studie von Carani et al. (1990b) dagegen. Die Studien von Krüger und Exton et al. in den 1990er-Jahren (Krüger et al. 1998, 2003, Exton et al. 1999, 2000, 2001) haben dazu Klarheit geschaffen.

In einem klinischen Experiment untersuchten Krüger et al. (2005) die Serumprolaktinspiegel von gesunden Männern und Frauen während der sexuellen Erregung und nach dem Orgasmus bzw. der Ejakulation. Es gab folgenden Versuchsablauf für die Testpersonen:

- Phase 1: 20 min: Anschauen eines neutralen emotionalen Dokumentarfilms.
- Phase 2: 20 min: Anschauen eines pornographischen Films zum Erzielen sexueller Erregung:
  - Gruppe 1: 10 min nach Filmbeginn – Erzielen eines Orgasmus/einer Ejakulation mittels Selbstbefriedigung,
  - Gruppe 2: 10 min nach Filmbeginn – Erzielen eines Orgasmus/einer Ejakulation mittels Koitus,
  - Gruppe 3: 20 min ausschließlich pornographischer Film – sexuelle Erregung ohne Orgasmus/ohne Ejakulation.
- Phase 3: 20 min: Anschauen eines neutralen Dokumentarfilms.

◧ Abb. 2.10 ist zu entnehmen, dass durch das Betrachten eines neutralen emotionalen Films in den ersten 20 min des wissenschaftlichen Experiments

keine Veränderungen der Prolaktinspiegel eintraten. Auch in den ersten 10 min des Betrachtens des pornographischen Films gab es keine Veränderungen. Nach dem Orgasmus bzw. der Ejakulation erhöhten sich dann die Prolaktinspiegel. Diese Werte waren alle hochsignifikant. Die erhöhten Prolaktinwerte bestanden auch noch in den folgenden 20 min des neutralen Dokumentarfilms.

Aus diesen Studien kann abgeleitet werden, dass der postorgastische Anstieg des Prolaktins die sexuelle Erregbarkeit in der Postorgasmusrefraktärzeit beeinflusst (Krüger et al. 2002).

In der klinischen Praxis ist bekannt, dass bei der Behandlung von Patienten mit einer Schizophrenie mittels dopaminantagonistischen Psychopharmaka (Serotoninwiederaufnahmehemmer; SSRI) eine Erhöhung der sexuellen Appetenz und der sexuellen Erregung eintritt (Halbreich et al. 2003). Dopamin übt eine hemmende Kontrolle auf das Prolaktin-Releasing-System aus. Demnach führt jede Reduktion der Dopaminaktivität zu einer erhöhten PRL-Freisetzung. Serotonin und Thyrotrophin-Releasing-Hormon führen zu einem Anstieg des PRL-Releasing-Hormons. Sowohl bei kurzzeitiger als auch chronischer Hyperprolaktinämie gibt es ein Zusammenspiel von Prolaktin mit dem Dopamin, dem Serotonin und dem β-Endorphin und wahrscheinlich noch weiteren Faktoren (s. auch ▶ Abschn. 2.5.1).

Es kann davon ausgegangen waren, dass die Prolaktinerhöhung nach dem Orgasmus eine Folge der Hemmung der Dopaminaktivität ist und weniger die Folge eines hormonellen Mechanismus (Krüger et al. 2002).

Ein Prolaktinanstieg kann auch das ZNS hinsichtlich der Durchblutung der Genitalien (Erektion beim Mann, Schwellung bei der Frau) modulieren (Galdiero et al. 2012).

Eine **chronische Hyperprolaktinämie**, wie sie u. a. in der Stillzeit auftritt oder unter Einnahme verschiedener Medikamente sowie auch beim einem Prolaktin produzierenden Hypophysenadenom, wirkt sich hemmend auf die sexuelle Appetenz aus. Darüber hinaus kann eine chronische Hyperprolaktinämie mit einem Hypogonadismus und sekundär mit sexuellen Funktionsstörungen bei beiden Geschlechtern einhergehen (Krüger et al. 2005; Galdiero et al. 2012).

2

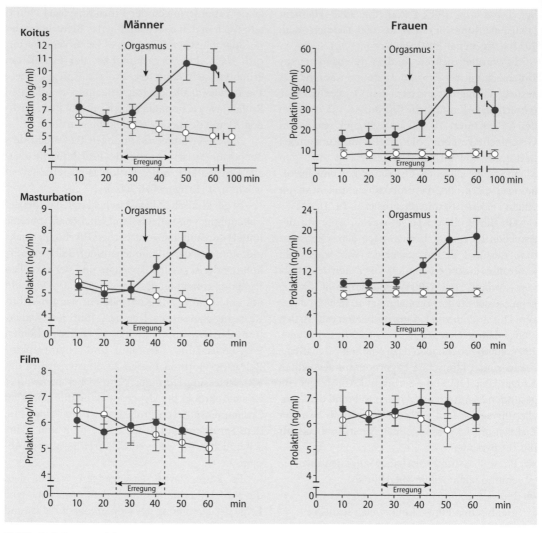

○ **Abb. 2.10** Serumprolaktinspiegel unter sexueller Erregung bei gesunden Männern und Frauen ohne Orgasmus und mit Orgasmus (erzielt durch Masturbation oder Koitus). (Originaldaten in Krüger et al. 2005).

Merke

- Prolaktin ist erhöht nach einem Orgasmus bzw. nach der Ejakulation.
- Prolaktin nimmt Einfluss auf die postorgastische Refraktärphase.
- Sowohl kurzzeitige als auch chronische Hyperprolaktinämien führen zur Abnahme der sexuellen Appetenz und der sexuellen Erregung.

2.5 Neurotransmitter

2.5.1 Dopamin

Dopamin ist ein Neurotransmitter. Es wird bei intensiven Erlebnissen ausgeschüttet und greift in den Hormonhaushalt ein, indem es über bestimmte Neuronen die Ausschüttung von Prolaktin in der Hypophyse hemmt. Dopamin wirkt eher fördernd auf das sexuelle Verhalten.

Innerhalb des dopaminergen Systems üben 3 Faktoren einen speziellen Einfluss auf das sexuelle

Verhalten aus. Durch sie wird die Reaktionsbereitschaft einschließlich des kopulatorischen Verhaltens geregelt, die sexuelle Appetenz und das sexuelle Verhalten mit beeinflusst. Außerdem erfolgt ein Eingriff in das mediale präoptische Areal durch dopaminergen Input. Es scheint nicht direkt ein sexuelles Verhalten ausgelöst zu werden, vielmehr wird indirekt über hormonell bereitende Wege ein leichterer Zugang zu sexuell relevanten Reizen geschaffen (Hamann et al. 2004).

Beim Mann ist aufgrund von Erfahrungen mit der Therapie mit Dopaminagonisten erwiesen, dass sie das sexuelle Verhalten verstärken. Es bewirkt einen Wunsch nach Fortdauer der sexuellen Erregung (Berman et al. 2003a, b).

Allerdings ist die vermutete universelle Rolle von Dopamin bei der Förderung der sexuellen Motivation, der sexuellen Erregung und Belohnung wissenschaftlich nicht unwidersprochen. In einer aktuellen Bewertung kommen Paredes u. Agmo (2004) zu dem Schluss, dass die pharmakologischen Daten hauptsächlich zur Stärkung der Idee beitragen, dass Dopamin wichtig für Motorik und allgemeine Erregung ist. Diese Maßnahmen könnten die meisten der beobachteten Auswirkungen auf das sexuelle Verhalten erklären. Die Freisetzung von Dopamin im Nucleus accumbens wird sowohl mit aversiven als auch appetitiven Aspekten verbunden.

Wechselwirkungen zwischen Dopamin und Prolaktin

Es gibt reichlich Beweise für intensive Wechselwirkungen zwischen Prolaktin und Dopamin (Krüger et al. 2005). Der bekannteste Weg des PR-Feedback an das ZNS ist mittels hypothalamisch neuroendokriner Neuronen. 3 Populationen von dopaminergen Neuronen des Hypothalamus regulieren die Prolaktinfreisetzung (DeMaria 1998, 1999):

- tuberoinfundibuläre dopaminerge Neuronen (TIDA), mit Ursprung im Nucleus arcuatus (ARN) und Ende in der Eminentia mediana,
- tuberohypophyseal-dopaminerge Neuronen, die vom rostralen ARN zu den neuronalen Lappen der Hypophyse ziehen,
- periventrikulär-hypophysäre dopaminergen Neuronen, die im periventrikulären Kern des Hypothalamus entstehen und im Zwischenlappen der Hypophyse enden.

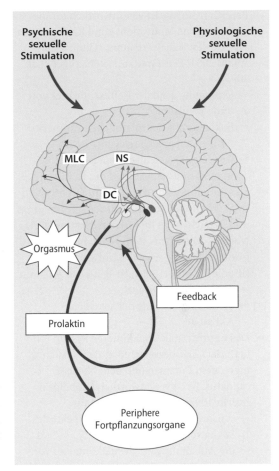

◘ **Abb. 2.11** Theoretisches Modell der Wirkung der Prolaktinsekretion nach dem Orgasmus. Prolaktin kann periphere Organe beeinflussen und/oder Feedback geben zum dopaminergen System des ZNS und spielt eine wichtige Rolle in der Regulation des Sexualverhaltens. (Adaptiert nach Krüger et al. 2002, 2005)

Diese Neuronen exprimieren Prolaktinrezeptoren, wodurch die Voraussetzungen für eine Feedback-Schleife durch peripheres Prolaktin gegeben ist (Krüger et al. 2005).

Neben dem Feedback auf Neuronen kontrolliert und moduliert das Prolaktin auch über ein Feedback zum dopaminergen System die sexuelle Erregung und das sexuelle Verhalten (◘ Abb. 2.11). Dafür sollen entsprechend Tierstudien 3 integrative dopaminerge Systeme verantwortlich sein:

- Das Hypothalamus-incertodopaminerge System, der Weg zum medialen präoptischen

2

Bereich (MPOA), ist verantwortlich für die Steuerung von Motivations- und Konsumtionsaspekte des Sexualverhaltens (Giuliano u. Allard 2001; Pi u. Grattan 1998; Krüger et al. 2005):

  — Erzeugung genitaler Reflexe für Erektion und Ejakulation,
  — Fokussierung der männlichen Aufmerksamkeit auf sexuell relevante Reize,
  — Ausprägung geschlechtsspezifischer Bewegungsmuster während des Koitus.
— Das mesolimbokortikal-dopaminerge System (MLC) befindet sich im ventralen Tegmentum und Bereichen des limbischen Systems (z. B. Nucleus accumbens, Amygdala, medial-frontaler Kortex). Es ist verantwortlich (Bradley u. Meisel 2001; Krüger et al. 2005) für:
  — die sexuelle Appetenz,
  — die Lustregulierung der sexuellen Aktivitäten.
— Das nigrostriatale dopaminerge System (NS) befindet sich überwiegend in der Substantia nigra, dem Putamen und dem Nucleus caudatus. Es ist verantwortlich (Robbins u. Everitt 1992; Krüger et al. 2005) für:
  — sensorische und motorische Aspekte des Sexualverhaltens,
  — die Anbahnung des Sexualkontaktes vor dem Koitus.

In einer eindrucksvollen Studie bei Männern untersuchten Krüger et al. (2003) den Einfluss des Dopamin-Agonisten Cabergolin und des SSRI Protirelin auf die sexuelle Appetenz, die sexuelle Erregung und die Ejakulation.

Cabergolin hemmt die Prolaktinbildung. Es wirkt als primärer Dopaminagonist und wird über-

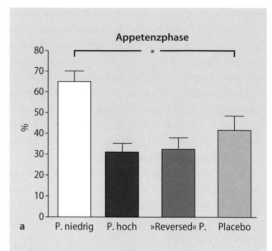

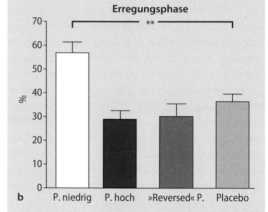

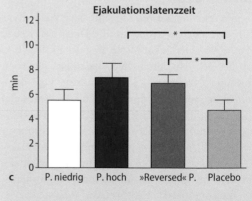

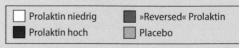

◘ **Abb. 2.12a–c** Effekte von niedrigem Prolaktin (Cabergolingabe), hohem Prolaktin (Protirelingabe), »reversed« Prolaktin (Cabergolin + Protirelin) und Plazebo auf die Ejakulationslatenzzeit, sexuelle Lust, Erregung und Refraktärzeit, gemessen durch die Acute Sexual Experience Scale (ASES) unter Nutzung von Kontroll-Items (Ejakulationslatenzzeit) und der visuellen Analogskala für die anderen Parameter. Bis auf die Ejakulationslatenzzeit [min] erfolgten die Angaben in % des Maximums des sexuellen Erlebens. Die Werte werden als Mittelwert angegeben ± Standardfehler (*p<0,05, **p<0,001). (Originaldaten in Krüger et al. 2003, 2005)

wiegend als Mittel gegen M. Parkinson, zum primären Abstillen und bei Hyperprolaktinämie mit Galaktorrhö eingesetzt. Cabergolin imitiert die Wirkung des Neurotransmitters Dopamin und hat eine hohe spezifische Affinität zu den D2-Rezeptoren der Prolaktin produzierenden Zellen im Hypophysenvorderlappen.

Protirelin stimuliert die Ausschüttung von Prolaktin. Protirelin oder Thyreoliberin ist als Thyreotropin-Releasing-Hormon (TRH) ein Peptidhormon. Seine Freisetzung im Hypothalamus geschieht unter dem Einfluss serotonerger und adrenerger Neurone. Von dort gelangt es über das hypothalamisch-hypophysäre Pfortadersystem zum Hypophysenvorderlappen (Adenohypophyse) und stimuliert die Ausschüttung von Prolaktin und TSH.

In dieser Studie kamen Krüger et al. (2003, 2005) zu dem Ergebnis, dass die sexuelle Appetenz und die sexuelle Erregung durch niedrige Prolaktinspiegel (nach Gabe von Cabergolin) verbessert und durch hohe Prolaktinspiegel (nach Gabe von Protirelin) gehemmt werden (◘ Abb. 2.12).

Bezüglich der Ejakulationszeit verhielt es sich genau umgekehrt: niedrige Prolaktinspiegel (nach Gabe von Cabergolin) bedingen eine kurze Zeit (in Minuten) bis zur Ejakulation, während hohe Prolaktinspiegel (nach Gabe von Protirelin) die Zeit bis zur Ejakulation hinauszögern (◘ Abb. 2.12).

> ❯ **Die Kenntnis der Wechselwirkungen zwischen Dopamin und Prolaktin bieten gute Ansätze für pharmakologische Behandlungsstrategien bei Orgasmusstörungen.**

Basierend auf ihren Studien kommen Krüger und Kollegen zu dem Schluss, dass eine Medikation mit Dopaminagonisten und dem Prolaktinhemmer Cabergolin ein »interessanter pharmakologischer Ansatz zur Verbesserung der sexuellen Appetenz, der sexuellen Erregung und der Qualität des Orgasmus sein kann. Es wäre denkbar, Prolaktin erhöhende SSRI, wie Protirelin, zur Verzögerung der Ejakulation bei Ejaculatio praecox anzuwenden« (Krüger et al. 2003, 2005).

Dies lässt im Umkehrschluss an eine Therapieoption bei verzögerter Ejakulation denken, da eine verzögerte Ejakulation oft mit einer geringen sexuellen Erregung einhergeht (Rowland et al. 2004).

2.5.2 Oxytozin

Oxytozin (OT) ist ein Neuropeptid, das im Nucleus paraventricularis und zu einem geringen Teil im Nucleus supraopticus, in den Kerngebieten des Hypothalamus, gebildet wird. Oxytozin hat vielfältige Aufgaben. Es ist wichtig für die Uteruskontraktion und den Milchspendereflex. Seine zentrale Rolle besteht in der Förderung der Laktation.

Das oxytonerge System nimmt eine zentrale Rolle in der Ausbildung zwischenmenschlicher Bindungen ein und ist sensibel für frühe soziale Erfahrungen (Insel u. Shapiro 1992; Bertsch u. Herpertz 2011).

Während der sexuellen Erregung und des Orgasmus kommt es sowohl bei der Frau als auch beim Mann zu einem Ansteigen des Oxytozinspiegels. Beim Menschen wird die Höhe des Oxytozinspiegels mit vaginaler Lubrikation in Zusammenhang gebracht. Außerdem wird von einer positiven Korrelation zwischen der Oxytozinkonzentration und der Intensität des Orgasmus berichtet (Calder et al. 2001). Möglicherweise wirkt sich Oxytozin auch indirekt positiv auf die sexuelle Appetenz aus (Anderson-Hunt u. Dennerstein 1994, 1995; Calder et al. 2001; Latchaw et al. 2005).

Carmichael et al. (1994) fanden heraus, dass das Plasma-OT um die Zeit des Orgasmus bei Männern und Frauen erhöht ist und für mindestens 5 min nach dem Orgasmus erhöht bleibt. Dies könnte mit dem Einfluss des OT auf die Muskelkontraktilität zusammenhängen, die damit den Transport der Samen- und Eizellen verbessert.

Auch Murphy et al. (1987) berichteten von einem Anstieg des Oxytozins bei Männern während der sexuellen Erregung, die auch nach der Ejakulation bestehen blieb. Blaicher et al. (1999) kamen zu ähnlichen Ergebnissen bei Frauen. Auch sie fanden eine Zunahme des Oxytozinspiegels 1 min nach dem Orgasmus.

Cantor et al. (1999) untersuchten die Wechselwirkung von Oxytozin und **Serotonin** (s. auch ▶ Abschn. 2.5.3). Sie zeigten, dass Fluoxetin, ein selektiver Serotoninwiederaufnahmehemmer (SSRI), sowohl die sexuelle Appetenz als auch die Ejakulation bei männlichen Ratten reduziert. Die Autoren folgerten, dass Serotonin die Ejakulation mittels Unterbrechen der Wirkung von Oxytozin unterdrückt.

❯ Es scheint naheliegend, dass die periphere Wirkung von Oxytozin auf die Kontraktion der glatten Muskulatur abzielt und die zentrale Wirkung neuromodulierend ist. Beide Mechanismen scheinen steroidhormonabhängig zu sein. Ob der Anstieg des Oxytozins zum Zeitpunkt des Orgasmus Ursache oder Begleiterscheinung ist, bleibt noch ungewiss (Bancroft 2005).

2.5.3 Serotonin

Serotonin ist ein Neurotransmitter und Gewebehormon, das im Zentralnervensystem, im Nervensystem des Gastrointestinaltraktes und im Blut vorkommt.

Auf das sexuelle Verhalten wirkt es sich eher hemmend aus. Es vermindert die sexuelle Motivation durch Erniedrigung der Freisetzung von Dopamin in einem Teil des Gehirns (Nucleus accumbens), der durch Stimulation von dopaminergen Afferenzen auch für ein Glücksgefühl verantwortlich gemacht wird (Hull et al. 2004). Das ist jedoch abhängig vom jeweiligen Rezeptortyp. Es gibt 7 verschiedene Serotoninrezeptoren, jeweils mit Subtypen. Die Stimulation des 5-HT1a-Rezeptors ist u. a. für die emotionale Regulation in Bereichen des Großhirns verantwortlich und steigert das sexuelle Verlangen bei Frauen (Nelson u. Trainor 2007).

Flibanserin, ein 5-HT1A-Rezeptoragonist/5-HT2-Rezeptorantagonist, als Antidepressivum bekannt, verbessert bei prämenopausalen Frauen mit »hypoactive sexual desire disorder« (HSDD) signifikant die sexuelle Appetenz und erhöht insgesamt die sexuelle Zufriedenheit (Nappi et al. 2009).

95% der Serotoninrezeptoren befinden sich in der Peripherie. Serotonin wirkt auch auf die glatte Muskulatur des Herz-Kreislauf-Systems und hat Einfluss auf Vasodilatation und Vasokonstriktion. Es beeinflusst die glatte Muskulatur der Genitalien und ist beteiligt an der Funktion peripherer Nerven wie auch der der Geschlechtsorgane (Hamann et al. 2004).

2.5.4 β-Endorphine

Endorphine sind körpereigene Opioidpeptide, die in der Hypophyse und im Hypothalamus gebildet werden. Endorphine entstehen als Zerlegungsprodukte dreier Präkursorproteine: α-Endorphine, β-Endorphine, γ-Endorphine.

> **Endorphin**
>
> Endorphin bedeutet »endogenes Morphin« – ein vom Körper selbst produziertes Opioid. Es handelt es sich um kurze Neuropeptide, die an die Opioidrezeptoren binden.

β-Endorphine regeln Empfindungen wie Schmerz (Analgesie) und Hunger. Sie korrelieren mit der Bildung von Sexualhormonen. Endorphine beeinflussen u. a. die dopaminerge Erregungsleitung und befördern die Ausschüttung von Dopamin in den synaptischen Spalt.

Neben der Hypophyse werden β-Endorphine auch im Nucleus arcuatus des Hypothalamus und in einem Kern des Solitärtrakts im Hirnstamm synthetisiert. Über die entsprechenden Neuronen des Nucleus arcuatus gelangen diese dann in andere Teile des Hypothalamus, einschließlich der medialen Area praeoptica und der Amygdala. Von dorsal führen die Neuronen zum Nucleus paraventricularis (NPV) des Hypothalamus und dann an den Hirnstamm, um Strukturen in das vegetative Nervensystem einzubeziehen. Die hemmende Wirkung von β-Endorphin auf die Sexualität entsteht v. a. durch ihren Einfluss auf die Area praeoptica und die Amygdala. Diese hemmende Wirkung ist dosisabhängig (Argiolas 1992).

Niedrige Dosen von Opiaten/Opioiden haben eine fördernde und hohen Dosen eine hemmende Wirkung. β-Endorphine erhöhen die sexuelle Appetenz, indem durch Einwirkung auf die Area tegmentalis ventralis das mesolimbische dopaminerge System aktiviert wird (Hull et al. 1999).

Die wissenschaftlichen Daten dazu sind noch inkonsistent. In einer Studie von Gillman u. Lichtigfield (1983) wurde ein dosisabhängiger Effekt bei Frauen, die bis zum Orgasmus masturbierten, beobachtet. Dies steht im Einklang mit der Hypothese, dass endogene Opiate sowohl hemmende als auch fördernde Auswirkungen auf die Sexua-

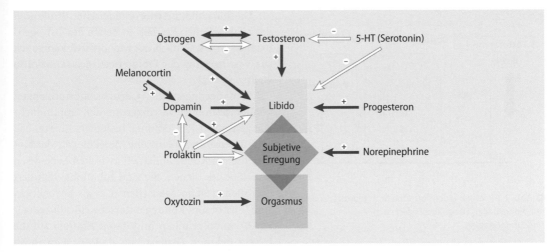

◪ Abb. 2.13 Zentrale Effekte von Neurotransmittern und Hormonen auf die sexuelle Funktion. (Nach Clayton et al. 2006)

lität haben können. In einer interessanten Studie von Männern beurteilten Chamey u. Heninger (1986) die Auswirkungen von Yohimbin (einem β₂-Adrenozeptorantagonisten), Naloxon und einer Kombination der beiden im Vergleich zu Plazebo. Yohimbin allein hatte keine Effekte, während Naloxon bei 3 Männern zur Erektion und die Kombination beider Wirkstoffe bei allen 6 Männern zu einer vollständigen und dauerhaften Erektion führte.

In den Studien stellten sich jedoch keine Veränderungen im Plasmaspiegel von β-Endorphinen während der sexuellen Erregung oder des Orgasmus bei Männern (Krüger et al. 1998) oder Frauen (Exton et al. 1999) dar.

> **❯** Analog dem Oxytozin muss von einem komplexen Geschehen von potenziell erregenden und hemmenden Wirkungen von endogenen Opiaten, die in Interaktion mit den gonadalen Steroiden stehen, ausgegangen werden.

2.5.5 Weitere Substanzen

— **Noradrenalin** wirkt je nach Rezeptortyp exzitatorisch oder inhibitorisch. Insgesamt erhöht es eher die Aufmerksamkeit auch für sexuelle Signale.

— Die exzitatorische Wirkung von **Melanocortin** geht vermutlich über Stimulation der Rezeptoren M3 und M4 (Cragnolini et al. 2006).
— **Opioide** und **Endocannabinoide** sind sexuell inhibitorisch wirkende Substanzen (Pfaus 2009).

Zentrale Effekte von Neurotransmittern und Hormonen auf die sexuelle Funktion (nach Clayton et al. 2006) zeigt ◪ Abb. 2.13. Die Wirkung der Hormone und Neurotransmitter auf die sexuellen Erregungsphasen nach Masters u. Johnson und Singer-Kaplan (▸ Abschn. 2.1.2) ist in dargestellt.

2.6 Sinnesorgane und Sexualität

Sexuelle Erregung kann in 3 Formen charakterisiert werden (Levin 1994; Graziottin u. Defilippi 1995):
— zentrale Erregung,
— nicht genitale periphere Erregung,
— genitale Erregung.

Bei **Männern** herrscht wissenschaftliche Übereinstimmung, dass Androgene für eine befriedigende menschliche Libido wichtig sind. Dies ist belegt durch plazebokontrollierte Studien bei der Androgenersatztherapie bei Männern mit Hypogonadismus (Stakkebaek et al. 1981).

Bei **Frauen** ist die wissenschaftliche Datenlage zum Einfluss der Hormone auf das sexuelle Verhal-

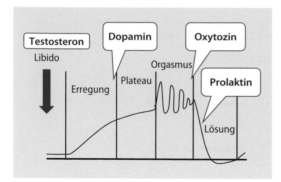

◘ Abb. 2.14 Wirkung der Hormone und Neurotransmitter auf die sexuellen Erregungsphasen nach Masters u. Johnson und Singer-Kaplan

ten inkonsistent (Bancroft 1988; Beck Gayle et al. 1991; Macphee et al. 1995; Graziottin et al.1996). Östrogene prägen das zentrale Nervensystem als neurotroper und psychotroper Faktor während des weiblichen Lebens (Pfaus u. Everitt 1995). Sie bilden die primären und sekundären Geschlechtsmerkmale aus. Sie prägen die femininen Sinne. Sie prägen die Sinnesorgane einschließlich der Haut, die die wichtigsten Rezeptoren für die externen sexuellen Reize sind. Gemischt mit emotionalen und affektiven Inhalten übertragen sie die grundlegenden Informationen und leisten einen Beitrag zur Strukturierung der sexuellen Kernidentität und zum sexuellen Selbstbild (Money u. Ehrhardt 1972).

2.6.1 Geruchsinn

Als Chemorezeption bezeichnet man die Fähigkeit, chemische Botschaften aus der Umgebung aufzunehmen. Chemische Reize werden als Nervenimpulse an das zentrale Nervensystem (ZNS) übertragen. Die Geruchswahrnehmung ist der feinste Sinn, der auf Chemorezeption basiert.

Das olfaktorische Epithel ist ein Beispiel für hormonabhängige Neuroplastizität. Die zurückgebildeten morphologischen Veränderungen des olfaktorischen Epithels im hypoöstrogenen Status (dauerhafte funktionelle Amenorrhö und Menopause) könnten auch zur biologisch bedingten Verringerung der Libido beitragen, die so oft in diesen Situationen berichtet wird.

Die Rückbildung morphologischer Strukturen des olfaktorischen Epithels in Zeiten des Östrogenmangels, wie u. a. nach der Menopause, kann auch zur Verringerung der Libido beitragen (Graziottin 2000).

Veränderungen der Geruchsempfindlichkeit können auch eine Verringerung der Empfindlichkeit gegenüber Pheromonen bedeuten. Pheromone sind Botenstoffe, organische Moleküle, die der biochemischen Kommunikation zwischen Lebewesen einer Spezies dienen. Sie sind funktional definiert und dienen beim Menschen u. a. als Sexuallockstoff. Pheromone können unterschwellig die sexuelle Attraktion erhöhen und damit Einfluss auf die Libido nehmen (Balboni et al. 1991; Graziottin 1996, 1999; Wysocki u. Preti 2004).

Das funktionelle Modell der zyklischen Neuroplastizität im olfaktorischen Epithel kann zusätzliche Informationen auf die Östrogene als zentrale neurotrope Faktoren übertragen (Graziottin 1996).

2.6.2 Geschmacksinn

Der Geschmacksinn ist ein ebenso wichtiger biologischer und emotionaler Faktor in der Sexualität und auch der Libido. Gustative Rezeptoren, Geschmacksrezeptoren, können auch Pheromone wahrnehmen und damit positiv auf die Sexualität Einfluss nehmen (Balboni et al. 1991). In der Phase der sexuellen Appetenz als auch der sexuellen Erregung erhöht sich die Speichelsekretion. Das Schmecken der Haut und das Küssen sind starke prädiktive Faktoren für die Qualität der sexuellen Erregung. Andererseits können in der hypoöstrogenen Lebensphase nach der Menopause die funktionelle Mundtrockenheit und die Veränderung des Geschmacks der Haut nachteilige Auswirkungen auf die Sexualität haben (Stewart et al. 1997; Streckfus et al. 1998). Graziottin (1996) berichtete, dass dies für 45% der gesunden postmenopausalen Frauen zutrifft.

2.6.3 Hören

Worte und Geräusche können fördernde und hemmende Signale in der Paarbeziehung und im

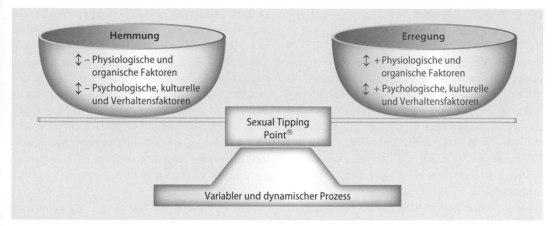

Abb. 2.15 Das Dual-Control-Modell der sexuellen Erregung nach Perelman (2006). Das Zusammenspiel von Mechanismen der Erregung und Hemmung erzeugt ein individuelles Niveau der sexuellen Reaktionsfähigkeit

sexuellen Austausch darstellen. Art und Inhalt der Worte und v. a. der Tonfall und die emotionale Schwingung stellen einen starken Indikator dar. Östrogene und Androgene nehmen durchaus Einfluss auf die Stimmlage und damit auch auf die Art der Kommunikation und sexuellen Ausstrahlung (Leibenluft 1996; Graziottin 1996).

2.6.4 Sehen

Das Sehen ist der stärkste sexuelle Sinn bei Männern. Er ist bei Frauen weniger ausgeprägt. Die Östrogenempfindlichkeit bestimmter Strukturen des Auges ist bekannt (Bindehaut, Tränendrüse). 35% der postmenopausalen Frauen leiden wegen des Östrogenmangels an Problemen im Zusammenhang mit trockenen Augen (Metka 1991). Auch wenn diese Veränderungen nach der Menopause nicht unmittelbar die Sexualität beeinflussen, so stellen sie doch einen weiteren Baustein dar, sich in dieser Zeit oft nicht wohl und leistungsfähig zu fühlen und ggf. auch nicht für Sexualität empfänglich zu sein (Sands u. Studd 1995; Graziottin 1996).

2.6.5 Tastsinn

Über die Haut verläuft ein großer Teil der sexuellen Kommunikation. Die Struktur und Beschaffenheit der Haut, ob trocken oder seborrhoisch, glatt oder

rissig, trägt wesentlich zur Steigerung der Lust und zu sexuellen Phantasien bei, kann aber ebenso lustmindernde Effekte ausüben. Das trifft ebenso für die berührende Hand zu (Shaver u. Hazan 1995; Graziottin 1996). Bei der starken Wirkung der taktilen Reize ist möglicherweise Oxytozin ein wichtiger neurochemischer Mediator (Pfaus et al. 1995). Die sensorische und emotionale Seite der Libido ist ein wichtiger Bestandteil der Bindung seit der frühen Kindheit und des Sich-öffnen-Könnens für taktile Reize (Birge 1994).

2.7 Lustförderung und Lusthemmung

Nach dem Dual-Control-Modell nach Perelman (in Pfaus 2009) besteht eine Balance zwischen lustfördernden und lusthemmenden Einflüssen auf den Körper und den Geist (■ Abb. 2.15). Sexuelle Erregung setzt demnach eine Hemmung der inhibierenden Einflüsse voraus. Alle Dual-Control-Modelle betonen die adaptive Natur der erregenden und hemmenden Prozesse. Dadurch kommt es nicht zu einer unkontrollierten Suche nach Sexualpartnern. Diese adaptive Natur der sexuellen Hemmung schützt das Individuum gegen bedrohliche oder belastende Situationen.

2.7.1 Mechanismus der sexuellen Erregung

Bei der sexuellen Erregung werden Neurotransmitter wie Noradrenalin (NE) und Oxytozin (OT) aktiviert, die die sexuelle Erregung stimulieren, während Dopamin (DA) und Melanocortine (MCs) die Aufmerksamkeit und die sexuelle Appetenz stimulieren (◻ Abb. 2.16a). Dies findet statt in den Regionen des Hypothalamus und des limbischen Systems, in Reaktion auf entsprechende sexuelle Stimulation. Die Aktivierung dieser neurochemischen Systeme hemmt den Einfluss hemmender Faktoren, etwa endogener Opioide, die in der Hirnrinde, dem limbischen System, dem Hypothalamus und dem Mittelhirn während eines Orgasmus oder der sexuellen Belohnung freigesetzt werden. Endocannabinoide (ECB) führen zur Sedierung und Serotonin (5-HT = 5-Hydroxy-Tryptophan) zur sexuellen Befriedigung (Pfaus 2009).

Bei der sexuellen Stimulation werden innerhalb des Hypothalamus und des limbischen Systems die folgenden Neurotransmitter freigesetzt:
- Noradrenalin (NE) und Oxytocin (OT) zur Aktivierung der sexuellen Erregung,
- Dopamin (DA) und Melanocortin (MC) zur Aktivierung des sexuellen Interesses und der sexuellen Appetenz.

Die Aktivierung dieser neurochemischen Systeme hemmt den Einfluss der inhibierenden Einflüsse:
- der endogenen Opioide, die im Kortex, dem limbischen System, dem Hypothalamus und dem Mittelhirn während des Orgasmus und der sexuellen Belohnung freigesetzt werden,
- der Endocannabinoide (ECB), die sedierend wirken,
- des Serotonins (5-HT) zur sexuellen Befriedigung (◻ Abb. 2.16).

2.7.2 Mechanismus der sexuellen Hemmung

Opioide, Endocannabinoide und das Serotoninsystem hemmen die Wirkung von exzitatorischen Mechanismen. Dies vollzieht sich meist am Ende des sexuellen Reaktionszyklus – dann, wenn die sexuelle Befriedigung und Sättigung eingetreten ist, insbesondere nach dem Auftreten mehrerer Orgasmen. Eine Hemmung der sexuellen Erregung kann durch chronische oder aktuelle Stresssituationen, Krankheiten, durch Hemmung der endogenen Erregungsmechanismen wie etwa beim Hypogonadismus und durch Einnahme von Medikamenten (z. B. »major tranquilizer«, SSRI) verursacht sein (◻ Abb. 2.16b). Die Sexualität stimulierende Neurotransmitter bzw. Hormone sind demnach Dopamin, Noradrenalin, Oxytozin und die Melanocortine (Pfaus 2009).

Die Hemmung der sexuellen Erregung erfolgt durch endogene Opioide, die Endocannabinoide und das serotonerge System. Dies vollzieht sich meist am Ende des sexuellen Reaktionszyklus – dann, wenn die sexuelle Befriedigung und Sättigung eingetreten ist, insbesondere nach dem Auftreten mehrerer Orgasmen.

Eine Hemmung der sexuellen Erregung kann auftreten
- durch chronische oder aktuelle Stresssituationen und Krankheiten,
- durch die Hemmung der endogenen Erregungsmechanismen, wie beim Hypogonadismus, der Einnahme von Medikamenten (z. B. »major tranquilizers«, SSRI).

> **❯** Hemmende Einflüsse gehen aus von den endogenen Opioiden, die im Kortex, dem limbischen System, im Hypothalamus und im Mittelhirn während des Orgasmus oder bei der Aktivierung des Belohnungssystems freigesetzt werden. Neben den sedierend wirkenden Endocanabinoiden spielt Serotonin eine Rolle als »Abschalter« des Systems. Nach der Sättigung führt dies zu einem Refraktär-Sein auf sexuelle Stimuli (Pfaus 2009).

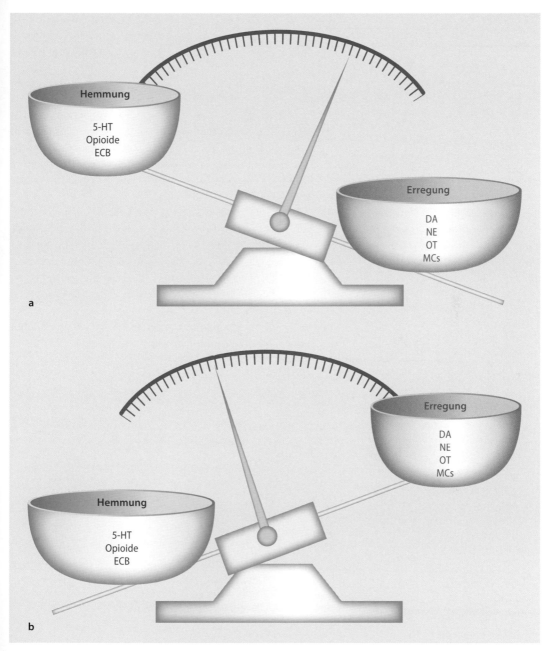

◘ Abb. 2.16a, b Mechanismus der sexuellen Erregung (**a**) und der sexuellen Hemmung (**b**) (NE = Noradrenalin, OT = Oxytozin (OT), DA = Dopamin, MCs = Melanocortine, 5-HT = Serotonin, ECB = Endocannabinoide). (Adaptiert nach Pfaus 2009)

Funktionelle Sexualstörungen der Frau

C. Friedrich, H.-J. Ahrendt

H.-J. Ahrendt, C. Friedrich (Hrsg.), *Sexualmedizin in der Gynäkologie*,
DOI 10.1007/978-3-642-42060-3_3, © Springer-Verlag Berlin Heidelberg 2015

3

3.1 Definition funktionelle Sexualstörungen

Funktionelle Sexualstörungen sind Störungen der sexuellen Appetenz (Libido), der sexuellen Erregung und des Orgasmus. Die Häufigkeit sexueller Funktionsstörungen wird in der Literatur entsprechend der Erhebungsmethode und dem Jahr der Erhebung unterschiedlich angegeben. Meist wurde eine spezielle Klientel an Patienten von Spezialsprechstunden oder Schätzzahlen ausgewertet. Für die tägliche Arbeit in gynäkologischen Praxen und Kliniken sind die Häufigkeiten aus Durchschnittspopulationen entscheidend.

International werden sexuelle Funktionsstörungen bei Frauen als »female sexual disorder« (FSD) bezeichnet. FSD inkludiert mindestens eine der in ◨ Tab. 3.1 dargestellten sexuellen Störungen. Dazu gehören das verminderte sexuelle Verlangen, die sexuelle Aversion, die sexuelle Erregungsstörung, die Orgasmusstörung, die Dyspareunie, der Vaginismus. Die FSD hat per definitionem zwingend zur Voraussetzung, dass die Frau unter der sexuellen Störung leidet (Basson et al. 2000).

3.2 Häufigkeit sexueller Funktionsstörungen

Die Häufigkeit einer »female sexual disorder« (FSD) wird in verschiedenen Studien unterschiedlich angegeben. Bei Analyse der Daten von 4.097 Patientinnen der gynäkologischen Routinesprechstunde von Ahrendt u. Friedrich (2011b) fanden sich
- bei 14% der befragten Frauen Störungen der sexuellen Appetenz,
- bei 1% Störungen der sexuellen Erregung und
- bei 0,6% der Frauen Störungen des Orgasmus.

Es ist zu erwarten, dass Frauen in einer gynäkologischen Sprechstunde anders und offener auf Fragen zur Sexualität reagieren als bei einem stationären Aufenthalt im Krankheitsfall oder bei einer Online-Befragung. In einer gynäkologischen Sprechstunde werden Fragen zur Sexualität von den Patientinnen durchaus erwartet, oder sexuelle Probleme stellen sogar den Grund für den Frauenarztbesuch dar. Während eines Klinikaufenthaltes im Krankheitsfall tritt dagegen das Sexuelle oft in den Hintergrund. An Online-Befragungen dagegen nimmt

◨ **Tab. 3.1** Sexuelle Störungen, die per definitionem zur »female sexual disorder« (FSD) gehören. (Nach Basson et al. 2000)

Sexuelle Störung	Erklärung	ICD-10	DSM IV
Vermindertes sexuelles Verlangen/verminderte sexuelle Appetenz	Chronischer Mangel an Interesse an sexueller Aktivität	F52.0	302.71
Sexuelle Aversion	Persistierende oder rezidivierende Phobie, sexuelle Aktivitäten mit einem Partner aufzunehmen	F52.10	302.79
Störung der sexuellen Erregung	Persistierende oder rezidivierende Unfähigkeit, eine sexuelle Erregung zu erreichen oder zu halten	F52.2	302.72
Störung des Orgasmus	Persistierende oder rezidivierende Schwierigkeiten oder die Unfähigkeit, einen Orgasmus zu erreichen nach einer ausreichenden Erregung	F52.3	302.73
Dyspareunie	Schmerzen beim Geschlechtsverkehr	F52.6	302.76
Vaginismus	Unwillkürlicher Krampf der Beckenbodenmuskulatur, die ein Eindringen des Penis verhindert trotz des Wunsches der Frau, dies zu tun	F52.5	306.51
Schmerzen im Zusammenhang mit dem Koitus	Genitale Schmerzen nach Stimulation während des Vorspiels	N94.8	625.8

eine meist jüngere aufgeschlossenere Klientel teil. Außerdem müssen bei den Frauen/Patientinnen/ Probandinnen das Alter, die konkreten Lebenssituationen, die unterschiedliche Sozialisation und das Herkunftsland berücksichtigt werden. Deshalb sind internationale Studien nur bedingt auf Deutschland übertragbar.

> **Je nach Studie wird jedoch deutlich, dass nicht wenige Frauen unter sexuellen Störungen leiden, die ihre Lebensqualität einschränken und somit zu einem Leidensdruck führen. Besonders häufig wird dabei über Störungen der sexuellen Appetenz, über ein abnehmendes sexuelles Verlangen geklagt (Schwenkhagen 2010a).**

In der eigenen Studie (Ahrendt u. Friedrich 2011a, b) hatten 36% der Patientinnen eine FSD. Ein vergleichbares Ergebnis innerhalb Deutschlands erzielten auch Korda et al. (2007), Wallwiener et al. (2010b) und Brandenburg et al. (2002). In der 20.000 Cologne Community Survey (Korda et al. 2007) wurden 10.000 zufällig ausgewählte Frauen im Raum Köln/Brühl im Alter von 19–82 Jahren angeschrieben mit der Bitte, einen Fragebogen auszufüllen, der u. a. 40 Fragen zur Sexualanamnese enthielt. Von insgesamt 4089 Frauen wurden die Fragebögen zurückgesendet. Primäres Ziel dieser Studie war es, die Prävalenz weiblicher sexueller Funktionsstörungen bei Harninkontinenz zu ermitteln. Die Häufigkeit der FSD lag dort bei 38,2%. Wallwiener et al. (2010b) haben online 1086 Medizinstudentinnen verschiedener deutscher Universitäten mittels des FSFI-Fragebogens und zusätzlicher Items zur Kontrazeption und zur sexuellen Aktivität befragt. Eine FSD lag bei 34,2% der Studentinnen vor.

Bei der Bewertung der Daten von Brandenburg et al. (2002) muss berücksichtigt werden, dass diese in der Klinik, also von erkrankten Frauen, erhoben wurden. Im Rahmen dieser Studie wurden 686 Patientinnen der Aachener Frauenklinik während eines stationären Aufenthaltes mittels eines 2-stündigen Interviews und eines anonymen Fragebogens exploriert. Dabei ging es neben gynäkologischen Problemen auch um die Themen Beziehung, Liebe und Sexualität. Die Zahl der eingeschlossenen Patientinnen und die Erhebungsmethode geben gute Aufschlüsse über die Art und Struktur der sexuellen Probleme dieser Patientinnen. Hier wurde bei 30% der Frauen eine FSD ermittelt.

Der Neurologe und Sexualmediziner Berner et al. (2010) erhob ähnliche Daten, indem er an 1390 niedergelassene Frauenärzte in Deutschland Fragebögen versandte. Die Frauenärzte wurden gebeten zu schätzen, wie oft Patientinnen über sexuelle Störungen in der Sprechstunde klagen, und um welche Störungen es sich handelt. In dieser Studie wurden keine exakten Daten von Patientinnen erhoben, sondern persönliche Schätzungen der beteiligten Frauenärzte wiedergegeben. Demnach lassen diese Daten keine Aussage zu. Die Rücksendequote betrug darüber hinaus nur 14,6% (n = 203). Eine FSD wurde bei 12,5% der Patientinnen geschätzt und liegt damit deutlich unter der in der vorliegenden Erhebung ermittelten Zahl Ahrendt u. Friedrich (2011b).

Kriston et al. (2010) stellten Daten einer Internetbefragung von 6194 Frauen in Deutschland dar. Bei den durchschnittlich 34,1 Jahre alten Frauen wurde eine FSD-Quote von 59,2% ermittelt. Diese Häufung erscheint sehr hoch und ist sicherlich der Erhebungsmethodik geschuldet.

Der Frauenarzt und Sexualmediziner Haselbacher (2007) schätzt aufgrund seiner klinischen Erfahrungen die Zahl der Frauen mit einer FSD auf 20%.

Beim Vergleich mit den Daten aus der internationalen Literatur müssen die oben genannten Einschränkungen berücksichtigt werden. Auch hier gibt es ähnliche Ergebnisse innerhalb der Untersuchungen von Geiss et al. (2003), Laumann et al. (1999), Shifren et al. (2008), Nicolosi et al. (2006), Garcia et al. (2008) und Safarinejad (2006).

In der Studie von Geiss et al. (2003) wurden 159 Patientinnen von zwei gynäkologischen bzw. urologischen Kliniken in Wien (Österreich) mittels eines anonymen Fragebogens zu sexuellen Funktionsstörungen befragt. Die Häufigkeit einer FSD lag bei 50% bzw. 48%. Diese hohen Zahlen lassen sich durch das spezielle kranke Klientel und die damit häufig verbundenen sexuellen Störungen erklären.

Laumann et al. (1999) führte zur Erfassung des Sexualverhaltens in einer repräsentativen Kohorte im Jahr 1992 eine Umfrage in den USA durch, die National Health and Social Life Survey. Dabei wurden insgesamt 1749 Frauen in 90-minütigen Interviews von erfahrenen Interviewern auch zu sexuel-

3

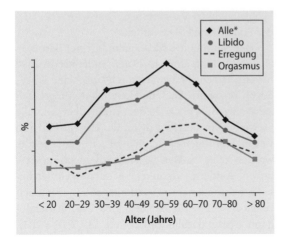

◆ Alle*
● Libido
-- Erregung
■ Orgasmus

%

< 20   20–29 30–39 40–49 50–59 60–70 70–80   > 80
Alter (Jahre)

🔲 **Abb. 3.1** Prävalenz sexueller Probleme bei Frauen über die Lebensphase (PRESIDE-Studie; nach Shifren et al. 2008)

len Funktionsstörungen befragt. Die Daten dieser Studie haben damit eine hohe Wertigkeit. Die FSD-Rate lag bei den befragten Frauen bei 43%.

Die PRESIDE-Studie in den USA ist die bisher größte Studie zur Häufigkeit von Sexualstörungen bei Frauen. Es handelt sich hierbei um eine Querschnittsstudie, die an einer repräsentativen Allgemeinpopulation von 31.581 erwachsenen Frauen durchgeführt wurde (Shifren et al. 2008). Die FSD-Rate beträgt hier 44,2% (🔲 Abb. 3.1).

Bei Nicolosi et al. (2006) handelte es sich um eine Computer-assistierte telefonische Umfrage in den Ländern Schweden, Belgien, Großbritannien, Deutschland, Österreich, Frankreich, Spanien und Italien in den Jahren 2001 und 2002. Die mittels eines strukturierten und standardisierten Fragenbogens befragten Frauen im Alter von 40–80 Jahren wurden dabei zufällig ausgewählt. Von ihnen gaben 32% eine FSD an.

Garcia et al. (2008) hat in Kolumbien die Prävalenz mit dem FSFI-Fragebogen in einer kleinen Stichprobe von 101 Frauen ermittelt. Auch bei dieser kleinen Kohorte lag die Prävalenz von FSD zwischen 22,6 und 45,2%.

Im Iran führte Safarinejad et al. (2006) eine Studie zur Ermittlung der Prävalenz von FSD bei 2.626 Frauen im Alter von 20–60 Jahren durch. Die Befragung erfolgte durch 41 weibliche Allgemeinmediziner mittels Interviews und selbst erstellter Fragebögen. Hierbei lag die FSD-Prävalenz bei 31,5%.

Bitzer (1994) hat in der Schweiz in einer retrospektiven Studie die Daten von 1.017 randomisiert ausgewählten Frauen in einer Familienplanungsstelle ausgewertet, die mindestens 6 Monate dort betreut wurden. Die Häufigkeit von FSD lag bei 24,9%. Zu diskutieren wäre, ob die Zahl durch die retrospektive Betrachtung eher niedrig ist.

Bachmann et al. (1989) führte Ende der 1980-er Jahre in den USA eine ähnliche Untersuchung wie die hier vorliegende durch. Dabei wurden innerhalb von 15 Monaten 887 Frauen von 12–78 Jahren, die den Frauenarzt konsultierten, anamnestisch exploriert und ermittelt, ob sie Beschwerden im sexuellen Bereich angaben. Erfolgte dies nicht von Seiten der Patientin, so wurde ärztlicherseits nachgefragt. Hier gaben insgesamt 19% der Frauen eine FSD an. Der Wert erscheint niedrig und ist möglicherweise dadurch zu erklären, dass seinerzeit eine stärkere Zurückhaltung bestand, sich mit sexuellen Fragen und Problemen an den Frauenarzt zu wenden.

3.3 Störungen der sexuellen Appetenz

Störung der sexuellen Appetenz

Eine Störung der sexuellen Appetenz ist der Mangel oder der Verlust von sexuellem Verlangen, der zu einer selten Initiierung von sexuellen Kontakten führt. Sie beinhaltet eine verminderte Suche nach sexuellen Reizen, des Denkens an Sexualität mit Verlangen oder Lust und die Verminderung von sexuellen Phantasien (Basson et al. 2000).

Ein Mangel an sexueller Appetenz kann sekundär zu weiteren Störungen der sexuellen Funktion führen, wie etwa zur Störung der sexuellen Erregung, des Orgasmus und letztlich zu einer ungenügenden sexuellen Befriedigung. Davon abzugrenzen ist eine sexuelle Aversion, bei der die Vorstellung von sexuellen Kontakten mit negativen Gefühlen verbunden ist und Angst erzeugt. Dies führt zu einer Vermeidung sexueller Kontakte und im Extremfall zu einer Sexualphobie (Hartmann 2008).

Eine sexuelle Appetenzstörung kann primär (lebenslang) oder sekundär (erworben) vorliegen.

◘ **Tab. 3.2** Ursachen für eine nachlassende sexuelle Appetenz. (Nach Beier et al. 2005)

Biologische Ursachen	chronische Schmerzen Diabetes mellitus Hypothyreose neurologische Erkrankungen gynäkologische Operationen (Ovarektomie, Hysterektomie u. a.) gynäkologische und andere Karzinome Depressionen, Angststörungen Persönlichkeitsstörungen Stress- und Erschöpfungszustände Verringerung der Serumspiegel von Östrogenen und Testosteron physiologisch, altersbedingt (Menopause) chirurgisch bedingt (Oophorektomie beidseits) bedingt durch eine Karzinomtherapie (Chemotherapie, Radiatio, Operation, Antihormontherapie) Hyperprolaktinämie Behandlung mit Antiöstrogenen, Antiandrogenen Postpartalzeit Alkoholabhängigkeit u. a.
Psychische Ursachen	psychische Erkrankungen Persönlichkeitsstruktur Sexualerziehung Sexualpräferenz Erfahrungen
Soziokulturelle Ursachen	offene oder latente Beziehungskonflikte Veränderung der Struktur einer Partnerschaft Langzeitbeziehung Doppelbelastung durch Haushalt/ Kinder/ Arbeit berufliche Belastungen Arbeitslosigkeit wirtschaftliche Probleme Paarkollusion

Sie kann generalisiert oder situativ auftreten, d. h. auf einen bestimmten Partner oder eine Situation begrenzt sein (Beier et al. 2005). Bei der leichten Form der sexuellen Appetenzstörung besteht bei der Frau kein aktives Interesse an Sexualität. Sexuelle Kontakte werden aber durchaus als angenehm und lustvoll erlebt. Es besteht eine gewisse »Neutralität« gegenüber der Sexualität.

So wie alle sexuellen Störungen ist die Störung der sexuellen Appetenz stets im biopsychosozialen Kontext zu sehen. Diese drei Bereiche sind untrennbar, nicht streng voneinander abgrenzbar und beeinflussen sich gegenseitig. Deshalb ist die primäre Ursache für die Störung nicht immer sofort zu erkennen.

Andererseits bedeutet dies auch, dass eine Störung der sexuellen Appetenz eines Partners stets auch die Beziehung und somit den anderen mit belastet.

3.3.1 Ursachen für Störungen der sexuellen Appetenz

Ursachen für eine nachlassende sexuelle Appetenz sind in ◘ Tab. 3.2 dargestellt.

Dass eine nachlassende sexuelle Appetenz von der Dauer der Beziehung bzw. Ehe abhängen kann, zeigt ► Kap. 4. Dies muss jedoch nicht zu einem stärkeren Leidensdruck führen, da die nachlassende Appetenz allmählich eintritt und in einer langdauernden Beziehung häufig andere Werte in den Vordergrund treten. Es ist jedoch nicht zwangsläufig so, dass eine lange Beziehung zu einer wesentlichen Abnahme der Libido führt.

> ❱ Wichtigste Bedingung für eine zufriedenstellende Sexualität in langen Beziehungen ist eine harmonische Beziehung, in der die Partner es gelernt haben, mit Konflikten konstruktiv umzugehen.

3

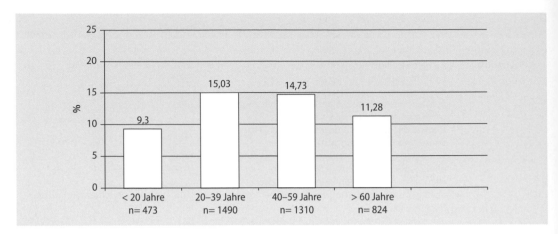

◨ **Abb. 3.2** Häufigkeit von Störungen der sexuellen Appetenz (in %) in Abhängigkeit vom Alter (n = 4.097). (Nach Ahrendt u. Friedrich 2011a)

Behandlungsbedürftig ist eine Störung der sexuellen Appetenz nur dann, wenn ein Leidensdruck besteht.

Diese Störung wird im internationalen Sprachgebrauch als »**hypoactive sexual desire disorder**« **(HSDD)** bezeichnet, also als eine Störung mit vermindertem sexuellem Verlangen, anhaltendem oder wiederholtem Mangel von sexuellen Gedanken und Phantasien und/oder dem Fehlen einer Empfänglichkeit für sexuelle Reize und dem Fehlen der Lust auf sexuelle Aktivitäten, die in der Beziehung ein Problem darstellen. Es muss demnach ein Leidensdruck bei der Patientin bestehen (Bitzer 2011; Frenzel u. Keck 2012).

3.3.2 Häufigkeit von Störungen der sexuellen Appetenz

Störungen der sexuellen Appetenz können in allen Altersgruppen auftreten, sind jedoch im jugendlichen Alter seltener.

Eine Zunahme an Störungen der sexuellen Appetenz mit zunehmendem Alter ist u. a. durch die abnehmenden Serumspiegel von Testosteron zu erklären. Dies wird besonders deutlich und auch häufig von den betroffenen Patientinnen nach einer beidseitigen Oophorektomie beklagt, da bei diesen Frauen die Testosteronspiegel abrupt absinken (▸ Kap. 2, 4 und 5).

Für Deutschland werden in Studien Prävalenzen für die Störung der sexuellen Appetenz zwi-

schen 6% (Wallwiener 2010b) und 76% (Berner et al. 2010) angegeben.

In der Untersuchung von Ahrendt u. Friedrich (2011a) wurde von 15% der 20- bis 59-jährigen Frauen über eine Störung der sexuellen Appetenz geklagt.

❯ Bei den über 60-jährigen Frauen wurde die nachlassende sexuelle Appetenz jedoch weniger als Belastung empfunden und somit weniger beklagt. Dies deckt sich auch mit anderen Studien.

In der WiShes Study wurde ebenfalls bei der Befragung von 1998 Frauen aus 4 Ländern Europas eine Zunahme von Störungen der sexuellen Appetenz mit zunehmendem Alter berichtet, jedoch nahm gleichzeitig der Leidensdruck bei diesen Frauen ab (Hayes et al. 2007). Auf ähnliche Daten kamen Moreira et al. (2005). In dieser Studie berichteten von 750 befragten deutschen Frauen im Alter von 40–80 Jahren mittels computerassistierter Interviews 18% von Störungen der sexuellen Appetenz. Auch Brandenburg et al. (2002) ermittelte gleiche Häufungen. In den von ihnen geführten Interviews mit 336 Frauen, die sich zu einer stationären Behandlung in einer Frauenklinik befanden, gaben 17% eine verminderte sexuelle Appetenz an.

In der sehr jungen Klientel von Medizinstudentinnen fanden Wallwiener et al. (2010b) innerhalb einer Online-Befragung 9% Frauen mit Störungen der sexuellen Appetenz. Diese Zahl deckt sich mit der eigenen Erhebung (Ahrendt u. Friedrich 2011a), dass sexuelle Appetenzstörungen bei jungen Frauen seltener vorkommen als bei Frauen in der perimenopausalen Lebensphase oder danach.

Dagegen wurde in der Studie von Berner et al. (2010) für Frauen 76% Störungen der sexuellen Appetenz angegeben. Die Prävalenz von FSD wurde von den befragten Gynäkologen in ihrer gynäkologischen Klientel etwa auf 12% geschätzt. Da es sich bei diesen Angaben um keine tatsächlich erhobenen Daten, sondern um geschätzte Häufigkeiten der befragten Frauenärzte handelt, können diese Daten nicht als Vergleich herangezogen werden.

Auch in den Studien von Korda et al. (2007) und Kriston et al. (2010) wurden solch hohe Prävalenzen angegeben. Bei Korda wiesen von 4.089 Frauen zwischen 19 und 82 Jahren 38% und bei Kriston von 6.194 Frauen im Alter von durchschnittlich 34 Jahren 59% eine Störung der sexuellen Appetenz auf. Möglicherweise sind diese hohen Zahlen auf die Art der Erhebung (Internet, Fragebogen) zurückzuführen.

In den internationalen Studien war die Streubreite der Angaben zur Prävalenz von Störungen der sexuellen Appetenz je nach Erhebungsmethode ähnlich groß.

Berman et al. (2003a) befragte 3807 Frauen in den USA mittels eines webbasierten Fragebogens nach sexuellen Störungen, wegen derer sie ihren Arzt aufsuchten und um Rat fragten. Die Prävalenz von HSDD lag hier bei 77%. Dennerstein et al. (2006) ermittelte in einer Befragungsstudie von 20- bis 70-jährigen Frauen in verschiedenen Ländern Europas (Deutschland, Frankreich, Italien, Großbritannien) bei 29% der Frauen eine HSDD. Laumann et al. (1999) hat in 90-minütigen Interviews in den USA 1.749 Frauen zwischen 20 und 59 Jahren zur Sexualität befragt. Hier lag die Prävalenz von HSDD je nach Alter zwischen 27% und 32%. Nusbauma et al. (2004) befragte 1584 perimenopausale Frauen in den USA mittels Online-Fragebogen zur Sexualität und ermittelte eine HSDD-Rate von 57–70% je nach Alter der Frauen. Hayes et al. (2008a, b) befragten 2005/2006 insgesamt 356 zufällig ausgewählte Frauen in Australien zu möglicher FSD. Das Alter der Frauen lag zwischen 20 und 70 Jahren. Die Fragebögen enthielten insgesamt 65 teils Multiple-Choice-, teils offene Fragen. Hier gaben 16% eine HSDD an. Bitzer et al. (2003) ermittelte eine Prävalenz der HSDD von 41%, Geiss et al. (2003) 23,2%

bzw. 28,8%, bei Shifren et al. (2008) lag die Prävalenz der HSDD bei 38,7%. Nicolosi et al. (2006), Garcia et al. (2008), Safarinejad (2006) und Bachmann et al. (1989) ermittelten HSDD-Raten von 18%, 22,6-45,2%, 31,5% und 21%.

> **Die Inhomogenität der einzelnen Werte zwischen 21% HSDD (Bachmann et al. 1989) und 77% (Berman et al. 2003b) ist möglicherweise auf die differente Rekrutierung der Patientinnen, Altersstrukturen, Staatsangehörigkeit und Sozialisation zurückzuführen. Deshalb sind diese Werte nicht direkt miteinander vergleichbar.**

Die sich über die Lebensphasen verändernden Serumhormonspiegel an Testosteron und Östrogenen und die sich im Laufe des Lebens verändernde Partnerdynamik sowie gesundheitliche Aspekte lassen eine hohe sexuelle Appetenz in der fertilen Lebensphase und eine Abnahme der sexuellen Appetenz jenseits der Menopause erwarten (Schwenkhagen 2010b). Dies muss nicht zwangsläufig zu einer HSDD führen, da nicht von allen Frauen eine Verringerung der Lust als störend und beklagenswert empfunden wird.

Merke

Störungen der sexuellen Appetenz gehören zu den am häufigsten genannten sexuellen Störungen bei Frauen. Die Ursachen dafür sind vielfältig und stets im biopsychosozialen Kontext zu sehen.

3.3.3 Beratung und Behandlung bei Störungen der sexuellen Appetenz (HSDD)

Einen Gesprächsalgorithmus zeigt ◘ Abb. 3.3. In ◘ Abb. 9.6 sind die Ebenen der diagnostischen Gesprächsführung dargestellt.

■ **Kasuistik: Störung der sexuellen Appetenz nach sexueller Außenbeziehung**

Eine 25-jährige Patientin stellte sich in der gynäkologischen Sprechstunde mit dem Wunsch nach

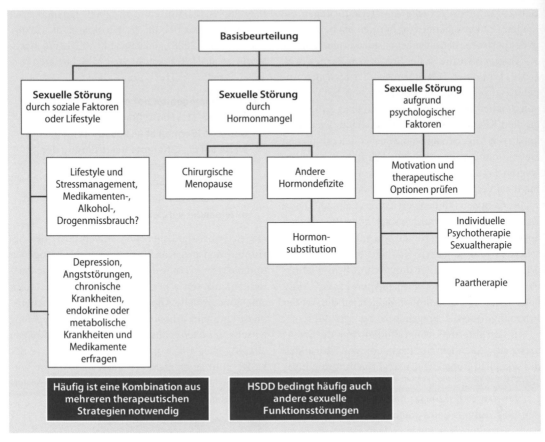

Abb. 3.3 Störung der sexuellen Appetenz (HSDD). (Adaptiert nach Al-Azzawi et al. 2010)

einer anderen Pille vor, da die Lust unter der jetzigen Pille deutlich nachgelassen habe. Sie nahm seit etwa 2 Jahren eine Pille mit einem Gestagen mit antiandrogener Partialwirkung. Vorher hätte sie keinerlei Einschränkungen der Lust gehabt. Sie hätte früher recht häufig Sex und hatte ein intensives Sexualleben mit ihrem Partner. Sie hätten sexuell vieles ausprobiert, und die Patientin habe nichts vermisst. Oft ergriff sogar sie selbst die Initiative zum Sex. Darüber hinaus habe sie auch starke Schmerzen beim Sex, insbesondere bei der Penetration. Neuerdings sei ein Eindringen überhaupt nicht mehr möglich.

Die Patientin lebte seit 4 Jahren mit ihrem Partner zusammen und sei mit ihm sehr glücklich. Im kommenden Jahr sei sogar die Hochzeit geplant. Allerdings gebe es wegen der jetzt bestehenden sexuellen Probleme zunehmend Auseinandersetzungen. Sie wirkte sehr verzweifelt und hatte Angst,

dass sie ihre Beziehung durch die Libidostörung gefährde. Sie würde gerne wieder mit ihrem Partner schlafen, könne es aber nicht. Bei jedem erneuten Versuch körperlicher Annäherung von seiner Seite blocke sie immer wieder ab. Mit einer anderen Pille erhoffte sie sich eine Lösung dieses Problems.

Die gynäkologische Untersuchung, einschließlich Vaginalsonographie, ergab keine Auffälligkeiten. Die Vaginalsonographie und auch die gynäkologische Palpationsuntersuchung verliefen unproblematisch und ohne jegliche Schmerzäußerung. Eine Vulvovaginitis oder andere objektive Schmerzen verursachende Befunde lagen nicht vor. Auf die Frage, ob denn vor 2 Jahren etwas Besonderes in ihrem Leben passiert sei, reagierte sie völlig überrascht und verneinte dies vehement.

Der Patientin wurde eine Pille mit Levonorgestrel rezeptiert, allerdings mit dem Hinweis, dass eine andere Pille ihre Sexualprobleme aller Wahrscheinlichkeit nicht lösen werde. Außerdem wurde ihr vorgeschlagen, gemeinsam mit ihrem Partner in die sexualmedizinische Sprechstunde zu kommen, um das partnerschaftliche Problem zu besprechen.

Bei der geplanten Wiedervorstellung nach 3 Monaten hatte sich nichts an der Situation geändert. Der Wechsel auf die Levonorgestrel-haltige Pille hatte keine positiven Effekte auf die Libido. Auch die Dyspareunie bestand weiter. Diese Beschwerden seien sogar noch heftiger geworden. Ihren Partner wollte sie aber da heraushalten, da sie ja das Problem habe. Sie sei sehr unzufrieden, weil die von ihr erwartete Wirkung der Pille auf ihre sexuelle Lust nicht eingetreten ist und vor allem die Schmerzen jegliche genitale Berührung konterkarierten.

Innerhalb eines längerdauernden Beratungsgesprächs wurde noch einmal intensiv über den Zeitpunkt des Beginns der Beschwerden gesprochen. Anfänglich verneinte die Patientin jeglichen Zusammenhang mit Ereignissen in dieser Zeit, fing dann aber an zu weinen. Ja, es habe vor zwei Jahren ein Ereignis gegeben, das ihr bis dahin ruhiges Leben verändert habe. Sie hatte damals eine kurze Affäre mit einem anderen Mann, die sie aus Neugier und nach einer Party eingegangen war. Diese Liäson hätte ihr jedoch nichts bedeutet und sie hatte sie nach kurzer Zeit wegen ihres schlechten Gewissens ihrem Partner gegenüber beendet. Ihrem Partner hatte sie dies niemals gebeichtet.

Das Problem bei dieser Affäre war, dass sie von diesem Mann schwanger war. Sie war sehr erschrocken darüber, weil sie stets mit Kondomen verhütet hatten. Diese Schwangerschaft endete als Abort. Sie war auch froh darüber, weil sie damals dachte, dass sie somit dieses Kapitel vergessen und sich wieder auf ihre Partnerschaft konzentrieren könnte. Seitdem habe sie ein schlechtes Gewissen ihrem Partner gegenüber, könne ihm nicht in die Augen sehen und schäme sich jeden Tag erneut, dass sie ihn damals betrogen habe. Sie habe auch regelmäßig Schlafstörungen und gelegentlich Albträume deswegen. Ihrem Partner gegenüber begründet sie diese Störungen mit ihrer stressigen und sehr zeitaufwendigen Tätigkeit in der Selbstständigkeit. Sie hätte bisher mit niemandem darüber reden können und dachte, sie müsste allein damit fertig werden.

Ihr Partner sei weitestgehend verständnisvoll, würde ihr jedoch immer wieder mal vorwerfen, dass sie sich vor ihm verschließen würde und er sie nicht mehr »erreichen« könne. Er könne dieses Verhalten nicht nachvollziehen und wisse nicht mehr, wie er sich verhalten solle. Sie könnte jederzeit mit ihren Problemen zu ihm kommen, er sei immer für sie da. Er würde sie gerne heiraten und mit ihr eine Familie gründen. Das würde sie zusätzlich unter Druck setzen, weil sie derzeit noch kein Kind haben möchte.

Sie fragte, was sie denn tun soll. Sie habe Angst, ihrem Partner diese Affäre und die Fehlgeburt zu beichten, wisse jedoch, dass es wohl das Beste wäre, dies zu verarbeiten. Auf die Frage, welche andere Alternative sie denn sähe, zuckte sie resigniert mit den Schultern.

Ein weiterer Termin eine Woche später in der sexualmedizinischen Sprechstunde wurde vereinbart, wobei ihr die Entscheidung überlassen wurde, ob sie ihren Partner mitbringen möchte. In der darauf folgenden Woche erschien sie erneut ohne ihren Partner. Sie wirkte viel entspannter als zu den Terminen davor. Sie berichtete, dass sie ihrem Partner die Affäre gebeichtet hätte. Es sei ein sehr schwieriges Gespräch gewesen, und ihr Partner sei »aus allen Wolken gefallen«. Dennoch habe er ihr zugehört, und trotz der Widrigkeiten sei es ein sehr konstruktives Gespräch gewesen. Das sei auch der Grund, warum ihr Partner der Richtige für sie sei und weshalb sie ihn so lieben würde. Mit ihm könne sie sehr gut reden, und er würde sie sehr gut verstehen. Sie würden sich gegenseitig sehr gut ergänzen. Das schwierige Gespräch hätte ihr einmal mehr gezeigt, dass er der Mann an ihrer Seite ist. Der Partner hätte sich jedoch Bedenkzeit erbeten, um über die Beziehung nachzudenken. Er wolle seine eigenen Gefühle ordnen, um alles verarbeiten zu können. Im Moment wisse die Patientin nicht, wie es weitergehen wird, sei aber erleichtert, dass sie diesen Schritt vollzogen hat.

Den nächsten Termin nach 4 Wochen nahmen dann beide wahr. Das primäre Ziel war es nun, die Beziehung zu stabilisieren, eine Ebene für Vertrauen zu schaffen. Sekundär stand die Wiederbefähigung der gemeinsamen körperlichen Berührung und sexuellen Stimulierung im Mittelpunkt. Dies wurde durch die zunehmende Harmonisierung der Beziehung sehr bald wieder erreicht. Sex ist weitestgehend wieder lustvoll und ohne Schmerzen möglich.

3.4 Störungen der sexuellen Erregung

> **Definition**
> **Störung der sexuellen Erregung**
>
> Eine Störung der sexuellen Erregung ist die ständige oder wiederholt auftretende Unfähigkeit, ausreichende sexuelle Erregung zu erlangen oder aufrecht zu erhalten. Diese Störung kann genitale oder sonstige somatische Reaktionen bedingen und eine starken Leidensdruck bei der Betroffenen bewirken (Basson et al. 2000).

Eine sexuelle Erregungsstörung bei der Frau ist im Gegensatz zum Mann nur schwer objektivierbar.

> **Kennzeichen der Erregungsstörung**
> — Fehlen von subjektivem Erregungsempfinden
> — Fehlendes Anschwellen der Klitoris, der äußeren und inneren Labien und der Scheide
> — Fehlende vaginale Feuchtigkeit, Fehlen einer vaginalen Lubrikation
> — Keine vermehrte Durchblutung des paravaginalen Gewebes

Zu unterscheiden sind weiterhin (Giraldi et al. 2013):
— **Genitale sexuelle Erregungsstörung:** Das bedeutet ein Fehlen oder unzureichendes Vorhandensein von Anzeichen einer sexuellen Erregung, wie Lubrikation, Schwellung der Genitalien trotz jeglicher Art von sexueller Stimulation.
— **Subjektive Erregungsstörung:** Hier sind die genitalen Erregungszeichen und andere Erregungszeichen des Körpers vorhanden, jedoch fehlt das Gefühl einer Erregung. Die Frau ist subjektiv nicht erregt.
— **Kombinierte genitale und subjektive sexuelle Erregungsstörung:** Es finden

sich keinerlei oder nur stark verminderte Zeichen einer sexuellen Erregung im Genitalbereich und im Körper. Ebenso fehlen die subjektiven Wahrnehmungen einer sexuellen Erregung.

Eine isolierte sexuelle Erregungsstörung ist bei Frauen eher selten. Meist tritt sie im Zusammenhang oder infolge einer Störung der sexuellen Appetenz auf. Ursächlich können sowohl psychische als auch somatische Faktoren beteiligt sein. Die Ursachen gleichen denjenigen der sexuellen Appetenzstörungen und Orgasmusstörungen.

Mitunter wird von manchen Patientinnen in der gynäkologischen Sprechstunde über eine vermehrte Lubrikation geklagt, die als belastend empfunden wird. Außerdem wird von manchen Frauen über eine permanente und ungewollte Erregung geklagt, die als stark belastend empfunden wird. Hierbei handelt es sich um eine »persistent genital arousal disorder« (PGAD) oder auch »restless genital syndrome« (ReGS). (Waldinger et al. 2009)

Folgende Kriterien charakterisieren diese Störung (Basson et al. 2004a):
— Persistierende genitale und klitoriale Erregung über mehrere Stunden/Tage/Wochen.
— Der physischen Erregung folgen keine Orgasmen.
— Die Erregung geht nicht mit einer adäquaten sexuellen Appetenz einher.
— Die genitale Erregung ist ungewollt und wirkt aufdringlich.
— Es entsteht ein Leidensdruck durch die permanent vorhandene Erregung.

Diese Störung findet bisher keine Erwähnung im ICD-10 oder DSM IV.

3.4.1 Ursachen für Erregungsstörungen

Häufig finden sich psychische Faktoren, da das Lustempfinden und der Erregungsaufbau bei Frauen sehr stark von Gefühlen und Phantasien abhängig sind. Diese können durch psychischen Stress empfindlich gestört werden. Eine große Rolle spielt dabei der Partner, der unabhängig von äußeren Faktoren die Symptomatik in eine positive oder negative Richtung beeinflussen kann (◘ Tab. 3.3).

Peri- und postmenopausal sind Erregungsstörungen häufig durch fehlende vaginale Lubrikation mit bedingt. Frauen klagen dann typischerweise über eine »trockene Scheide«. Die Scheidentrockenheit nimmt mit höherem Alter zu (▶ Kap. 4). Kommt es dennoch zum Koitus, führt das zu Schmerzen, die sich wiederum negativ auf die sexuelle Appetenz und Erregung auswirken. Wiederholen sich diese Schmerzen beim Koitus, kommt es nach und nach zu einem Vermeidungsverhalten.

> Letztlich werden jegliche sexuelle Kontakte aus Angst vor weiteren Schmerzen abgelehnt. Es beginnt ein Teufelskreis, der schließlich auch zu Störungen der sexuellen Appetenz und Erregung führt und die Partnerschaft stark beeinträchtigt.

3.4.2 Häufigkeit sexueller Erregungsstörungen

Angaben über die Häufigkeit des Auftretens von Erregungsstörungen sind in der Literatur seltener angegeben als Störungen der sexuellen Appetenz. In der Studie von Ahrendt u. Friedrich (2011a) lag die Prävalenz von Erregungsstörungen bei nur 0,6%. Bei Berner et al. (2010) wurde von den teilnehmenden Frauenärzten eine Prävalenz von 66,7% für Erregungsstörungen geschätzt. Bei Dennerstein et al. (2006) waren es 22% und bei Berman et al. (2003a) 62%. In der Preside-Studie (Shifren et al. 2008) in den USA wurden von 26,1% der Frauen Erregungsstörungen angegeben.

Merke

Isolierte Erregungsstörungen sind eher selten. Meist sind sie Folge anderer sexueller Störungen. In der Postmenopause kommt es häufig durch Östrogenmangel und vaginale Atrophie zu Lubrikationsstörungen.

◘ **Tab. 3.3** Ursachen für sexuelle Erregungsstörungen

Biologische Ursachen (systemisch)	Mangel an Sexualhormonen Diabetes mellitus/Gefäßfaktoren Rauchen neurologische Erkrankungen psychiatrische Erkrankungen Medikamente: Antihormone, Chemotherapie, Psychopharmaka
Biologische Ursachen (lokal)	Mangel an Sexualhormonen Diabetes mellitus/Gefäßfaktoren Rauchen Beckenbodenerkrankungen Erkrankungen des unteren Harntrakts neurologische Erkrankungen Medikamente: Antihormone/Aromatasehemmer Zustand nach Operationen im kleinen Becken Radiatio im kleinen Becken Sjögren-Syndrom
Psychologische Ursachen	intrapersonelle Probleme psychische Erkrankungen Angst Traumata sexueller Missbrauch Depressionen und Angststörungen Stress
Soziokulturelle Probleme	Beziehungsprobleme Arbeitsbedingungen sexuelle Normen Persönlichkeitsbedingt sexuelle Dysfunktion beim Partner kulturelle Faktoren

- **Kasuistik: Junge Frau mit primärer situativer Erregungsstörung (aus Friedrich u. Ahrendt 2011, mit freundlicher Genehmigung)**

Eine 25-jährige Studentin stellt sich in der gynäkologischen Routinesprechstunde zur Krebsvorsorge und wegen eines neuen Pillenrezeptes vor. Dabei fällt auf, dass die Untersuchung nur sehr schwer möglich ist, weil die Patientin stark angespannt ist und es ihr trotz Zuredens nicht gelingt, sich zu entspannen. Die Untersuchung wird daraufhin abgebrochen, und es folgt ein ausführliches Gespräch.

Darauf angesprochen, ob es ihr beim Geschlechtsverkehr ähnlich gehe, bricht sie in Tränen aus. Sie sei seit 2 Jahren mit ihrem Freund zusammen und fühle sich sehr wohl mit ihm. Das Kuscheln und Schmusen wären für sie das Schönste. Sie sei dann auch jedes Mal sehr erregt und wünsche sich, mit ihm zu schlafen. Ab einem bestimmten Punkt des sexuellen Spiels gehe die Erregung jedoch ganz schnell zurück, und sie würde am liebsten alle weiteren sexuellen Aktivitäten abbrechen. Lässt sie es dennoch zu, dass es weitergeht und es zum Koitus kommt, würde ihr das im Bereich des Introitus vaginae wehtun. Am Anfang waren die Schmerzen nur sehr leicht. Jetzt würde sie nach und nach merken, dass sie dabei noch mehr verkrampft und es nur ihm zuliebe ertragen würde.

Mit ihrem Freund hat sie schon darüber geredet. Er hat großes Verständnis für sie, ist sehr rücksichtsvoll, akzeptiert ihre Bedürfnisse, und sie fühlt sich von ihm angenommen und geliebt. Sie hätten schon Mehreres probiert, wie etwa Gleitgele, längeres Vorspiel oder Stellungswechsel, aber es hätte nicht viel geholfen. Diese Probleme gäbe es von Anfang an in der Partnerschaft, und auch frühere Beziehungen habe sie unter anderem deshalb beendet.

Auf Nachfrage gibt sie an, dass es bei der Selbstbefriedigung keine Probleme gäbe und sie dabei regelmäßig zum Orgasmus käme.

Die Patientin wird daraufhin zu einem neuen Termin einbestellt, an dem mehr Zeit zur Verfügung steht. Jetzt erfolgt eine ausführlichere Sexualanamnese, bei der folgende Diagnose gestellt wird: primäre, situative Erregungsstörung.

Erregungsstörungen mit Dyspareunie Erregungsstörungen kommen selten isoliert vor. Auch bei der vorgestellten Patientin ist die Erregungsstörung mit einer primären Dyspareunie als weitere Sexualstörung verbunden.

Die Patientin wird ausführlich anamnestisch befragt und gibt an, dass sie als 14-Jährige einmal einen fast an sexuellen Missbrauch grenzenden Übergriff durch ältere Jugendliche an ihrer Schule erlebt habe. Sie habe den Vorfall verarbeitet, indem sie viel mit anderen darüber gesprochen und auch ihrem Freund am Anfang der Beziehung davon erzählt habe. Eine Psychotherapie wurde ihr damals nicht angeboten, und die würde

sie jetzt nicht wünschen. Mir ihr werden weitere Termine vereinbart, zu denen ihr Partner sie begleitet. Beide entschließen sich für eine Sexualtherapie.

Sie lernt im Laufe der Zeit, dass sie ihrem Freund vertrauen kann, dass es schön ist, ihm körperlich sehr nahe zu kommen, dass er ihr Sicherheit gibt und sie jederzeit die körperlichen Annäherungen abbrechen könnte. Es bereitet beiden Freude, sich gegenseitig zu verwöhnen, sich auf diese Art neu kennenzulernen, sich zu genießen und nach und nach einen Schritt weiterzugehen. Um die Angst vor Schmerzen zu nehmen, wird beiden empfohlen, wenigstens anfänglich ein zusätzliches Gleitgel zu benutzen.

Eine solche Therapie erfordert zuweilen sehr viel Zeit und Geduld, sowohl von dem betroffenen Paar als auch vom Therapeuten. Die Gespräche finden regelmäßig in einer gesonderten Sprechstunde, außerhalb der gynäkologischen Routinesprechstunde statt. Nicht selten kommt es zu Rückschritten, die besprochen und überwunden werden können.

Dem Paar ist im Laufe der Therapie bewusst geworden, dass es wichtig ist, über eventuelle Schwierigkeiten zu reden und diese nicht als persönliche Kränkung aufzufassen. Sie lernen also beide, sich sowohl verbal als auch körperlich besser zu verstehen. Das Ziel am Ende ist es, dass das Paar nach seiner eigenen Definition mit seiner Sexualität glücklich ist.

3.4.3 Beratung und Behandlung bei Störungen der sexuellen Erregung

Die Behandlung der Störung der sexuellen Erregung ist in ◻ Abb. 3.3 dargestellt. Als Gesprächsleitfaden dient wiederum ◻ Abb. 9.6.

3.5   Störungen des Orgasmus

Definition ────────────

Orgasmusstörung

Eine Orgasmusstörung ist die ständige oder wiederholt auftretende Schwierigkeit oder Verzögerung beim Erreichen eines Orgasmus bzw. dessen Ausbleiben nach ausreichender sexueller Stimulation und Erregung, die einen persönlichen Leidensdruck verursacht (Basson et al. 2000).

3.5.1   Ursachen für Orgasmusstörungen

Störungen des Orgasmus können sowohl körperlich (somatisch) als psychisch bedingt sein und sind wie alle anderen sexuellen Störungen im soziokulturellen Kontext zu sehen (◘ Tab. 3.4).

An der neuronalen Entstehung eines Orgasmus sind bestimmte Hirnareale, wie etwa das limbische System, der Hypothalamus und der Mandelkern beteiligt sowie die Neurotransmitter Dopamin, Serotonin, Noradrenalin, endogene Opioide und die Hormone der Schilddrüse, der Nebenniere, der Hypophyse, das Testosteron und indirekt auch die Östrogene.

Medikamente, insbesondere Psychopharmaka, Drogen-, Nikotin- und Alkoholabusus können das Orgasmuserleben beeinträchtigen.

3.5.2   Häufigkeit von Orgasmusstörungen

Orgasmusstörungen werden in den verschiedenen Studien zwischen 4% (Bachmann et al. 1989) und 67% (Berner et al. 2010) angegeben: 11,8% (Moreira et al. 2005), 8,7% (Wallwiener et al. 2008), 30,9% (Brandenburg et al. 2002),56% (Berman et al. 2003a), 19% (Bitzer et al. 2003), 18% (Dennerstein et al. 2006), 24,4 bzw. 17,8% (Geiss et al. 2003), 22–28% (Laumann et al. 1999), 20,5% (Shifren et al.2008), 50–57% (Nusbauma et al. 2004), 8% (Hayes et al.2008), 13% (Nicolosi et al. 2006) und 37% (Safarinejad et al. 2006) größer,

◘ Tab. 3.4 Ursachen für Orgasmusstörungen

Biologische Ursachen	Erkrankungen, die die Durchblutung hemmen: – Diabetes mellitus – arterielle Hypertonie – Hyperlipidämie – Arteriosklerose neuronale Schädigungen, die zu einer mangelnden Weiterleitung der Erregung führen können: – Traumata – Tumoren – entzündliche Krankheiten – neurologische Krankheiten
Psychologische Ursachen	psychische Erkrankungen intrapersonelle Probleme negative Erfahrungen Überlastung
Soziokulturelle Ursachen	sexuelle Normen Beziehungsprobleme
Andere Ursachen	Unkenntnis über anatomische Gegebenheiten nichteffektive Stimulation ungünstige Koitusstellung ungünstige Situation ungünstige Örtlichkeit fehlende erotische Kenntnisse falsche Vorstellungen Unterscheidung von »klitoralem« und »vaginalem« Orgasmus

was auf die unterschiedliche Art der Erhebung (z. B. Schätzung der Daten wie bei Berner et al. (2010) und die Klientel zurückgeführt werden kann sowie auf mögliche Doppelnennungen. Als vordergründiges Problem wurden Orgasmusstörungen nur von 0,6% der Frauen in der gynäkologischen Sprechstunde benannt (Ahrendt u. Friedrich 2011a).

Störungen des Orgasmus können primär isoliert oder sekundär infolge einer Appetenz- oder/und Erregungsstörung auftreten. Bei einer generalisierten Anorgasmie tritt zu keinem Zeitpunkt ein Orgasmus auf. Diese ist eher selten. Eine situativ bedingte Anorgasmie tritt nur in bestimmten Situationen auf wie z. B. bei Partnerkonflikten, Sexualkonflikten, Traumatisierungen, Krankheiten, bestimmten sexuellen Praktiken, mangelnder Zeit.

Oder aber sie ist abhängig vom Partner, der Örtlichkeit, der Art des sexuellen Spiels oder der Unerfahrenheit eines oder beider Partner.

> Orgasmusstörungen, insbesondere situative, führen nicht zwangsläufig zu einem Desinteresse an Sexualität, da oft die sexuelle Erregung und damit auch die sexuelle Erlebnisfähigkeit und Zufriedenheit vorhanden sind.

In der Beratung der Patientin ist es wichtig, ihr den Druck zu nehmen, immer einen Orgasmus erleben zu müssen, und sie zu ermutigen, mit ihrem Partner über ihre Wünsche und Vorstellungen zu reden. Dadurch wird oftmals nicht nur die sexuelle Befriedigung verbessert, sondern sekundär noch die Kommunikation beider Partner miteinander gefördert, was sich wiederum positiv auf die Beziehung auswirkt.

Ein weiterer Aspekt, der in der Beratung Beachtung finden sollte, ist die Tatsache, dass nicht nur junge Frauen über ein Ausbleiben des Orgasmus klagen. Bei genauerer Befragung stellt sich jedoch heraus, dass bei der Selbstbefriedigung nahezu immer ein Orgasmus erreicht wird. Das Problem bei dem Paar liegt dann oftmals an der ungünstigen Koitusstellung oder an der falschen Vorstellung, dass die Frau meint, beim vaginalen Koitus einen Orgasmus erreichen zu müssen.

> Hier ist in der Beratung wichtig, darauf hinzuweisen, dass nicht wenige Frauen einen Orgasmus durch zusätzliche oder ausschließliche orale oder manuelle Stimulation durch den Partner erreichen können. Die physiologischen Abläufe sind bei dem so erreichten Höhepunkt identisch mit jedem anders erreichten Orgasmus.

Merke

Generalisierte Orgasmusstörungen sind eher selten. Ziel einer Beratung ist es, die sexuelle Zufriedenheit zu fördern. Das bedeutet nicht zwangsläufig, dass es immer zum Orgasmus kommen muss.

3.5.3 Beratung und Behandlung bei Störungen des Orgasmus

An dieser Stelle sei auf ◘ Abb. 3.3 verwiesen, wo die Behandlung der Orgasmusstörung dargestellt ist. Als Gesprächsleitfaden dient wiederum ◘ Abb. 9.6.

■ **Kasuistik 1**

Eine 19-jährige Studentin kommt zur Wiederverordnung der Pille in die Praxis und fragt, ob mit ihr etwas nicht in Ordnung sei. Ihr Freund meinte, sie solle sich doch mal richtig durchchecken lassen, weil sie beim Koitus nie zum Orgasmus käme.

Bei genauerer Anamnese stellt sich heraus, dass sie regelmäßig masturbiere und dabei keine Probleme hätte, einen Höhepunkt zu erreichen. Allerdings sei ihr das Liebesspiel mit ihrem Freund zu kurz. Das Vorspiel würde nur ungefähr 10 Minuten dauern, und dann sei ihr Freund so sehr erregt, dass er in sie eindringen würde. Sie sei auch sehr erregt, aber beim Koitus käme sie dann dennoch nicht zum Orgasmus. Grundsätzlich sei sie sehr verliebt in ihren Freund, würde sich sehr wohl fühlen bei ihm, und sie hätten auch schon einige sexuelle Experimente gewagt.

Der Patientin wird erklärt, dass dies ein häufig genanntes Problem ist, und dass sie auch gemeinsam mit ihrem Freund z. B. durch orale oder manuelle Stimulation einen Orgasmus erreichen kann. Sie wird ermutigt, mit ihrem jugendlichen Freund über ihre Wünsche und Phantasien zu reden und außerdem das Vorspiel etwas auszudehnen, damit diese Varianten in das Liebesspiel mit einbezogen werden können.

Die Patientin ist erst einmal sehr erleichtert und nimmt sich vor, diese Dinge mit ihrem Freund zu besprechen.

■ **Kasuistik 2**

Eine 23-jährige neue Patientin lässt sich einen Gesprächstermin geben zur Besprechung eines Problems. Sie redet direkt drauf los, dass sie noch niemals einen Orgasmus gehabt hätte und es sie sehr belasten würde. Auch während der wenigen Versuche einer Selbstbefriedigung wäre sie nie zum sexuellen Höhepunkt gekommen. Daraufhin habe sie dann auch nie mehr versucht, sich selbst zu stimulieren.

Mit ihrem Freund ist sie seit 3 Jahren zusammen und sie hätten 1- bis 2-mal pro Woche Sex miteinander. Meist würde sie die Initiative dazu ergreifen. Ihre sexuelle Appetenz sei sehr groß. Das hätte früher fast schon nymphomanische Züge angenommen. Beim sexuellen Zusammensein mit ihrem Freund wünscht sie sich am meisten, dass er seinen Penis in ihre Vagina einführt. Das würde ihr genügen. Das Vorspiel mit Zärtlichkeiten, Küssen und Streicheln sei ihr nicht so wichtig. Sie ekele sogar vor Körpersekreten, wie Speichel oder ihrer Lubrikationsflüssigkeit. Außerdem habe sie Angst, die Kontrolle zu verlieren. Meist streichelt sie ihn so lange, bis er eine Erektion hat. Sie selbst lässt sich nicht von ihm streicheln bzw. empfindet nichts dabei.

Während des sexuellen Aktes verspürt sie immer mal stärker werdende Erregungsgefühle, die sich teilweise wie vor der Mictio anfühlen. Sie bricht dann regelmäßig den Koitus ab, presst ihre Beine zusammen, um wieder auf ein niedrigeres Erregungslevel zu kommen.

Mit ihrem Freund habe sie noch niemals über ihre Situation gesprochen. Sie hat Angst davor, er könnte enttäuscht sein, weil »er es nicht bringen« würde.

Im weiteren Gespräch äußert sie, dass sie selbst sich nicht annehmen könnte und ihren Körper nicht lieben würde. Schon in der Kindheit wurde ihr von ihrem sehr strengen und autoritären Vater suggeriert, sie ein »Looser«. Dieses Gefühl habe sie immer noch in sich, auch wenn ihr Verhältnis zu ihren Eltern und deren Akzeptanz sich gebessert hätten.

Sie habe in der Kindheit niemals Zärtlichkeiten oder Nestwärme von ihren Eltern bekommen, sei immer das ungeratene Kind gewesen. Allerdings habe sie dies auch nicht vermisst, da sie es nicht kannte. Jetzt hätte sie große Schwierigkeiten, Zärtlichkeiten mit ihrem Freund auszutauschen. Das würde ihr nichts geben. Gleichzeitig spürt man bei der jungen Frau aber auch die Angst vor körperlicher Nähe.

Mit ihr wird zunächst ein weiterer Gesprächstermin vereinbart, zu dem sie ihren Freund mitbringen kann. Es ist jedoch schon nach dem ersten Gespräch klar, dass es sich um eine längere Therapie handeln wird, die in der Routinesprechstunde nicht machbar ist.

In der Therapie lernt die junge Frau erst einmal, sich selbst so zu akzeptieren, wie sie ist. Sie lernt sich und ihren Körper kennen und lieben. Das geschieht in mehreren Schritten, die die junge Frau alle sehr viel Überwindung kosten. Unter Einbezug des Partners, der sehr liebevoll mit ihr umgeht, lernt sie schließlich auch, wie schön und genussvoll es für sie sein kann, sich von ihrem Partner berühren zu lassen.

Nach und nach lernen beide eine andere Sexualität. Sie kann sich mehr fallen lassen und hat nicht mehr Angst, dass ihr Scheidensekret eklig sein könnte.

Beide sind sehr zufrieden mit der Situation, weil die Gespräche über ihre Partnerschaft und die Therapie mit den körperlichen Annäherungen sie als Paar einander sehr nahe gebracht hat. Irgendwann wird sie ihren ersten Orgasmus erleben.

3.6 Sexuell bedingte Schmerzen

Sexuell bedingte Schmerzen gehören zu den häufigsten sexuellen Problemen, die in der gynäkologischen Sprechstunde genannt werden. Sie treten in jeder Altersgruppe auf. Das Spektrum der Beschwerden reicht von leichten Missempfindungen oder stärkeren Schmerzen beim Geschlechtsverkehr (Dyspareunie) bis hin zum völligen Unmöglichsein von sexuellen Handlungen und erst recht von vaginalem Geschlechtsverkehr (Vaginismus).

Der Begriff Dyspareunie kommt von griechisch »dys« (»fehl-« oder »falsch«) und »pareunos« (Bettgenosse). Wörtlich übersetzt heißt Dyspareunie also »falscher Bettgenosse«. Nun wäre es eine schlechte Beratung für die betroffene Patientin, ihr einen »falschen Bettgenossen« zu unterstellen oder gar zur Trennung zu raten.

Schmerzen stellen eine einschneidende Belastung für das Sexualleben dar. Sie führen zu Erregungsstörungen und können sekundär ein Abnehmen der sexuellen Appetenz bedingen. Dies führt in der Regel zu Vermeidungsverhalten und letztlich zu Konflikten in der Partnerschaft.

Sexuell bedingte Schmerzen werden eingeteilt in
- die äußere Dyspareunie (13,% der Patientinnen in der Routinesprechstunde; Ahrendt u. Friedrich 2011a),

3

- die innere Dyspareunie (6%) und
- den Vaginismus (0,9%).

Diese Einteilung ist wichtig für die Diagnostik und Therapie.

Von der Dyspareunie zu unterscheiden ist der Vaginismus. Leider werden Dyspareunie und Vaginismus häufig gleichgesetzt.

In den meisten vorliegenden Studien ist eine Unterteilung in äußere und innere Dyspareunie nicht vorgenommen worden, weil die Erhebungen oft nicht unter einem klaren gynäkologischen Behandlungsansatz erfolgte. Nicht selten stammen die Erhebungen von Psychologen oder Epidemiologen, die einen anderen wissenschaftlichen oder therapeutischen Ansatz hatten.

3.6.1 Häufigkeit von sexuell bedingten Schmerzen

Die Prävalenz sexuell bedingter Schmerzen, die beim Frauenarzt thematisiert werden, liegt bei 21% (Ahrendt u. Friedrich 2011a).

Wallwiener et al. (2010) fanden bei der Online-Befragung bei Medizinstudentinnen 1,1% und Brandenburg et al. (2002) bei der Befragung klinisch stationärer Patientinnen in einer Frauenklinik 7,8% Dyspareunien. In den Untersuchungen von Bitzer et al. (2003), Geiss et al. (2003) und Berman et al. (2003a) wurden 19%, 25% bzw. 24% Dyspareunien angegeben. Diese Zahlen ähneln in etwa denen der eigenen Erhebung (Ahrendt u. Friedrich 2011a).

Bei Rekers et al. (1992) wurde von 6% der prämenopausalen und von 16 % der postmenopausalen Frauen eine Dyspareunie angegeben. Er führte in Zoetermeer (Niederlande) bei im Einwohnermeldeamt zufällig ausgewählten Frauen eine Befragung mittels per Post verschickter Fragebögen durch. Ziel dieser Befragung war es, verschiedene Probleme zur Perimenopause und Harninkontinenz zu erheben. Auswertbar waren die Fragebögen von 1299 Frauen zwischen 35 und 80 Jahren. Eine Dyspareunie wurde von 6% der prämenopausalen Frauen dieser Studie angegeben. Dies erscheint wenig, ist möglicherweise durch die Schwerpunktlegung auf die Harninkontinenz und nicht primär auf sexuelle Probleme zurückzuführen.

Im Rahmen einer Kampagne zur Knochendichtemessung befragten Borissova et al. (2001) insgesamt 627 bulgarische Frauen mittels eines anonymen Fragebogens zum psychologischen Status und zur Sexualität von Frauen in diesem Alter. Das durchschnittliche Alter betrug 51 Jahre. Insgesamt 15% der Befragten gaben eine Dyspareunie an: 12% prämenopausal, 16,1% postmenopausal mit Hormonersatztherapie (HRT), 21,5% postmenopausal ohne HRT. Auch hier wurde nicht zwischen einer inneren und äußeren Dyspareunie unterschieden. Eine ähnliche Prävalenz für die Dyspareunie fanden auch Dennerstein et al. (2006) bei 14% der Frauen.

Maartens et al. (2001) befragten im Rahmen einer Studie zu klimakterischen Beschwerden und Blutungsmustern in der Perimenopause Frauen im Alter von 47–54 Jahren in Eindhoven (Niederlande). Der Fragebogen umfasste 27 Items und enthielt auch Fragen zur Sexualität. Hier gaben 18% der Frauen eine Dyspareunie an. Bei dieser Studie ging es primär um klimakterische Beschwerden, sodass auch hier nicht zwischen innerer und äußerer Dyspareunie unterschieden wurde. Sie zeigt jedoch, dass perimenopausal immerhin nahezu 1/5 der Frauen koitale Schmerzen angibt, was mit den eigenen Ergebnissen vergleichbar ist (Ahrendt u. Friedrich 2011a).

Cain et al. (2003) befragte 3167 Frauen in den USA verschiedener Ethnien im Alter von 42–52 Jahren nach ihrer Sexualität, um eventuelle Unterschiede zu eruieren. Es handelte sich also um Frauen in der Perimenopause. Die Studie enthielt 6 verschiedene Domains zur Sexualität. Die Dyspareunierate lag bei 21% der Frauen. Bedingt durch den Östrogenmangel peri- und postmenopausal und die verminderte Lubrikation der Scheide treten in dieser Altersgruppe häufiger Dyspareunien auf (Dennerstein et al. 1997; Simon 2011; Nappi et al. 2009, 2010; Genazzani 2007).

Laumann et al. (1999) fand jedoch bei den jüngeren Frauen (21% bzw. 15%) häufiger Dyspareunien als bei den älteren Frauen (13% bzw. 8%).

3.6.2 Dyspareunie

> **Definition**
>
> **Dyspareunie**
>
> Die Dyspareunie ist definiert als wiederholt auf-
> tretender oder ständig vorhandener genitaler
> Schmerz beim Geschlechtsverkehr, der einen
> persönlichen Leidensdruck verursacht (Basson
> et al. 2000).
> Eine klare Unterscheidung zwischen Dyspareunie
> und Vaginismus ist in praxi oft erst nach genauer
> Anamnese möglich.

Man unterscheidet zwischen psychisch bedingter und organopathologisch bedingter Dyspareunie (▶ Übersicht).

> **Dyspareunie**
> - Psychisch bedingte Dyspareunie
> - Organpathologisch bedingte Dyspareunie
>   - äußere Dyspareunie
>   - innere Dyspareunie

Für den Frauenarzt ist die Dyspareunie praxisrelevanter als der Vaginismus, da sie deutlich häufiger in der gynäkologischen Sprechstunde angesprochen wird. Schmerzen im Zusammenhang mit dem Geschlechtsverkehr werden in der gynäkologischen Praxis von fast 20% aller Patientinnen angesprochen (Ahrendt u. Friedrich 2011a).

Klinisch psychopathologisch kommen verschiedene psychische Störungen in Frage, aber auch eine sexualfeindliche elterliche Erziehung, Schüchternheit, Enttäuschungen durch erste Sexualkontakte, Beziehungsstörungen mit sekundären Feindseligkeiten, Psychosen und auch ein negatives sexuelles Selbstbildnis. Sexualmedizinisch liegen gelegentlich auch sexuelle Traumatisierungen zugrunde, insbesondere beim Vaginismus. Haben die Patientinnen dann zusätzlich eine niedrige Libido und einen Mangel an sexuellen Fantasien, ist Sexualität dann grundsätzlich negativ besetzt. Daraus folgt, dass eine sexuelle Erregung mit Lubrikation nicht eintritt. Demnach verlaufen sexuelle Berührungen, das Penetrieren und der Geschlechtsverkehr schmerzhaft. Dies verstärkt die sexuelle Lustlosigkeit und führt sekundär zu Vermeidungsverhalten (Basson 2005).

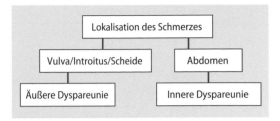

Abb. 3.4 Äußere und innere Dyspareunie. (Aus Ahrendt u. Friedrichs 2013c)

Bei den **organpathologisch** bedingten Dyspareunien unterscheiden wir aus praktischen Gesichtspunkten in der gynäkologischen Sprechstunde die äußere von der inneren Dyspareunie.

Zur schnellen Differenzierung einer äußeren von der inneren Dyspareunie kann der folgende Gesprächsalgorithmus zur Diagnosestellung genutzt werden (▶ Übersicht).

Äußere Dyspareunie

Als äußere Dyspareunie werden sexuell bedingte Schmerzen im Bereich der Vulva, des Introitus vaginae und der Scheide bezeichnet (■ Abb. 3.4). Dabei werden oft Schmerzen beim Eindringen des Penis in die Scheide oder während des Sexualverkehrs in der Scheide als Brennen, Stechen, Ziehen oder Druckgefühl von der Patientin angegeben. Manchmal treten die Schmerzen auch bei der manuellen oder oralen Stimulation auf.

Bei Teenagern und Frauen in der Postmenopause treten häufiger äußere Dyspareunien auf als im mittleren Lebensalter (■ Abb. 3.5). Dies ist z. T. zurückzuführen auf die sexuelle Unerfahrenheit der jugendlichen Frauen und auf die gestörte Lubrikation aufgrund von Östrogenmangelkolpitis bei den postmenopausalen Frauen.

Zum diagnostischen Vorgehen ■ Tab. 3.5 und ▶ Übersicht.

> **Anamneseerhebung der Dyspareunie**
> - Wo bestehen die Schmerzen?
> - Wobei treten sie auf? Bereits beim Eindringen oder erst während des Koitus?
> - Seit wann besteht das Problem?
> - Unter welchen Bedingungen treten die Schmerzen auf?

3

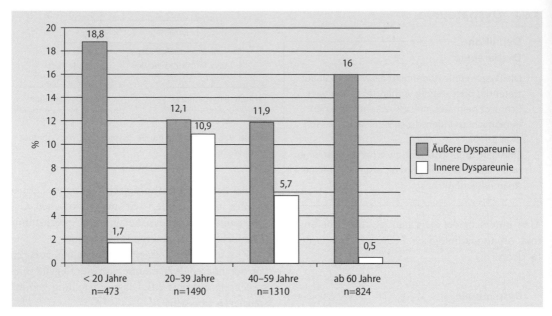

☑ **Abb. 3.5** Häufigkeit von äußerer und innerer Dyspareunie (in %) in Abhängigkeit vom Alter (n = 4.097). (Nach Friedrich 2014)

☑ **Tab. 3.5** Befunderhebung bei der äußeren Dyspareunie

Lokalisation	Befund	Art der Beschwerden	Auftreten der Schmerzen bei
– Vulva – Labien – Klitoris – Vestibulum urethrae – Introitus – Scheide – Damm	– Rötung – Schwellung – Pusteln – Vulvitis/Vulvovaginitis – Bartholinitis – Bartholin-Zyste – Urethritis – Effloreszenzen – Ekzem – Kondylome – Kraurosis – Atrophie – epitheliale Defekte – Hymenalanomalien – große Labia minora – anatomische Variationen – Episiotomienarben – enger Introitus vaginae – großer Penis	– Schmerzen – Juckreiz – Brennen – Trockenheit – Krampf – Blutungen	– bei Berührung – bei digitaler Stimulation – bei Einführen des Penis – beim Koitus

▣ Tab. 3.6 Ursachen der äußeren Dyspareunie. (Adaptiert nach Graziottin 2003)	
Entzündliche Ursachen	Vulvovestibulitis, Vulvitis, Kolpitis, Zystitis (postkoitale, intersititielle)
Hormonelle Ursachen	Vulvovaginale Dystrophie/Atrophie Vaginale Trockenheit
Muskuläre Ursachen	Beckenbodenmyalgie
Iatrogene Ursachen	Operationen/Radiatio im Bereich von Beckenboden, Vulva, Vagina
Neurologische Ursachen	Neuropathische Schmerzen Neuropathische Erkrankungen (multiple Sklerose)
Psychiatrische Ursachen	Depression Angststörung
Gastrointesti- nale Ursachen	M. Crohn Colon irritabile
Vaskuläre Ursachen	Mangelnde Lubrikation Vaginale Trockenheit
Immunologi- sche Ursachen	Lichen sklerosus Sjögren-Syndrom
Anatomische Ursachen	Hymenalauffälligkeiten Narben Enge Vagina, Missverhältnis Vagina/Penis Vaginalseptum
Dermatologi- sche Ursachen	Kondylome Ekzeme Epitheliale Defekte
Sonstige Ursachen	Unerfahrenheit der Sexualpartner

Für eine äußere Dyspareunie gibt es verschiedene Ursachen (▣ Tab. 3.6).

▪ **Therapie der äußeren Dyspareunie**
Die Behandlung der äußeren Dyspareunie richtet sich nach der Ursache und dem objektiv erhobenen Befund (s. auch ► Übersicht).
▬ **Genitale Entzündung oder vaginale Infektion:** Entsprechende Diagnostik nativ oder mittels Kultur und adäquate Behandlung bei Vorliegen von Pilzen oder Bakterien (Antibiotikatherapie).
▬ **Hauterkrankungen:** ggf. Hinzuziehung des Dermatologen.

▬ **Vaginale Atrophie mit Lubrikationsstörung:** Bei einer vaginalen Atrophie mit Trockenheit der Scheide bedingt durch einen Östrogen- mangel ist die topische Gabe von Östradiol oder Östriol in verschiedenen Formulierungen indiziert. Bereits niedrigdosierte Cremes oder Ovula von 10–25 µg Östradiol können zur Linderung der Beschwerden beitragen.

Therapie der äußeren Dyspareunie
– Gleitgele
– Antibiotika
– Antimykotika
– Desinfektiva
– Normalisierung des Scheiden-pH-Wertes
– Östriolsalben, -zäpfchen
– Hymenalinzision
– Symptombezogen
– Immer eine Sexualberatung
– Manchmal Sexualtherapie

❯ Wichtig ist die Therapie auch, weil Frauen mit vulvovaginaler Atrophie ein 2,82-fach höheres Risiko für Orgasmusprobleme haben (Graham 2009).

Lokale Östrogentherapie Eine lokale Östrogenthe- rapie bewirkt eine Verbesserung der Lubrikation und wirkt so der Dyspareunie entgegen (Gregersen et al. 2006; Kovalevsky 2005). Für die Behandlung stehen Östriol und Östradiol als Ovulum, Creme, Vaginaltablette und Vaginalring zur Verfügung (▣ Tab. 3.7). Dies führt aber nicht zu einer Ver- besserung des sexuellen Appetenz und der sexuellen Erregung.

Es handelt sich bei der lokalen Östrogentherapie um eine überwiegend lokale Wirkung am Scheiden- epithel. Die systemische Wirkung ist sehr gering, sodass auf eine zusätzliche Anwendung von Ge- stagenen verzichtet werden kann.

Eine Cochrane-Analyse aus dem Jahr 2003/05, die die Ergebnisse aus 16 klinischen Studien an 2.129 post- menopausalen Frauen zusammenfasst, kam zu dem Schluss, dass die Effekte der lokalen Anwendung von konjugierten equinen Östrogenen (Creme), Östradiolhemihydrat (Tablette) und Östradiol

3

◨ **Tab. 3.7** Behandlung bei durch Östrogenmangel bedingter trockener Scheide		
Präparat	**Dosierung**	
Östriol-Vaginalovula	0,5–1 mg	Die Applikation erfolgt in der ersten Woche jeden 2. Tag, später 2-mal pro Woche
Östriol-Vaginalcreme	1 mg Östriol/1 g Creme	
Östradiol-Vaginaltablette	25 µg Östradiolhemihydrat	
Östradiol-Vaginalring	2 mg Östradiol für 3 Monate	

(Ring) äquipotent hinsichtlich Reduktion der Trockenheit der Scheide sowie von Brennen und Juckreiz und Beseitigung der Dyspareunie sind (Suckling et al. 2005). Die Östrogen-Serumkonzentrationen nach vaginaler Östrogenapplikation sind bei allen Applikationsarten innerhalb des postmenopausalen Referenzbereichs. Jedoch existiert kein Östrogendosisgrenzwert, unter dem definitiv keine Proliferation des Endometriums auftritt. Systemische Risiken sind bei lokaler Anwendung von den Östrogenen geringer Potenz und bei niedriger Dosierung nicht zu befürchten (IMS 2007).

Gleitmittel/Befeuchtungsmittel auf nicht hormoneller Basis Gleitmittel und Befeuchtungsmittel auf nichthormoneller Basis können ebenfalls empfohlen werden.

Gleitmittel dienen der Verminderung der Reibung beim Koitus und bewirken einen Ausgleich bei zu trockener Scheide. Sie sind bei Bedarf, also kurz vor der genitalen Stimulation (auch bei der Selbststimulation) oder dem Koitus, anzuwenden. Manchmal werden Gleitgele auch ohne medizinischen Grund zur Bereicherung des Sexuallebens angewendet. Dabei unterscheidet man solche auf Wasserbasis und andere auf Silikonbasis. Letztere wirken länger und können auch als Massagemittel eingesetzt werden. Allerdings ist bei silikonhaltigen Gleitmitteln unbedingt darauf zu achten, ob diese evtl. mit silikonhaltigen Sexspielzeugen chemisch reagieren. Andererseits können silikonhaltige Gleitmittel gemeinsam mit Latexkondomen angewendet werden.

Mittlerweile gibt es auch ein ölhaltiges Gleitgel, das dickflüssiges Paraffin enthält. Der Vorteil dabei ist, dass es frei von Konservierungsstoffen und somit für entsprechende Allergiker geeignet ist. Der Nachteil ist, dass es auch Polyethylen, also Erdölprodukte enthält.

Bei fetthaltigen »Hausmitteln« (Olivenöl, Butter, Backfett, Babyöl, Vaseline usw.), die als Gleitmittel gelegentlich empfohlen werden, ist darauf hinzuweisen, dass diese Latex-Kondome zerstören können.

Lubrikanzien Befeuchtungsmittel dagegen bewirken eine langfristige, dauerhafte Verbesserung der Feuchtigkeit und Lubrikation der Scheide und werden regelmäßig angewendet. Sie enthalten meist Hyaluronsäure mit dem Vermögen, Wasser zu speichern, und manchmal auch Milchsäure zur Verbesserung des Scheiden-pH-Wertes und der Prävention von vaginalen Infektionen. Sie sollen in der 1. Woche täglich und danach 2-mal wöchentlich appliziert werden.

Es gibt sie in verschiedenen Formen, als Cremes, Gele oder als Zäpfchen, die teilweise auch als Gleitmittel genutzt werden können.

Merke		

Besteht eine trockene Scheide im fertilen Alter einer Patientin, muss sorgfältig die Ursache ermittelt werden. Es können externe Ursachen wie Krankheiten oder die Folge einer Therapie vorliegen, aber auch Partnerschaftskonflikte oder sexuelle Unerfahrenheit. Die Behandlung erfolgt dann entsprechend der Ursache:
— Beseitigung des Paarkonfliktes,
— Aufklärung über Sexualpraktiken,
— Aufklärung über adäquate sexuelle Stimulation,
— Anwendung von Gleitgel für den Introitus und die Scheide.

▪ **Organbesonderheiten**
Wenn Organbesonderheiten wie eine enge Scheide, ein intaktes Hymen, ein scharfer Hymenalsaum, ein offensichtliches Missverhältnis zwischen der Größe des männlichen Gliedes und der Weite und Dehn-

◻ Tab. 3.8 Befunderhebung bei der inneren Dyspareunie

Lokalisation	Befund/Diagnose	Art der Beschwerden	Auftreten des Schmerzes
– Portio – Uterus – Adnexe: einseitig oder beidseitig – Blase – Darm – unklar	Palpationsbefund: – Portioschiebeschmerz – vergrößerter Uterus – knolliger Uterus – straffe, dolente Adnexe – verdickte Adnexe – Ovarialtumor – einseitig/beidseitig Vaginalsonographie: – solitärer subseröser Myomknoten – knolliger Uterus myomatosus – Ovarialzyste – solider Ovarialtumor – Endometriose ggf. Laparoskopie: – Sicherung des Befundes mittels Laparoskopie	– dumpfer Schmerz – stechender Schmerz – krampfartiger Schmerz	– bei Berührung – bei digitaler Stimulation – beim Einführen des Penis – beim Koitus

barkeit der Scheide der Patientin vorliegen, ist eine adäquate Beratung, ggf. einschließlich des Partners angezeigt. Im Einzelfall ist auch eine operative Intervention, Inzision eines Hymens, notwendig. In anderen Fällen muss der Patientin das selbstständige Dehnen der Scheide mit Vaginalkoni unterschiedlicher Größe empfohlen werden. Auch wird von manchen Autoren die Anwendung von Cremes und Gels mit einem Schleimhautanästhetikum empfohlen (Steinberg et al. 2005). Diese Maßnahmen sollten immer zusammen mit einer umfassenden Sexualberatung oder im Rahmen einer Therapie erfolgen.

> ❯ Schmerzen bereits zu Beginn des Koitus, also beim Eindringen des Penis in die Scheide, bezeichnet man als äußere Dyspareunie. Sie ist häufiger bei jugendlichen und postmenopausalen Frauen. Wichtig ist die Differenzierung von der inneren Dyspareunie für die weitere Diagnostik und Therapie.

Innere Dyspareunie

Als innere Dyspareunie werden Schmerzen bezeichnet, die während des Koitus auftreten und im Bauchraum, also tief innen, lokalisiert werden.

Die Schmerzen sind z. B. durch das Anstoßen des Penis an die Portio vaginalis uteri und das »Hoch-

schieben« des Uterus bedingt. Diese Schmerzen sind durchaus als »physiologisch« anzusehen, wenn sie selten oder nur in bestimmten sexuellen Stellungen auftreten. Treten diese Schmerzen permanent auf, sind sie oft durch akute oder chronische Krankheiten im kleinen Becken bedingt und müssen durch übliche Organdiagnostik (Palpation, Sonographie, Pelviskopie u. a.) abgeklärt werden.

Im Gegensatz zur äußeren Dyspareunie tritt eine innere Dyspareunie häufiger bei Frauen in den mittleren Lebensjahren auf (◻ Abb. 3.5). Dies ist zu erklären durch das häufigere Vorkommen von Endometriose, Ovarialzysten, Uterusmyomen als Ursachen von Schmerzen im Bauchraum.

> ❯ Insgesamt ist die innere Dyspareunie jedoch seltener als eine äußere Dyspareunie.

Die genaue Diagnostik zur Lokalisation der Beschwerden ist in ◻ Tab. 3.8 dargestellt.

▪ Diagnostik und Therapie der inneren Dyspareunie

Zur Behandlung der inneren Dyspareunie ist eine exakte Diagnose erforderlich, da i. d. R. eine fassbare Organerkrankung vorliegt. Diese muss durch eine entsprechende gynäkologische Untersuchung mit Spekulumeinstellung der Scheide, Palpation und Vaginalsonographie gestellt werden. Auf diese

Weise können bereits viele Befunde eruiert werden, die zu den Schmerzen beim Geschlechtsverkehr führen: Myome, Ovarialtumoren, Endometriose, Adhäsionen, Adnexitiden, Retroflexio uteri fixata u. a. Im Einzelfall müssen Laboruntersuchungen (Entzündungsparameter) oder eine laparoskopische Sicherung des Befundes erfolgen.

Nicht selten ist eine innere Dyspareunie das einzige äußere Zeichen für eine Endometriose.

Einen Gesprächsalgorithmus zur Behandlung der Dyspareunie zeigt ◘ Abb. 3.3. In ◘ Abb. 9.6 sind die Ebenen der diagnostischen Gesprächsführung dargestellt.

Merke

Auftretende Schmerzen beim Koitus tief im Bauchraum werden als innere Dyspareunie bezeichnet. Diese kommt bei Frauen im mittleren Lebensalter häufiger vor. Die Diagnostik und Therapie richtet sich nach den genannten Symptomen bzw. dem Befund.

3.6.3 Vaginismus

Definition Vaginismus

Der Vaginismus ist definiert als ein wiederholt oder ständig auftretender unwillkürlicher Muskelkrampf der Beckenbodenmuskulatur, die ein Eindringen des Penis verhindert, trotz des ausdrücklichen Wunsches der Frau dies zu tun (Basson et al. 2000).

Die Prävalenz des Vaginismus wird mit 15% (Basson 2005) bis 21% (Laumann et al. 1999) angegeben.

In der frauenärztlichen Sprechstunde sind Patientinnen mit Vaginismus eher selten. Nicht einmal 1% der gynäkologischen Patientinnen leiden unter Vaginismus (Ahrendt u. Friedrich 2011a). Die Ursachen liegen darin, dass Frauen mit Vaginismus vermutlich aus Angst vor der Untersuchung oder aus Scham eher seltener zum Frauenarzt gehen. Außerdem benötigen diese Frauen wegen ihrer Störung und des Unvermögens, den Geschlechtsverkehr zu vollziehen, eher selten eine Kontrazeption.

Nicht zu verwechseln ist ein Vaginismus, der bei der gynäkologischen Untersuchung auftritt, mit einem Vaginismus, der den Geschlechtsverkehr unmöglich macht. Letzterer führt zu einer deutlich stärkeren Belastung für die Betroffenen als die Unmöglichkeit einer gynäkologischen Untersuchung.

Insgesamt ist aus oben genannten Gründen zu vermuten, dass in der Frauenarztpraxis seltener Patientinnen mit Vaginismus zu finden als in einer Allgemeinpopulation.

Beim Vaginismus ist das Eindringen des Penis in die Scheide nicht möglich. Dabei kann es durchaus sein, dass sexuelle Appetenz, Erregung und das Orgasmuserleben nicht beeinträchtigt sind. Auch die gynäkologische Untersuchung oder das Einführen eines Tampons gelingen bei diesen Frauen häufig nicht (Hartmann 2008).

Die Paare arrangieren sich oft mit diesem Problem und finden Alternativen in Form nichtpenetrierender sexueller Kontakte, wie etwa orale oder manuelle Stimulation der Klitoris. Es treten erst dann wieder Probleme auf, wenn Kinderwunsch besteht.

Vaginismus kann auch eine sekundäre Reaktion auf Schmerzen beim Geschlechtsverkehr sein.

In der gynäkologischen Praxis fällt der Vaginismus v. a. dadurch auf, dass eine vaginale Untersuchung der Patientin meist nicht möglich ist. Der Fokus bei der gynäkologischen Untersuchung sollte auf dem lokalen genitalen Status ohne vaginale Untersuchung, der Beurteilung des Beckenbodens, dem allgemeinen Schmerzerleben, der Struktur der Persönlichkeit, der Qualität der Paarbeziehung und den Sexualpraktiken der Patientin liegen, und es muss nach sexuellen Traumatisierungen gefahndet werden (Ahrendt u. Friedrich 2010; Hartmann u. Philippsohn 2008). Jedoch tritt ein Vaginismus häufig auch ohne sexuelle Traumatisierung auf.

Ursachen für Vaginismus

- Antisexuelle Erziehung
- Tabuisierung von Sexualität
- Negative Erfahrungen
- Missbrauch

❯ **Nicht immer ist eine Ursache für den Vaginismus eruierbar.**

Die **Behandlung** des Vaginismus gehört in die Hände eines erfahrenen Sexualtherapeuten und kann sowohl als Einzel- als auch als Paartherapie erfolgen.

Eine alleinige Sexualberatung ist in den allermeisten Fällen unzureichend. Jedoch kann bereits der behandelnde Frauenarzt die Patientin dazu ermutigen, sich selbst zu entdecken und ihren Körper kennenzulernen. Dies kann zunächst anhand von Bildmaterial geschehen und später durch Selbstbetrachtung im Spiegel. Ersteres kann gemeinsam mit dem Frauenarzt erfolgen. Später lernt die Patientin, sich selbst am ganzen Körper und im Genitalbereich zu berühren. Sie lernt dabei die einzelnen Strukturen ihrer äußeren Genitalien kennen. Viele dieser Frauen haben sich aus diversen Ängsten heraus oder gar aus Ekel vor sich selbst noch nie so ausführlich erkundet. Dazu sind ggf. Gleitmittel erforderlich und hilfreich. Dies ist der Patientin so zu kommunizieren.

Zusätzlich ist eine Entspannungstherapie angezeigt und auch Desensibilisierungen mit Dilatatoren. Gerade Letzteres sollte jedoch sehr vorsichtig eingesetzt und nur nach ausführlichen Gesprächen mit der Patientin erwogen werden.

Eine früher übliche Untersuchung in Narkose oder gar die »Sprengung« oder anderweitige, operative Korrektur eines Vaginismus gilt als absolut veraltet und ist obsolet.

Sexualtherapeutisch erfahrene Psychotherapeuten sollten hinzugezogen werden, wenn Phobien vorhanden sind.

Merke

In der gynäkologischen Routinesprechstunde finden sich eher selten Patientinnen mit Vaginismus. Die Therapie sollte in der Hand erfahrener Sexualtherapeuten liegen, jedoch kann der Frauenarzt bereits erste Schritte zur Behandlung einleiten.

Sexualität in den Lebensphasen

C. Friedrich, H.-J. Ahrendt, C. Halstrick, D. Foth und T. Probst

H.-J. Ahrendt, C. Friedrich (Hrsg.), *Sexualmedizin in der Gynäkologie*,
DOI 10.1007/978-3-642-42060-3_4, © Springer-Verlag Berlin Heidelberg 2015

4.1 Sexualität bei Jugendlichen

C. Friedrich, H.-J. Ahrendt

Der Anteil von Teenagern in der gynäkologischen Sprechstunde beträgt etwa 20–30%. Sie stellen also eine relativ große Patientengruppe dar. Einige von ihnen kommen das erste Mal in ihrem Leben zum Frauenarzt zur gynäkologischen Untersuchung. Dementsprechend unterscheiden sich ihre Erwartungen und Ängste, Fragen und Probleme von denen älterer Frauen (▸ Übersicht).

Probleme Jugendlicher in der gynäkologischen Praxis
- Problemkreis körperliche Entwicklung
- **Problemkreis Menstruationszyklus:** Dysmenorrhö, Regeltempoanomalie, Hypermenorrhö, Zusatzblutungen
- **Problemkreis Schwangerschaftsverhütung:** Wunsch nach hormonaler Kontrazeption, unerwünschte Schwangerschaft
- **Problemkreis Sexualität:** erster Geschlechtsverkehr, Schmerzen, Misslingen des Geschlechtsverkehrs, Frage: Was ist normal?
- **Problemkreis Liebe und Beziehung:** Dating, Kommunikation, Flirten u. a.
- **Erkrankungen:** Vulvovaginitis, Adnexitis, Endometriose, Dysmenorrhöen

---

4.1.1 Sexuelle Entwicklung – Beginn sexueller Erfahrungen

Um die Pubertät herum entsteht auch bei den Mädchen die Neugier auf Themen rund um Liebe und Sexualität. Es beginnt die Sehnsucht nach einer liebevollen Beziehung, nach Zärtlichkeit, nach Liebe. Dem gegenüber steht die Verwirrung um das oft von stark libidinöse Werben der Jungen, die ihre Gefühle eher in sexueller Weise zum Ausdruck bringen (Gille 2005a).

Jugendfreundschaften zwischen Jungen und Mädchen sind anfänglich meist erotisch-sozial getönte Beziehungen ohne eigentliche sexuelle Aktivitäten. Vorerst geht es darum, die Interaktion mit dem anderen Geschlecht zu erlernen, die eigene Wirkung zu erfahren, sich auszuprobieren Dann werden erste körperliche Kontakte aufgenommen und grundlegende Fähigkeiten im Umgang mit dem anderen Geschlecht erworben (Furman u. Wehner 1997; Brown 1996).

Diese Kontakte sind meist positiv, wenn daraus erste Liebesbeziehungen erwachsen und sich Zärtlichkeit und Sexualität auf einer Basis des Vertrauens vollziehen. Es entwickeln sich Beziehungskompetenzen und ein positives Selbstbild von sich als liebenswertem Partner. Die ersten sexuellen Erfahrungen können jedoch auch negativ sein. Dazu gehören verbale Druckausübungen, mit Gewalt erzwungene sexuelle Handlungen (6,7% der Mädchen) oder weitere Gewalterfahrungen (Krahé 1999).

In diesem Alter sind die Paarbeziehungen meist oberflächlich und kurzlebig. Erste emotional schwierige Situationen wie etwa nicht erwiderte Liebesgefühle, Eifersucht, Trennung und Untreue werden durchlebt (Welsh 2003). Erst später, nach Festigung des Selbstkonzeptes der Jugendlichen, werden die Beziehungen ernsthafter, intensiver und von längerer Dauer (Brown 1996). Dann übernimmt der Partner auch die Funktion als Bindungs- und Fürsorgeperson, die bis dahin die Eltern innehatten (Brown 1996; BZGA 2006).

Dennoch glauben 83% der Jugendlichen, dass es die große Liebe heute noch gibt, und 72% daran, dass diese ein Leben lang halten wird. 44% der befragten Jugendlichen haben die große Liebe bereits erlebt (Weller 2013). Die durchschnittliche Partnerschaftsdauer liegt im Alter von 13 Jahren bei 3,9 Monaten und im Alter von 21 Jahren bei 21,3 Monaten (Seifge-Krenke 2003).

Es stellt sich der im Folgenden dargestellte zeitliche Ablauf der sexuellen Erfahrungen der Mädchen dar (Ahrendt 1985; BZgA 2006).

Nonkoitale Erfahrungen der Mädchen

> ❯ Der erste Geschlechtsverkehr ist für jeden Jugendlichen ein einschneidendes Erlebnis, da er den Beginn des sexuellen Lebens mit besonderer Intimität bedeutet.

Zunehmend werden die Jugendlichen mit ihrer eigenen sexuellen Erregbarkeit und eigenen sexuellen Bedürfnissen konfrontiert, und es entwickeln

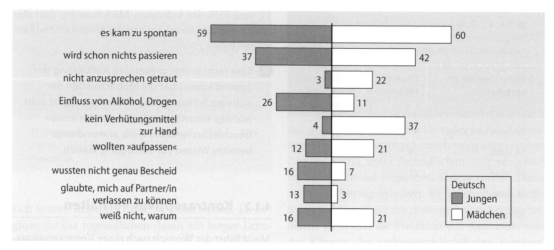

◘ Abb. 4.2 Gründe für Nichtverhütung beim ersten Geschlechtsverkehr – Jungen und Mädchen mit GV-Erfahrung, die beim ersten GV nicht verhütet haben (Angaben in%, Mehrfachnennungen möglich). (Originaldaten in Bundeszentrale für gesundheitliche Aufklärung – BZgA 2010)

◘ Tab. 4.3 Verhütungsverhalten beim ersten Geschlechtsverkehr im 4-Jahres-Trend bei GV-aktiven Mädchen und Jungen (Angaben in%). (Originaldaten in Bundeszentrale für gesundheitliche Aufklärung – BZgA 2010)

	Kein Verhütungsmittel	Kondom	Pille	Pille + Kondom
Mädchen 2005	9	71	35	18
Mädchen 2009	8	79	39	25
Jungen 2005	15	66	37	k. A.
Jungen 2009	8	79	40	k. A.

Für Teenager steht dabei der absolute Verhütungsgedanke im Vordergrund. Umso bewusster nehmen Jugendliche, meist schon vom ersten Geschlechtsverkehr an, sichere Kontrazeptiva in Anspruch.

Merke

Dadurch ist neben der Verhütung für die Teenager auch die Voraussetzung gegeben, angstfrei Sexualität erleben zu können. Damit sind gleichzeitig präventive Aspekte bezüglich des Auftretens von sexuellen Funktionsstörungen verbunden.

Nur 8% der weiblichen Jugendlichen nehmen beim ersten Geschlechtsverkehr keine sicheren Kontrazeptiva wie Kondome oder hormonale Kontrazeptiva. Dies ist jedoch abhängig davon, ob der erste Geschlechtsverkehr völlig überraschend stattfand oder doch erwartet (»geplant«) war (◘ Abb. 4.2). Es handelt sich um einen altersabhängigen Prozess.

Sichere Kontrazeptiva (hormonale Kontrazeptiva und/oder Kondome) werden häufiger angewandt mit zunehmendem Alter beim ersten GV und nach dem ersten GV. Der Trend zu sicherer Kontrazeption hat sich dabei über Jahre bestätigt (◘ Tab. 4.3). Das Verhütungsverhalten von Mädchen verändert sich im Verlauf mit zunehmender Erfahrung deutlich (◘ Abb. 4.3).

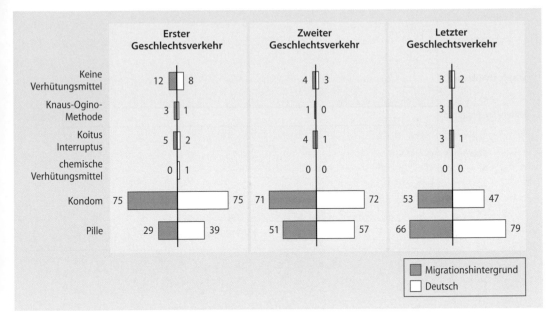

Abb. 4.3 Verhütungsverhalten von Mädchen: Verlauf mit zunehmender GV-Erfahrung (Angaben in %). (Originaldaten in Bundeszentrale für gesundheitliche Aufklärung – BZgA 2010)

4.1.3 Sexuelle Probleme bei jungen Mädchen

Die am häufigsten von den jugendlichen Patientinnen genannten sexuellen Störungen sind Schmerzen im Zusammenhang mit dem Geschlechtsverkehr und seltener Störungen der sexuellen Appetenz (**Abb. 4.4**). Die deutliche Häufung einer äußeren Dyspareunie lässt sich aus der Unerfahrenheit der Mädchen erklären. Störungen der sexuellen Appetenz sind meist situative Störungen, ebenfalls aus Unerfahrenheit oder aus Ängsten bzw. sekundär bei Schmerzen im Zusammenhang mit der Sexualität.

Die gelegentlich beklagte Anorgasmie stellt sich bei weiterer Anamnese nahezu immer als eine situative Orgasmusstörung heraus, die meist im Zusammenhang mit Unerfahrenheit, Scheu, mit dem Partner zu reden, und Unsicherheit steht. Werden diese Mädchen nach ihrem Orgasmuserleben während der Selbstbefriedigung befragt, so wird diese Frage meist positiv beantwortet. Immerhin haben 29% aller Mädchen im Teenageralter bereits Erfahrungen mit der Selbstbefriedigung (BZgA 2010).

In den Studien PARTNER II, III und IV zur Sexualität und Partnerschaft der 16- bis 18-jährigen Jugendlichen unter Leitung von Konrad Weller konnte ein Anstieg der Masturbationserfahrungen bei Mädchen in den letzten Jahren gezeigt werden. Hatten im Jahr 1980 nur 17% der Mädchen Erfahrung mit Masturbation angegeben, so waren es im Jahr 1990 bereits 41% und im Jahr 2013 66% (Weller 2013).

Auch aus diesem Grund ist es wichtig, nach der Selbstbefriedigung zu fragen, und erfahrungsgemäß haben gerade die jungen Mädchen keine Berührungsprobleme mit dieser Thematik. Gleichzeitig bietet sich die Möglichkeit, auf diese Erfahrung hinzuweisen und die junge Patientin zu ermutigen, auf diesem Weg ihren Körper, ihre Wünsche besser kennenzulernen, damit sie mit ihrem (meist ebenso unerfahrenen) Freund darüber reden kann.

4.1.4 Beratung in der Teenagersprechstunde

Nicht selten suchen Minderjährige mit oder ohne Begleitung die gynäkologische Sprechstunde auf. Daraus ergeben sich besondere rechtliche Aspekte

4

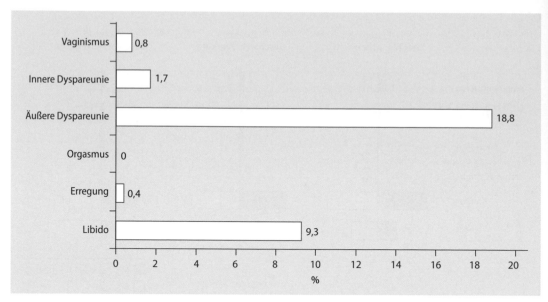

Abb. 4.4 Häufigkeit sexueller Funktionsstörungen bei den Patientinnen im Alter <20 Jahren (Angaben in%, n = 473). (Aus Ahrendt u. Friedrich 2013a)

für die Beratung bzw. Therapie der Gynäkologen (s. auch ▶ Abschn. 4.1.5).

> Da Jugendliche spezifische Fragen und Probleme zur Sexualität, Verhütung und Partnerschaft haben, können diese in einer speziell eingerichteten Sprechzeit (Teenager- oder Mädchensprechstunde) thematisiert werden.

Von großem Vorteil ist eine gesonderte Sprech-stunde für Teenager, um den Mädchen die Angst zu nehmen vor dem Frauenarztbesuch und um ihnen zu zeigen, dass man sich als Arzt gerne für sie Zeit nimmt (▶ Übersicht).

Gestaltung einer Teenagersprechstunde
- Als gynäkologische Sprechstunde aus-schließlich für einzelne Teenager, in der viel Zeit für die Beratung eingeräumt wird
- Als Sprechstunde, in der ausschließlich Be-ratungen einzelner Jugendlicher erfolgen, ohne gynäkologische Untersuchung
- Als Gruppengespräch mit mehreren Teenagern gemeinsam

Die meisten jungen Mädchen kommen das erste Mal zum Frauenarzt, weil sie eine sichere Verhütung möchten. Einige haben bereits erste sexuelle Erfah-rungen gemacht. Oft haben sie eine erste feste Be-ziehung. Diese Sprechstunden haben je nach Ge-staltung die in der ▶ Übersicht genannten Aufgaben.

Aufgaben der Teenagersprechstunde
- Allgemeine Aufklärung über Sexualität
- Klärung individueller Fragen und Probleme
- Angst nehmen vor der gynäkologischen Untersuchung
- Beratung und Behandlung bei Zyklus-problemen
- Beratung und Behandlung bei Fluor, Kolpitiden u. a.
- Beratung bei sexuellen Problemen wie Dyspareunie u. a.

Die jungen Patientinnen sehen dann in ihrem Frauenarzt stets einen kompetenten und ver-trauensvollen Ansprechpartner für ihre intimen Fragen und Bedürfnisse. Dies trägt wesentlich zur primären Prävention von sexuellen Missverständ-nissen oder sexuellen Störungen bei. Eventuell schon vorhandene Störungen können einer zeitigen Therapie zugeführt werden, um eine Chronifizierung zu vermeiden.

> ❯ Der Prävention kommt in der Frauenheilkunde und insbesondere bei Jugendlichen eine immer größere Bedeutung zu (Beier 2013).

Viele Mädchen scheuen jedoch zunächst den Weg zum Frauenarzt aus den folgenden Gründen:
- mangelndes Problembewusstsein,
- fehlendes Vertrauen zu Ärzten,
- psychische Barrieren, Schamgefühl,
- Angst vor Einbeziehung der Eltern,
- Erreichbarkeit/Sprechzeiten der Arztpraxis,
- Unsicherheit über die Liquidation (Weissenrieder 2002).

Der erste Besuch beim Frauenarzt

Beim ersten Frauenarztbesuch sind die meisten Mädchen eher schüchtern und etwas ängstlich, weil sie ja nicht wissen, was sie erwartet. Gerade das Erstgespräch erfordert viel Zeit und Ruhe, da hier erst einmal ein Kennenlernen stattfindet und Vertrauen aufgebaut werden muss. Viele Mädchen berichten bei ihrem ersten Frauenarztbesuch von Gefühlen wie »peinlich«, »schrecklich« oder »beschämend« (Gille 2005). Erst wenn das Mädchen merkt, dass es Vertrauen haben kann, wird es offener und traut sich, Fragen zu stellen.

> ❯ Eine Teenagersprechstunde kann dabei sehr vertrauensbildend und Compliance-fördernd wirken.

In einer eigenen Erhebung gaben alle Mädchen vor dem 18. Lebensjahr an, von ihrer Frauenärztin mit »Du« angesprochen zu werden.

Zum ersten Frauenarztbesuch kamen 93% der Mädchen in Begleitung, meist mit der Mutter (73%), aber auch mit einer Freundin (13%), dem Freund (7%) oder einer anderen Person (7%). Meist war die »Begleitung« bei der gynäkologischen Untersuchung selbst nicht anwesend (84%), jedoch beim anschließenden Beratungsgespräch (58%). Dies war von den Mädchen jeweils so gewünscht.

Die am häufigsten von der jugendlichen Patientin gestellten Fragen betrafen die in der ▶ Übersicht genannten Themen (Gille u. Klapp 2006). In dieser

Befragung wurde jedoch betont, dass die Thematik Sexualität lieber vom Frauenarzt angesprochen werden sollte.

Gründe für den ersten Frauenarztbesuch junger Mädchen
- Verhütungsfragen
- Fragen zur Regelblutung
- Sexuell übertragbare Krankheiten
- Fragen zum Zyklus
- Fragen zur Schwangerschaft/Angst vor Schwangerschaft
- Fragen zur Sexualität
- Fragen zur Impfung
- Fragen zur körperlichen Entwicklung
- Gynäkologische Untersuchung
- Hautprobleme

Die erste gynäkologische Untersuchung

Eine ganz wichtige Frage ist auch die, ob eine gynäkologische Untersuchung gleich bei der ersten Konsultation erfolgen muss? Viele junge Patientinnen gehen wie selbstverständlich davon aus, dass dies notwendig ist, da sie von ihren Müttern bereits in diese Richtung vorbereitet wurden. Meist stellt diese erste Untersuchung dann auch kein Problem dar, wenn man dem Mädchen nach einem Vertrauen bildenden Gespräch alle weiteren Schritte ruhig erklärt und ihr signalisiert, dass die Untersuchung nur so weit gehen wird, wie das Mädchen es zulässt und sie dabei definitiv keine Schmerzen erleiden wird.

Vor Beginn der Untersuchung ist zu klären, ob das Mädchen bereits vaginalen Geschlechtsverkehr hatte und/oder ob sie z. B. Tampons benutzt. Da die meisten Mädchen eine Tamponbenutzung bejahen, ist zumindest eine vorsichtige Tastuntersuchung immer möglich, sofern das Mädchen dies wünscht.

Auch die anschließende gynäkologische Untersuchung enthält nur die Untersuchungsschritte, die bei dem Mädchen möglich sind und welche das Mädchen zulässt. Manchmal ist lediglich eine abdominale Sonographie des kleinen Beckens möglich. Bei anderen Mädchen stellt auch die vaginale Spekulumeinstellung kein Problem dar.

□ Tab. 4.4 Besonderheiten in der Gesprächsführung mit Teenagern. (Adaptiert nach Klapp u. Rauchfuß 2005)

Dos	Don'ts
Zuhören	Selbst viel fragen
Offene Fragen	Primär geschlossene Fragen
Frage hinter der Frage erkennen	Gleich alles beantworten
Jugendlichen Gesprächsstil zulassen	Jugendslang
Wissen vermitteln und mit der Lebensrealität und Emotionen verbinden	Nur auf der Sachebene bleiben
Subjektive Ätiologievorstellungen aufgreifen	»Drohen«
Praktische Tipps (Hygiene, Haut, Tampons)	Viel Theorie

Hinterher sind die Mädchen meist stolz, dass sie ihre Ängste überwunden haben und nun wissen, dass ihr Körper/ihre Genitalien in Ordnung sind.

Andere Mädchen entscheiden sich gegen eine gynäkologische Untersuchung beim ersten Kontakt, möchten aber dennoch eine hormonale Verhütung verordnet bekommen. Bei diesen Mädchen ist es hilfreich, im Gespräch die Gründe für eventuelle Ängste vor der Untersuchung zu eruieren und anhand von Bildern die Genitalien zu benennen und den Ablauf der Untersuchung kurz zu schildern. Meist ist es dann im Folgekontakt gar kein Problem mehr, eine Untersuchung durchzuführen.

Anbei sind die Besonderheiten in der Gesprächsführung in der Teenagersprechstunde aufgeführt.

Weitere Themen in der frauenärztlichen Teenagersprechstunde

Weitere praxisrelevante Themen, die Jugendliche in der Praxis immer wieder ansprechen, sind Fragen über Sexualität und Internet und Intimmodifikationen, d. h.
- Intimrasur,
- Intimpiercing,
- Intimchirurgie,

- Tätowierung und
- deren Auswirkungen auf das Sexualleben, die Körperhygiene, die Sensibilität.

So tragen 35% aller befragten deutschen Mädchen und Frauen (n = 2512) von 14–24 Jahren ein Piercing, wobei es sich nur bei insgesamt 0,4% um ein Intimpiercing handelt. 82% der 18- bis 25-Jährigen entfernen regelmäßig ihre Haare an bestimmten Körperstellen; die Achselhöhlen, die Beine und der Genitalbereich werden am häufigsten genannt. Als Gründe dafür wurden die Hygiene und das vorgestellte Schönheitsideal genannt (Brähler 2009). Das ist mittlerweile der gynäkologische Alltag und kaum ein Frauenarzt stört sich mehr daran.

Ebenso ist die Nachfrage nach ästhetischen Eingriffen auch bei Jugendlichen in den letzten Jahren gestiegen. Auch hiermit werden die Frauenärzte zunehmend in den Praxen konfrontiert und sollen beratend zur Seite stehen. Eine grundsätzliche Ablehnung solcher Operationen wäre nicht zielführend, jedoch sind wichtige Kriterien zu beachten, wie:
- Beurteilung der körperlichen Reife,
- Beurteilung der emotionalen Reife und der Erwartungen an die Operation,
- psychologische Faktoren (Breitenbach et al. 2005).

Nicht selten führt z. B. die Korrektur einer deutlichen Anisomastie zu einem deutlich verbesserten Selbstwertgefühl der jungen Patientin. In diesen Fällen übernehmen in einigen Fällen die gesetzlichen Krankenkassen die Kosten für die Operation.

Ein weiteres Feld im Zusammenhang mit der Sexualität Jugendlicher stellt die frei zugängliche Darstellung pornographischer Bilder und Handlungen im Internet dar, jedoch wird das von den Teenagern in der gynäkologischen Sprechstunde eher selten thematisiert.

Zusammenfassung Die meisten Beratungsschritte in der Teenagersprechstunde sind präventiv, um spätere Sexalstörungen zu vermeiden und um ein Vertrauensverhältnis zur noch jungen Patientin aufzubauen. Auf jeden Fall sollte das Thema Sexualität vom Frauenarzt angesprochen werden, da sich dies die Mädchen wünschen und selbst oft Hemmungen haben, dazu Fragen zu stellen.

Aufgaben in der Beratung von Teenagern in der gynäkologischen Sprechstunde
- Prävention von Teenagerschwangerschaften
- Prävention von sexuellen Entwicklungsstörungen
- Prävention von späteren sexuellen Funktionsstörungen
- Verhinderung sexuell übertragbarer Krankheiten
- Abbau von Ängsten

Wie?
- Allgemeine Aufklärung über Sexualität und den Zyklus
- Aufklärung über eine sichere Kontrazeption
- Klärung individueller Fragen und Probleme
- Angst nehmen vor der gynäkologischen Untersuchung
- Beratung bei sexuellen Problemen wie Dyspareunie

4.1.5 Rechtliche Probleme bei Minderjährigen

C. Halstrick[1]

Kontrazeption bei Jugendlichen – juristische Aspekte

Minderjährige suchen die gynäkologische Praxis häufig ohne die Begleitung ihrer Eltern oder zumindest eines Elternteils auf – eine Tatsache, die aus juristischer Sicht sensible Fragen aufwirft: Kann ein minderjähriges Mädchen allein in die ärztliche Behandlung einwilligen? Was muss der Frauenarzt bei der Behandlung beachten? In welchen Fällen müssen die Eltern hinzugezogen werden? Gibt es bei der Verordnung von Kontrazeptiva Besonderheiten? Und: Gilt die ärztliche Schweigepflicht auch, wenn die Eltern ausdrücklich Auskunft über die Behandlung verlangen? Um diese Fragen zu beantworten,

---

1 Der Beitrag wurde in leicht veränderter Form übernommen aus der Zeitschrift *Gynäkologische Endokrinologie* (Halstrick 2013).

bedarf es zunächst einer juristischen Einordnung der Begriffe.

Geschäftsfähigkeit und Einwilligungsfähigkeit bei Minderjährigen

- **Geschäftsfähigkeit**

Jeder ärztlichen Behandlung geht der Abschluss eines Behandlungsvertrags zwischen Patient und Arzt voraus. In der Regel geschieht dies stillschweigend.

> ❯ Auch bei Minderjährigen kann der Behandlungsvertrag grundsätzlich stillschweigend zustande kommen.

Hier gilt jedoch eine rechtliche Besonderheit: Der Arzt muss sich zunächst davon überzeugen, dass die Minderjährige geschäftsfähig und einwilligungsfähig ist.

Die Geschäftsfähigkeit betrifft die zivilrechtliche Seite und klärt die Frage, ob und wann eine Minderjährige zivilrechtlich wirksam einen ärztlichen Behandlungsvertrag abschließen kann. Sie betrifft daher in erster Linie den ärztlichen Vergütungsanspruch. Die Geschäftsfähigkeit ist im Gegensatz zur Einwilligungsfähigkeit vollständig vom Gesetz geregelt (▶ Übersicht).

Geschäftsfähigkeit bei Minderjährigen gemäß § 104 und § 107 BGB
- Unter 7 Jahren sind Kinder geschäftsunfähig.
- Vom 7.–18. Lebensjahr sind Minderjährige eingeschränkt geschäftsfähig.
- Ein ärztlicher Behandlungsvertrag muss in der Regel von den Eltern genehmigt werden; Ausnahmen:
  - Gesetzlich Krankenversicherte,
  - Notfälle
  - Fälle, in denen Minderjährige das Arzthonorar aus eigenen Mitteln bezahlen

In der gynäkologischen Praxis treffen wir in der Teenagersprechstunde überwiegend auf Fälle der beschränkten Geschäftsfähigkeit. Diese bedeutet, dass alle Verträge, die nicht nur rechtliche Vorteile für die Minderjährige mit sich bringen, von den Erziehungsberechtigten genehmigt werden müssen.

4

Da jedoch Behandlungsverträge Minderjährige zu einer Gegenleistung verpflichten – hier die Bezahlung des ärztlichen Honorars –, sind sie unabhängig davon, welchen Gegenwert sie haben, nicht allein vorteilhaft.

Aus diesem Grund muss der ärztliche Behandlungsvertrag grundsätzlich von den Eltern genehmigt werden.

Zu diesem Grundsatz gibt es jedoch Ausnahmen:

- Unproblematisch ist die Behandlung von Minderjährigen, die in der gesetzlichen Krankenversicherung als Familienmitglied mitversichert sind. Ist dies der Fall, kann die Patientin ab dem 15. Lebensjahr selbst Anträge auf Sozialleistungen stellen und verfolgen, ohne selbst eine Vergütung zu schulden (§ 36 Abs. 1 SGB I). In diesem Zusammenhang spricht man von Sozialleistungsmündigkeit.
- Begleicht die Minderjährige das Arzthonorar aus eigenen, ihr frei zur Verfügung stehenden Mitteln, kommt der sog. Taschengeldparagraph (§ 110 BGB) ins Spiel. Demnach können Kinder auch ohne Zustimmung der Eltern Verträge wirksam abschließen, wenn sie die daraus entstehende Verpflichtung – hier das Arzthonorar – aus eigenen Mitteln bezahlen können. Voraussetzung ist: Das Geld muss der Minderjährigen entweder zur freien Verfügung stehen oder ihr eigens für diese ärztliche Behandlung überlassen worden sein. Dies kommt in der Praxis allerdings selten vor. Am ehesten ist ein Fall des Taschengeldparagraphen bei einfachen Behandlungen gegen ein geringes Honorar anzunehmen.
- Bei einer Behandlung im Notfall kann der Arzt einen Vergütungsanspruch nach den Vorschriften über die Geschäftsführung ohne Auftrag haben.

Bei privat versicherten Minderjährigen sollte der Arzt vor der Behandlung immer klären, wer für die ärztliche Leistung aufkommt. Wegen der ärztlichen Schweigepflicht ist er ohnehin verpflichtet, vorab zu klären, an wen die Rechnung adressiert werden soll. Sollten die Eltern nicht die Rechnungsempfänger sein, bietet es sich an, zu klären, wer die Rechnung bezahlen wird.

- **Einwilligungsfähigkeit**

Deutlich schwieriger als die Feststellung der Geschäftsfähigkeit ist die Beurteilung der Einwilligungsfähigkeit von Minderjährigen. Dennoch spielt sie bei der ärztlichen Behandlung eine zentrale Rolle. Die fehlende Einwilligungsfähigkeit hat für den Arzt gravierendere Konsequenzen als die fehlende Geschäftsfähigkeit. Denn: Nach ständiger Rechtsprechung erfüllt der eigenmächtige, nicht konsentierte Heileingriff den Straftatbestand der Körperverletzung. Dies gilt auch, wenn der Eingriff indiziert war und lege artis durchgeführt wurde. Aus der Beurteilung der Einwilligungsfähigkeit ergibt sich darüber hinaus, inwieweit der Arzt an die ärztliche Schweigepflicht gegenüber den Eltern gebunden ist, wer Aufklärungsadressat ist und inwieweit die Minderjährige allein entscheiden kann.

- **Wann ist die Minderjährige voll einsichts- und willensfähig?**

In eine Behandlung (Untersuchung, Arzneimittelverordnung, Injektion, Operation u. a.) kann nur der vollständig aufgeklärte und voll einsichts- und willensfähige Patient einwilligen. Gesetzliche Regelungen zur Einwilligungsfähigkeit mit festen Altersgrenzen gibt es nicht. Sie kann es auch nicht geben, da dies dem unterschiedlichen Entwicklungsverlauf von Jugendlichen und den unterschiedlichen und vielfältigen Formen von ärztlichen Maßnahmen nicht gerecht würde.

Bis hierhin herrscht weitestgehend Konsens. Was ist jedoch, wenn der Arzt die Einwilligungsfähigkeit der Minderjährigen bejaht? Hier wird in Rechtsprechung und Schrifttum strittig diskutiert, ob die Minderjährige dann allein entscheidungsbefugt ist und das elterliche Sorgerecht insoweit zurücktritt, oder aber ob die Minderjährige lediglich ein Vetorecht hat und das alleinige Entscheidungsrecht den Eltern als gesetzlichen Vertretern zusteht, was somit quasi eine »Doppeleinwilligung« und eine »Doppelaufklärung« der Minderjährigen und ihrer Eltern voraussetzt.

Letzteres beachtet aber nicht das verfassungsrechtlich geschützte Selbstbestimmungsrecht und das Recht auf körperliche Unversehrtheit der Jugendlichen. Diese Rechte sind nur gewahrt, wenn die Minderjährige allein entscheiden kann, soweit sie die erforderliche Urteilskraft (Einwilligungsfähigkeit) besitzt (Arbeitsgemeinschaft Medizinrecht der Deutschen Gesellschaft für Gynäkologie und Geburtshilfe 2003; Ratzel u. Luxemburger 2011; Rehborn u. Schäfer 2011).

Diese Ansicht wird auch in der am 27.07.2011 in Kraft getretenen Richtlinie der Gendiagnostikkommission des Robert Koch-Instituts zu »Genetischen Untersuchungen bei nichteinwilligungsfähigen Personen nach § 14 in Verbindung mit § 23 Abs. 2 Nr. 1c GenDG« vertreten. Dort wird ausgeführt, dass sich die Einwilligungsfähigkeit mit zunehmender Reife entwickelt und deshalb auch bei Jugendlichen schon vorhanden sein kann. Sie ist daher vom zuständigen Arzt kontextabhängig zu beurteilen. In der Richtlinie wird auch darauf hingewiesen, dass der Arzt bei der Beurteilung der Einwilligungsfähigkeit im Zusammenhang mit Fragen der Familienplanung den Stand der sexuellen Entwicklung und Aktivität berücksichtigen sollte.

■ **Kriterien bei der Beurteilung der Einwilligungsfähigkeit von Minderjährigen**

In einer Grundsatzentscheidung hat der Bundesgerichtshof (BGH) definiert (BGHZ 1959): »Es kommt darauf an, ob der Jugendliche nach seiner geistigen und sittlichen Reife die Bedeutung und Tragweite des Eingriffs und seiner Gestattung zu ermessen vermag.« In einer weiteren Entscheidung des BGH wird auf die »geistige Entwicklung und allgemeine Reife« der Minderjährigen abgestellt (BGH v. 16.11.1972).

In der Praxis spielen dabei folgende Kriterien eine Rolle:
- der Reifegrad der Minderjährigen,
- der Stand der sexuellen Entwicklung und Aktivitäten,
- die Art und Weise, wie die Minderjährige ihr familiäres sowie soziales Umfeld wahrnimmt und wie sie ihre persönlichen oder besonderen Lebensumstände darstellt,
- die Fähigkeit, dem ärztlichen Aufklärungsgespräch zu folgen, und
- das Vermögen, die ihr mitgeteilten Informationen zu verarbeiten.

Bei der Beurteilung dieser Kriterien entscheiden in erster Linie die ärztliche Erfahrung und das persönliche Einfühlungsvermögen.

Die individuelle Einschätzung der Einwilligungsfähigkeit muss der Arzt für jede Minderjährige im Einzelfall, aber auch bei ein und derselben Patientin für jede Behandlungsmaßnahme neu treffen. So kann ein Mädchen zwar alt genug sein, sich für die Verordnung von Kontrazeptiva zu entscheiden, aber dennoch zu jung sein, um die Konsequenzen eines Schwangerschaftsabbruchs zu beurteilen.

■ **Konsequenzen aus der Einwilligungsfähigkeit**

Wenn der Arzt die Minderjährige für einwilligungsfähig befunden hat, entscheidet sie allein. Die Eltern haben dann keinerlei Mitspracherecht. Das Erziehungsrecht der Eltern tritt dabei hinter das Selbstbestimmungsrecht der Minderjährigen zurück. Sie können dem Arzt nicht verbieten, ihrer Tochter Kontrazeptiva zu verordnen, wenn der Arzt die Minderjährige zuvor für einwilligungsfähig befunden hat.

Hält der Arzt die Minderjährige nicht für einwilligungsfähig, müssen die Eltern nach der Aufklärung entscheiden. Die Minderjährige sollte dabei jedoch in das Aufklärungsgespräch einbezogen werden. Diese Vorgehensweise steht auch im Einklang mit der jüngsten Rechtsprechung des BGH zum Vetorecht Minderjähriger (BGH v. 10.10.2006).

■ **Genügt die Einwilligung durch einen Elternteil?**

Wenn die Minderjährige nicht selbst einwilligen kann, stellt sich die Frage, ob in diesem Fall beide Elternteile in die Behandlung einwilligen müssen. Grundsätzlich kann der Arzt bei einfachen ärztlichen Behandlungsmaßnahmen bzw. Routinefällen davon ausgehen, dass der anwesende Elternteil die Einwilligung allein erteilen kann. Dies gilt allerdings nicht, wenn dem Arzt bekannt ist, dass der andere, abwesende Elternteil die Zustimmung verweigern würde.

Zum Hintergrund Das Personensorgerecht für das Kind üben die Eltern gemeinsam aus (§ 1627 BGB). Die Eltern müssen also die Personensorge für ihr Kind gemeinsam und einvernehmlich ausüben. Der BGH hat in der sog. Dreistufentheorie Grundsätze entwickelt, wonach ein Elternteil den anderen bei Entscheidungen über medizinische Behandlungsmaßnahmen vertreten kann (BGH, VersR 1989).

Bei einfachen Routinefällen, darunter fallen die meisten ambulanten Behandlungssituationen, wird unterstellt, dass auch der abwesende Elternteil einverstanden ist. Handelt es sich um schwere Eingriffe, die nicht unbedeutende Risiken beinhalten können, muss der Arzt den anwesenden Elternteil fragen, ob er für den anderen Elternteil mit entscheiden darf. Der Arzt kann sich dann auf die Antwort des anwesenden Elternteils verlassen.

Bei Eingriffen mit schweren Risiken für das Kind, die mit weitreichenden Entscheidungen verbunden sind, muss sich der Arzt vom abwesenden Elternteil, z. B. durch telefonische Rückfrage, ausdrücklich bestätigen lassen, dass der anwesende Elternteil die Entscheidung allein treffen darf.

■ **Einwilligungsfähigkeit und ärztliche Schweigepflicht**

Gerade bei der Verordnung von Kontrazeptiva kann es in der Praxis zu einem Konflikt zwischen dem elterlichen Sorgerecht und der ärztlichen Schweigepflicht kommen.

■ **Fallbeispiel**

Der Arzt verordnet einer 15-Jährigen, die er für einwilligungsfähig befunden hat, die Pille. Die Eltern erfahren einige Zeit später zufällig, dass ihre Tochter die Pille nimmt, und fordern vom Arzt Informationen über die Behandlung ihrer Tochter. Sie wollen wissen, ob sie bereits sexuell aktiv ist und warum der Arzt der Tochter die Pille verordnet hat, ohne die Eltern zu informieren. Der Arzt darf in dieser Situation den Eltern keine Auskunft geben, da er das Mädchen für einwilligungsfähig befunden hat. Er kann allenfalls mit der vorherigen Zustimmung der Minderjährigen das gemeinsame Gespräch mit den Eltern zur Konfliktentschärfung anbieten. Eine Verpflichtung dazu besteht nicht, denn es gelten folgende Grundsätze:

▬ Ist die Minderjährige einwilligungsfähig, gilt uneingeschränkt die ärztliche Schweigepflicht, und der Arzt darf den Eltern nicht ohne Einverständnis der Tochter Auskunft geben.

▬ Ist die Minderjährige hingegen nicht einwilligungsfähig, müssen alle relevanten Fragen zur Anamnese, Diagnose und Therapie mit den Eltern bzw. dem anwesenden Elternteil besprochen werden.

▬ Wenn der Arzt die Einwilligungsfähigkeit der Minderjährigen nicht eindeutig feststellen kann, sollte er zur Beurteilung die Eltern hinzuziehen.

Darüber hinaus kann der Arzt die Eltern auch dann informieren, wenn anderenfalls eine Gefährdung der Gesundheit der Jugendlichen nicht ausgeschlossen werden kann. In extremen Fällen kann dieses Recht zur Information in eine Pflicht des Arztes umschlagen, die Eltern zu informieren. Lehnt beispielsweise die Minderjährige eine dringende ärztliche Behandlungsmaßnahme ab, etwa bei einer Eileiterschwangerschaft, muss der Arzt die Eltern informieren. Der Grund ist, dass der Arzt mit der Behandlung der Minderjährigen eine Garantenpflicht für seine Patientin übernimmt, Gesundheitsgefahren abzuwehren.

Verordnung von Kontrazeptiva an Minderjährige

Unabhängig von der Frage, ob und wie sich das Sexualverhalten der Teenager in der heutigen Zeit verändert hat, sind Jugendliche sexuell aktiv, teilweise Jahre, bevor sie volljährig werden. Die Zahl der Teenagerschwangerschaften und – wenn auch rückläufig – die Anzahl der Schwangerschaftsabbrüche bei Minderjährigen belegen die Notwendigkeit geeigneter Kontrazeptionsmethoden.

In Bezug auf die häufig verwendeten oralen hormonalen Kontrazeptiva kann sich der Arzt in der Praxis an den folgenden Faustregeln zur Einwilligungsfähigkeit orientieren:

▬ Bei Mädchen zwischen 16 und 18 Jahren liegt die Einwilligungsfähigkeit in der Regel vor. Eine Ausnahme besteht, wenn das Mädchen in seiner geistigen Entwicklung zurückgeblieben ist.

▬ Bei Mädchen zwischen 14 und 16 Jahren kann die Einwilligungsfähigkeit nach sorgfältiger Prüfung durch den Arzt gegeben sein. In dieser Altersgruppe empfiehlt es sich, den Inhalt des ärztlichen Gesprächs zur Beurteilung der Reife, Einsichtsfähigkeit und des Verständnisses der Patientin gut zu dokumentieren.

- Bei Mädchen unter 14 Jahren ist die Einwilligungsfähigkeit nur selten gegeben, sie kann aber gegeben sein.

Bei Minderjährigen unter 14 Jahren ist es aus zwei Gründen besonders wichtig, die Fälle sehr sorgfältig zu dokumentieren. Da die Einwilligungsfähigkeit in dieser Altersgruppe nur sehr selten vorliegt und hier am ehesten mit Schwierigkeiten seitens der Eltern zu rechnen ist, muss aus der Dokumentation hervorgehen, dass sich der Arzt kritisch mit der Frage der Einwilligungsfähigkeit des Mädchens auseinandergesetzt hat. Dabei ist es sinnvoll, Stichpunkte des ärztlichen Gesprächs und den Eindruck vom Entwicklungsstand der Patientin zu dokumentieren.

Weiterhin ist es wichtig, festzuhalten, dass die Verordnung des Kontrazeptivums aus therapeutischen Überlegungen heraus erfolgte, um eine ungewollte Schwangerschaft der jungen Patientin zu verhindern. Dadurch begegnet der Arzt dem etwaigen Vorwurf der Beihilfe zum sexuellen Missbrauch. Sollte die Minderjährige bei der Beratung zum Ausdruck bringen, dass sie unabhängig von der ärztlichen Entscheidung in jedem Fall Geschlechtsverkehr hat oder haben wird, egal ob mit oder ohne hormonelle Verhütungsmittel, kann dem Arztes kaum der Vorwurf gemacht werden, er leiste vorsätzlich Beihilfe zum sexuellen Missbrauch von Kindern.

Sonderfall: Beihilfe zum sexuellen Missbrauch

Trotz der oben genannten Empfehlungen wird in Bezug auf die Verordnung von Kontrazeptiva an unter 14-Jährige immer wieder darauf hingewiesen, dass sich der Frauenarzt der Beihilfe zum sexuellen Missbrauch strafbar mache. Der Straftatbestand des sexuellen Missbrauchs von Kindern gemäß § 176 Abs. I StGB lautet: »Wer sexuelle Handlungen an einer Person unter vierzehn Jahren (Kind) vornimmt oder an sich von dem Kind vornehmen lässt, wird mit Freiheitsstrafe von sechs Monaten bis zehn Jahren bestraft.«

Worin ist nun die Beihilfe des Frauenarztes zu sehen? Durch die Verordnung des Kontrazeptivums fördert er die Möglichkeit des Geschlechtsverkehrs der unter 14-Jährigen und leistet damit Beihilfe zu

dem genannten Straftatbestand. Allerdings ist dieser Umstand nicht die Motivation des Frauenarztes, einer 13-Jährigen ein Kontrazeptivum zu verordnen. Vielmehr sieht sich der Frauenarzt in der heutigen Gesellschaft zunehmend mit frühreifen Mädchen konfrontiert, die entweder bereits Geschlechtsverkehr haben oder unmissverständlich mitteilen, dass sie ihn auch ohne Pillenrezept des Frauenarztes haben werden. Die Verordnung erfolgt also, um eine ungewollte Schwangerschaft der jungen Patientin oder gar die Situation eines Schwangerschaftsabbruchs zu vermeiden.

Aus diesem Grund lehnte die Staatsanwaltschaft Düsseldorf in einem Beschluss (Ratzel u. Neumann 1995) aus dem Jahr 1995 den Vorwurf der Beihilfe zum sexuellen Missbrauch u. a. mit folgenden Argumenten ab: »Selbst zu Lasten der Gynäkologin unterstellt, die junge Patientin hätte ihr zum frühesten Zeitpunkt sexuelle Kontakte zu einem 17-jährigen Freund offenbart, kann aus subjektiven Gründen nicht von einer Verstrickung in die genannte Strafvorschrift ausgegangen werden. … mag auch die Medikation die Wahrscheinlichkeit sexueller Kontakte objektiv erhöhen, bleibt das Rezeptieren doch von dem überwiegenden Risiko einer Schwangerschaft mit allen ihren schädlichen Folgen für die Jugendliche geprägt …«

Postkoitale Kontrazeptiva zur Notfallkontrazeption

Für die Notfallkontrazeption oder umgangssprachlich »Pille danach« gelten die vorgenannten Faustregeln uneingeschränkt.

Sucht eine 13-Jährige, die ungeschützten Geschlechtsverkehr hatte, den Frauenarzt auf, wird er die Einwilligungsfähigkeit dieses Mädchens für die Verordnung eines postkoitalen Kontrazeptivums in der Regel bejahen können. Die Notfallkontrazeption wird i. Allg. einmalig nach dem bereits stattgefundenen Ereignis verordnet und soll den Eintritt einer unerwünschten Schwangerschaft verhindern. Die 13-Jährige, die zum einen bereits Geschlechtsverkehr hatte und zum anderen so vernünftig ist, in dieser Situation den Frauenarzt aufzusuchen, wird in der Regel die erforderliche Einsichtsfähigkeit besitzen.

Sonstige Kontrazeptionsmethoden (intrauterin, subdermale Hormonimplantate)

Die vorgenannte Faustregel zur Beurteilung der Einwilligungsfähigkeit Minderjähriger kann nicht undifferenziert auf andere empfängnisverhütende Methoden übertragen werden.

Bei der Beurteilung, ob das Mädchen die Tragweite des Eingriffs und dessen Gestattung erfassen kann, müssen die unterschiedlichen Risiken hormonaler Kontrazeptiva (oral und vaginal) sowie intrauteriner und subdermaler Verhütungsmittel, z. B. bei der Anwendung einer Spirale (Dislokation u. a.) oder eines hormonalen Verhütungsstäbchens mit Einlage und späterer Entfernung aus dem Oberarm, berücksichtigt werden.

4.1.6 Verdacht auf sexuellen Missbrauch – Meldepflicht des Frauenarztes?

C. Halstrick

Grundsätzlich ist anzumerken, dass der Arzt zunächst keine Pflicht hat, Straftaten zu melden, da die ärztliche Schweigepflicht ein hohes Rechtsgut ist, das entsprechend auch strafrechtlich geschützt wird.

> ❯ Dieser Schutz wird daran deutlich, dass das Strafgesetzbuch nur eine eingeschränkte Meldepflicht von Ärzten und Rechtsanwälten im Strafgesetzbuch vorsieht.

Eine Meldepflicht sieht § 139 StGB für die dort genannten Berufsgruppen nur in den dort genannten Fällen vor wie z. B. Mord, Totschlag, Völkermord oder bei erpresserischem Menschenraub etc.

In Fällen, in denen eine Gefährdung des Kindeswohls durch z. B. sexuellen Missbrauch oder Misshandlung im Raum steht, wird es daher meistens darum gehen, ob ein Recht des Arztes besteht, die ärztliche Schweigepflicht zu brechen (rechtfertigender Notstand, Güterabwägung zwischen der ärztlichen Schweigepflicht auf der einen Seite und auf der anderen Seite der Schutz des gefährdeten Kindeswohls durch die Information der Eltern, des Jugendamts oder der Polizei).

Bei der Betreuung von minderjährigen Patienten gibt es jedoch weitere Besonderheiten. Zum einen können sich aus der Garantenstellung des Arztes gegenüber seiner minderjährigen Patientin Handlungspflichten ergeben. Zum anderen bestehen nach dem Bundeskinderschutzgesetz (KKG) seit dem 1.1.2012 neue Informationspflichten für Ärzte und Angehörige anderer Heilberufe sowie Lehrer und bestimmte weitere Berufsgruppen gegenüber dem Jugendamt, wenn deutliche Anhaltspunkte für eine Kindeswohlgefährdung vorliegen (z. B. Misshandlung, Missbrauch etc.). § 4 KKG sieht dazu ein im Wesentlichen 3-stufiges Verfahren vor:

1. **Beratung und Information des Kindes und der Eltern/Personensorgeberechtigen:** Bei gewichtigen Anhaltspunkte für die Gefährdung des Wohls eines Kindes oder eines Jugendlichen soll mit dem Kind und den Eltern die Situation erörtert und, soweit erforderlich, auf die Inanspruchnahme von Hilfen hingewirkt werden, soweit hierdurch der wirksame Schutz des Kindes oder des Jugendlichen nicht in Frage gestellt wird.

2. **Beratung des Arztes:** Zur Einschätzung der Kindeswohlgefährdung haben Ärzte einen Beratungsanspruch gegenüber dem Träger der öffentlichen Jugendhilfe durch eine insoweit erfahrene Fachkraft. Dieser Person dürfen die dafür erforderlichen Daten pseudonymisiert übermittelt werden.

3. **Information des Jugendamtes:** Das Jugendamt darf mit Namensnennung des Kindes informiert werden, wenn die Gefahr fürs Kind durch die Erörterung der Situation mit Kind und Sorgeberechtigten nicht abgewendet werden kann oder erfolglos blieb allerdings müssen Kind und Eltern vorher darauf hingewiesen werden, außer durch diese Information kommt es zu einer Gefährdung des Kindes.

Da die Einschätzung der Frage, ob im Einzelfall »gewichtige Anhaltspunkte« für eine »Kindeswohlgefährdung« schwierig ist, sollten Ärzte Gebrauch von ihrem Beratungsanspruch gegenüber dem Träger der Jugendhilfe machen. Hilfreiche Praxisempfehlungen bietet z. B. der Leitfaden für Ärztinnen und Ärzte des Bayerischen Staatsministeriums für Arbeit und Soziales, Familie und Integration (2012).

Zusammenfassung Die Behandlung und Betreuung Minderjähriger gehört für die Fachgruppe der Frauenärzte zum beruflichen Alltag. Aus dieser Tatsache ergibt sich aus juristischer Sicht eine Reihe sensibler Fragen: Kann ein minderjähriges Mädchen selbst in die ärztliche Behandlung einwilligen? Und: Gilt die ärztliche Schweigepflicht auch, wenn die Eltern ausdrücklich Auskunft über die Behandlung verlangen?

Im vorliegenden Beitrag werden die Grundsätze der Geschäftsfähigkeit, der Einwilligungsfähigkeit und der ärztlichen Schweigepflicht bei der Behandlung Minderjähriger erläutert. Schwerpunkte sind dabei die in Deutschland fehlende gesetzliche Regelung der Einwilligungsfähigkeit Minderjähriger in ärztliche Behandlungsmaßnahmen und die Problematik der Verordnung von Kontrazeptiva an unter 14-Jährige im Zusammenhang mit dem Straftatbestand des Vorwurfs der Beihilfe zum sexuellen Missbrauch von Kindern.

4.2 Menstruationszyklus und Sexualität

H.-J. Ahrendt, C. Friedrich

Der phasenhafte Verlauf des hormonellen Zyklus beeinflusst in starkem Maße das körperlich-seelische Wohlbefinden und die Leistungsfähigkeit der Frau.

4.2.1 Sexualität über den Zyklusverlauf

Die Schwankungen der Serumöstrogene und des Progesteron in den verschiedenen Zyklusphasen (Menstruation, Postmenstruation, Prämenstruation, Zyklusmitte) führen bei den Frauen zu unterschiedlichem Befinden, unterschiedlicher Leistungsfähigkeit und auch unterschiedlichen körperlichen und psychischen Beschwerden und Problemen. In der ersten Zyklushälfte (Postmenstruum), der Follikelphase, besteht unter dem Einfluss eines hohen Serumöstradiols eine große Leistungsfähigkeit und große sexuelles Interesse. In der zweiten Zyklushälfte (Prämenstruum) verändern sich unter dem Einfluss von Progesteron oft die Leistungs-

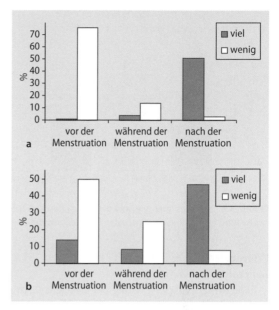

◘ Abb. 4.5a, b Wohlbefinden (**a**) und sexuelles Interesse (**b**) über die Zyklusphase bei Nichtanwenderinnen von oralen Kontrazeptiva (n = 3.252). (Originaldaten bei Warner u. Bancroft 1988)

fähigkeit und das Befinden der Frau erheblich. Dabei treten insbesondere in der Phase vor der Menstruationsblutung oft starke Einschränkungen des Wohlbefindens ein (◘ Abb. 4.5). 50–80% der Frauen klagen über prämenstruelle Symptome wie Unterbauchschmerzen, Mastodynien, Kopfschmerzen, Völlegefühl, Gereiztheit u. a., 22–26% über ein prämenstruelles Syndrom (PMS) mit zusätzlichen depressiven Verstimmungen und Einschränkungen der körperlichen Leistungsfähigkeit und 3–8% gar über ein prämenstruelles dysphorisches Syndrom (PMDD), welches ein schweres psychiatrisches Krankheitsbild darstellt mit Depressionen und Arbeitsunfähigkeit (Halbreich et al. 2003).

Nicht nur die Östrogene und das Progesteron werden innerhalb der Phasen des Menstruationszyklus (Postmenstruation, Zyklusmitte, Prämenstruation, Menstruation), in unterschiedlicher Höhe gebildet, sondern auch die Androgene, insbesondere das Testosteron. Diese Zyklizität der Testosteronfreisetzung beeinflusst wesentlich das weibliche Sexualverhalten (Sherwin1988). Bei ovulierenden Frauen steigen die Plasmatestosteronspiegel in der Zyklusmitte und fallen prämenstruell wieder ab

4

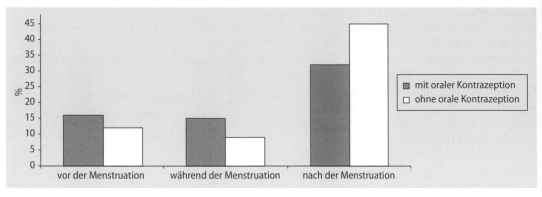

◘ **Abb. 4.6** Sexuelles Interesse über die Zyklusphase bei Nichtanwenderinnen und Anwenderinnen von oralen Kontrazeptiva (n = 860). (Originaldaten bei Warner u. Bancroft 1988)

(Vermeulen u. Verdonck 1976; Judd u. Yen 1973; Bancroft et al. 1983).

Der mittzyklische Anstieg der ovariellen Androgensekretion geschieht unter dem Einfluss hoher LH-Werte zu diesem Zeitpunkt (Vermeulen 1983). Orale Kontrazeptiva unterdrücken das FSH und LH, vermindern die ovarielle Sekretion von Testosteron in der Zyklusmitte und bewirken eine tonische Testosteronsekretion über den gesamten Zyklus (Wiebe u. Morris 1984). Somit liefert der Vergleich von Frauen mit und ohne Anwendung hormonaler Kontrazeptiva ein nützliches Modell für die Beziehung zwischen Zyklizität oder Tonizität der Testosteronsekretion und des weiblichen Sexualverhaltens.

> **Merke**
>
> Das größte sexuelle Interesse der Frau besteht in der Follikelphase, in der auch das allgemeine Wohlbefinden stark ausgeprägt ist.

In einer Studie der Universität Nevada, an der 58 Frauen im Alter von 18–35 Jahren teilnahmen, gaben unter den Frauen, die keine hormonalen Kontrazeptiva anwandten, die Frauen mit einem hohen Östradiol in der Follikelphase eine signifikant höhere körperliche Leistungsfähigkeit und eine größere körperliche Anziehung gegenüber Männern an (Guillermo et al. 2010).

Warner u. Bancroft (1988) fanden in ihrer Studie heraus, dass orale Kontrazeptiva (OC) die Unterschiede im sexuellen Erleben in den Zyklusphasen

nivellieren. Sowohl die OC-Anwenderinnen als auch die Nichtanwenderinnen hatten die größte sexuelle Appetenz im Zeitraum nach der Menstruation. Aber sowohl in der prämenstruellen Phase als auch während der Menstruation hatten Frauen mit Pillenanwendung ein größeres sexuelles Interesse (◘ Abb. 4.6).

Guillermo et al. (2010) bestätigten dies. Frauen mit hormonalen Kontrazeptiva berichteten in jeder Phase des Menstruationszyklus (v. a. während der Follikelphase) von einer signifikant höheren allgemeinen Anziehung zu aktuellen oder potenziellen Geschlechtspartnern, größerer soziosexuellen Attraktion und größerer körperlicher Anziehung.

In dieser Studie ergaben sich bei den Pillenanwenderinnen folgende positive Korrelationen:

Hohes Dehydroepiandrosteron-Sulfat (DHEAS) korreliert
- positiv mit der allgemeinen Attraktion in der Follikelphase,
- positiv mit der körperlichen Leistungsfähigkeit in der Zyklusmitte und der Lutealphase.

Hohes Östradiol, Progesteron, Testosteron und DHEAS in der Lutealphase
- korreliert mit höherer körperlicher Leistungsfähigkeit.

Hohes Cortisol in Zyklusmitte korreliert
- mit hoher sexueller Genussfähigkeit

Hohes Östradiol in der Follikelphase korreliert
- positiv mit der allgemeinen Attraktion.

Hohes Östradiol und Östriol in der Lutealphase korreliert
- positiv mit Interesse an Sexuellem, der sexuellen Appetenz.

Hohes Progesteron korreliert
- mit sozialer Attraktivität,
- mit körperlicher Leistungsfähigkeit.

Diese Daten sind konsistent für die Hypothese, dass die Zyklizität der Hormonsekretion einen wichtigen Einfluss auf das Sexualverhalten ausübt (Sherwin 1988). Frauen mit Ovulationszyklen berichteten häufiger von perimenstruellen körperlichen Symptomen als OC-Nutzerinnen. Bei Pillenanwenderinnen waren diese Symptome sehr mild und nicht mit Einschränkungen der sexuellen Appetenz verbunden.

Pillenanwenderinnen sind insgesamt zufriedener mit ihrem sexuellen Verhalten und Erleben und freizügiger in ihren sexuellen Handlungen. Dies ist natürlich immer im Zusammenhang mit der Beziehungsstruktur und anderen psychosozialen Faktoren zu sehen.

Bullivant et al. (2004) fanden heraus, dass die sexuelle Aktivität besonders hoch war in der Zeit 3 Tage vor bis 2 Tage nach dem LH-Peak. In dieser Zeit wurden besonders von Frauen und nicht von deren Männern initiierte sexuelle Aktivitäten beobachtet (Adams et al. 1978). Frauen finden in der Zyklusmitte insbesondere auch andere Männer als ihre eigenen Partner sexuell attraktiv und anziehend (Haselton u. Gangestad 2006). Brown et al. (2010) kommen zu ähnlichen Ergebnissen. In ihrer Studie untersuchten sie die sexuelle Appetenz und das Sexualverhalten von 97 Frauen. Es wurde mittzyklisch ein gesteigertes sexuelles Verlangen nach partnerschaftlicher Sexualität als auch nach Selbstbefriedigung festgestellt.

Das Ziel einer Studie von Dawson et al. (2012) war es zu untersuchen, ob die sexuellen Phantasien der Frauen vom Menstruationszyklus beeinflusst werden. Dazu führten sie bei 27 heterosexuellen Single-Frauen (mittleres Alter 21,5 Jahre) mit einem natürlichen Zyklus Untersuchungen durch. Die Frauen hatten täglich über 30 Tage ein elektronisches Tagebuch zu führen. Die Ovulation wurde mittels eines Urintestes innerhalb des 10-tägigen »Eisprungfensters« gemessen. Den Frauen wurden dann zu 3 verschiedenen Zykluszeitpunkten insgesamt 84 sexuelle getönte Bilder von Personen mit den Tanner-Stadien der sexuellen Entwicklung gezeigt. Die Teilnehmer bewerteten, wie sexuell attraktiv sie diese fanden.
- 1. Messung: Tag 1 oder 2 der Menstruation,
- 2. Messung: innerhalb von 24–48 h zum Zeitpunkt des Eisprungs,
- 3. Messung: während der letzten Tage der 30-Tage-Studie.

Die sexuellen Phantasien waren am häufigsten während des präovulatorischen LH-Anstiegs und verringerten sich nach dem Eisprung. Auch die Zahl von Männern in den Phantasien war am höchsten während des Eisprungs. Dagegen gab es keinen Unterschied in der Zahl von Frauen in den Phantasien in Abhängigkeit von der Zyklusphase. In der Follikelphase waren die Frauenphantasien auf die visuelle Wahrnehmung der männlichen Geschlechtsmerkmale und der Genitalien fokussiert. Während der Ovulation und in der postovulatorischen Phase war der emotionale Gehalt der Phantasien dagegen am höchsten.

> Die Befunde belegen, dass die Häufigkeit von sexuellen Phantasien bei Frauen und die sexuelle Erregung durch diese Phantasien in der fruchtbaren Zyklusphase am größten sind.

4.2.2 Klitorale Durchblutung und Klitorisvolumen

Veränderungen über den Zyklusverlauf

Eine Arbeitsgruppe um Battaglia untersuchte den Einfluss der zyklisch bedingten Veränderungen der Serumhormonspiegel an Östrogenen und Testosteron auf die klitorale Durchblutung, das Klitorisvolumen und das sexuelle Verhalten und Erleben. Innerhalb einer prospektiven Studie (Battaglia et al. 2008) wurden diese Parameter bei 30 gesunden Frauen an unterschiedlichen Tagen des Zyklus untersucht: Tag 3, 10,14, 20 und 27. Es erfolgte die Evaluierung des Klitorisvolumens und der vaskulären Modifikation während des Zyklus sowie deren Beziehung zu den Serumhormonspiegeln im normalen eumenorrhoischen Zyklus. Folgende Messmethoden wurden angewandt:

- transvaginale Sonographie von Uterus, Ovarien und Klitoris,
- Doppler-Sonographie der uterinen und der dorsal Klitorisarterien,
- Serumhormonsiegel von luteinisierendem Hormon (LH), follikelstimulierendem Hormon (FSH), Östradiol, Androstendion, Testosteron und Nitrit-/Nitrat-Konzentration, sexualhormonbindendem Globulin (SHBG),
- Errechnung des Freien Androgen-Index (FAI).

Es wurden folgende Ergebnisse über den Verlauf des Zyklus gewonnen:

- Erwartungsgemäße zyklische Veränderung von LH, FSH und Östradiol.
- Keine zyklischen Veränderungen des Testosterons.
- Klitorisvolumen:
  - Signifikante Zunahme des Klitorisvolumens präovulatorisch.
  - Anhaltende Konstanz des Volumens bis Tag 20.
  - Reduktion des Volumens prämenstruell (Tag 27).
  - Anhaltende Reduktion des Volumens bis Tag 3.
- Die Nitrat-/Nitrit-Werte entsprachen der Zyklussituation bzw. dem Volumen und der Durchblutung der Klitoris.
- Uterine und klitorale Arterien zeigten eine signifikante Modifikation mit reduzierter Resistenz in der periovulatorischen Phase.
- Östradiol korrelierte positiv mit dem Klitorisvolumen.
- Östradiol korrelierte positiv mit dem dorsalen Arterien-Pulsatilitäts-Index (PI),
- Der dorsale Arterien-Pulsatilitäts-Index korrelierte umgekehrt signifikant mit den zirkulierenden Nitrat-/Nitrit-Werten und dem Klitorisvolumen.

Klitorale Durchblutung und Klitorisvolumen in den Altersgruppen

Innerhalb der Studien von Battaglia et al. (2008) wurde untersucht, ob sich Unterschiede zwischen den Altersgruppen darstellen.

Dazu wurden zwei Altersgruppen gebildet:

- Gruppe 1: 15 Frauen im Alter von 18–25 Jahren,
- Gruppe 2: 16 Frauen im Alter von 35–45 Jahren.

Verglichen wurden wieder eumenorrhoische Frauen. Die Messungen erfolgten am Zyklustag 14:

- Sonographie von Uterus und Ovarien,
- Farb-Doppler-Untersuchung der uterinen und dorsalen klitoralen Arterien,
- Messung der Serumhormonspiegel,
- Messung der Konzentrationen von Nitrit und Nitrat,
- Zwei-Faktor-Italian McCoy Female Sexuality Questionnaire,
- Beck's Depression Inventory Questionnaire.

Folgende Ergebnisse wurden beim Vergleich Gruppe 1 vs. Gruppe 2 gewonnen:

- Laborwerte:
  - Keine Unterschiede hinsichtlich Östradiol, Testosteron, sexualhormonbindendem Globulin und Nitrit/Nitrat.
- Sonographie:
  - Keine Unterschiede beim Klitorisvolumen (0,82 ± 0,24 ml vs. 0,73 ± 0,26 ml).
  - Keine Unterschiede bei den Farb-Doppler-Untersuchungen der uterinen und dorsalen klitoralen Arterien (Pulsatilitäts-Index = 1,35 ± 0,31 vs. PI = 1,36 ± 0,19).
- Fragebögen Sexualität
  - Keine Unterschiede beim Zwei-Faktor-Italian McCoy Female Sexuality Questionnaire.
  - Keine Unterschiede beim Beck's Depression Inventory Questionnaire.
- Die zirkulierenden Nitrit-/Nitratspiegel
  - korrelieren umgekehrt mit dem uterinen Arterien-Pulsatilitäts-Index ($r = -0,4611$; $p = 0,008$),
  - korrelieren umgekehrt mit dem dorsalen klitoralen Arterien-Pulsatilitäts-Index ($r = -0,331$; $p = 0,041$).

> **Es bestehen keine Unterschiede zwischen der Gruppe der jungen Frauen und der Gruppe der Frauen im mittleren Alter.**

Zyklusbedingte vaskuläre Modifikation der Klitoris

In einer prospektiven Untersuchung wurde von der Arbeitsgruppe um Battaglia et al. (2009) der klitorale Blutfluss während des Menstruationszyklus mittels 3-D-Doppler gemessen. Eingeschlossen in diese Studie waren

- 14 Frauen im Alter von 18–35 Jahren und einem eumenorrhoischen Zyklus (26–34 Tage),
- mit heterosexueller Beziehung, die länger als 1 Jahr andauert,
- ohne sexuelle Dysfunktion (Zwei-Factor Italian McCoy Female Sexuality Questionnaire ≥35).

Messungen erfolgten an den Zyklustagen 3–5 und 12–14:

- 2D-Sonographie des Follikels,
- 3D-Sonographie des Klitorisvolumens,
- Farb-Doppler der dorsalen Klitorisarterie und des Blutflusses,
- Messung des Serumöstradiolspiegels.

Folgende Ergebnisse wurden bei der computergestützten Untersuchung (VOCAL) erzielt:

- Niedrigere Werte des Klitorisvolumens in der Follikelphase (0,79 ± 0,19 ml) im Vergleich zur periovulatorischen Phase (0,98 ± 0,22 ml; p<0,001).
- Pulsatilitäts-Index der Klitorisarterien: Signifikanter Abfall von der Follikelphase (1,75 ± 0,18) zur periovulatorischen Phase (0,98 ± 0,22 ml; p<0,001).
- 3D-Farb-Doppler: Signifikanter Wechsel der Indizes für Vaskularisation und Blutfluss von der Follikelphase zur periovulatorischen Phase:
  - Vascularization-Index [VI] = 2,239 ± 1,201 vs. 3,302 ± 1,305, p = 0,001
  - Flow-Index = 27,290 ± 2,454 vs. 33,620 ± 1,712, p<0,001
  - Vascularization-Flow-Index = 0,578 ± 0,573 vs. 1,091 ± 0,461; p = 0,001.
- Östradiolserumspiegel:
  - Positive Korrelation mit dem Klitorisvolumen (r = 0,512; p = 0,033).
  - Negative Korrelation zum dorsalen, klitoralen, arteriellen Pulsatilitäts-Index (r = −497; p = 0,048) und mit dem Vascularization-Flow-Index (r = 0,622; p = 0,011),

4.3 Hormonale Kontrazeption und Sexualität

H.-J. Ahrendt, C. Friedrich

4.3.1 Einfluss synthetischer Steroide auf die sexuellen Reaktionen

Durch ihre große kontrazeptive Sicherheit bieten hormonale Kontrazeptiva die besten Voraussetzungen, sich ohne Angst vor einer unerwünschten Schwangerschaft absolut fallen lassen zu können und sich leidenschaftlich dem sexuellen Zärtlichkeitsaustausch hinzugeben.

Die Entwicklung der Pille stellt auch hinsichtlich der freien Entfaltung der Sexualität der Frau eine Revolution dar. Vor der Markteinführung der Pille war die Sexualität wegen der Möglichkeit unerwünschter Schwangerschaften (hohe Zahl an selbst induzierten Aborten mit hohen gesundheitlichen Risiken u. a.) oft angstbesetzt. Diese Angst beeinflusste die sexuelle Appetenz der Frau erheblich. In der wissenschaftlichen Literatur dieser Zeit finden sich deshalb nur selten Angaben zur Libido der Frau.

> ❯ Erst mit der Möglichkeit der sicheren hormonalen Kontrazeption ist es möglich geworden, dass sich die sexuelle Appetenz der Frau voll entwickelte und dass die Frau zu einem aktiven Sexualpartner in der Beziehung wurde.

Vor der Markteinführung der Pille fand die Libido der Frau in epidemiologischen Studien (fast) nie Erwähnung. Vor der Pillenära wurde fast ausschließlich dem Orgasmus der Frau Bedeutung beigemessen. »Es ist gleichgültig, ob eine Frau mehr oder weniger sexuell empfindet, wichtig ist nur, ob der Orgasmus gestört ist!« (Reich 1927). Sexuelle Unlust der Frau wurde als Frigidität »abgestraft«. Frigidität bedeutete Alibidimie, Sexualkälte, Angst vor Nähe, Unbefriedigtsein, Neurose. Die sexuelle Appetenz der Frau wurde nicht nur durch eine frauenfeindliche Sexualmedizin dieser Zeit beeinträchtigt, sondern auch durch die ihr lange zugewiesene Frauenrolle, durch das Patriarchat, durch kirchliche Doktrin und natürlich auch durch die stetig während Angst vor einer nicht gewünschten Schwangerschaft. Hohe Zahlen von Selbstabtreibungen dieser Zeit sprechen für sich. Nicht selten endeten diese als septischer Abort oder gar tödlich.

Das alles hat die sexuelle Appetenz der Frau derart beeinträchtigt, dass man ihr lange Zeit gar keine eigene aktive Sexualität zuschrieb. Selbst in den Darstellung der sexuellen Erregungsabläufe von Masters u. Johnson (1967) findet die Libido keine Berücksichtigung. Diese wurde erst später von Helen Singer-Kaplan mit eingebracht. Noch Anfang der 1990er Jahre finden wir solche Aussagen Erwähnung, wie: »Es scheint Geschlechtsunterschiede dahin zu geben, dass Frauen eine andere Sexualität wollen« (von Sydow 1993). Viel später erst wurden durch Rosemarie Basson (2002a) die sexuellen Erregungsabläufe spezifisch für die Frau erforscht.

Inzwischen ist es für Frauen nicht nur zu einer Selbstverständlichkeit geworden, angstfrei lustvolle Sexualität zu erleben, sondern für viele auch zu einem Bedürfnis, permanent über eine gute Libido verfügen zu können. Deshalb wird die Minderung der sexuellen Appetenz als erhebliche Beeinträchtigung der Lebensqualität empfunden und nach Ursachen gesucht. Oft wird die Anwendung der hormonalen Kontrazeptiva dafür verantwortlich gemacht (Ahrendt u. Friedrich 2013a).

Ist die »Pille« Verursacher von Störungen der sexuellen Appetenz? Kommen hormonale Kontrazeptiva wirklich als »Lustkiller« in Betracht? Und wenn ja, welche und unter welchen Bedingungen? Welche Zusammenhänge lassen sich wissenschaftlich erklären?

Hormonale Kontrazeptiva können in vielfältiger Weise die Sexualität beeinflussen. Dies hängt u. a. ab von (Ahrendt u. Friedrich 2013a):

- der Zusammensetzung der hormonalen Kontrazeptiva (reines Gestagenpräparat, Östrogen-Gestagen-Kombinationspräparat),
- der Art des Östrogens und der Art des Gestagens mit ihren individuellen Partialeigenschaften und der Stärke der Beeinflussung des SHBG-Spiegels,
- der Art der Applikation (oral, transdermal, vaginal, intrauterin, subdermal),
- der Art der Anwendung (rhythmische Anwendung, Langzyklus-, Langzeitanwendung).

Die menschliche Sexualität mit ihren drei Dimensionen Fortpflanzung, Lust und Beziehung unter-

liegt verschiedenen Einflussgrößen. Neben den biologischen Aspekten sind insbesondere psychosoziale Aspekte sowie die intrapersonellen und interpersonellen Aspekte der Beziehungsebene ausschlaggebend. Störungen in einer dieser Ebenen bedingen Störungen im Gesamtgefüge.

Einfluss der Östrogene und Gestagene auf das SHBG

Hormonale Kontrazeptiva beeinflussen je nach ihrer Zusammensetzung den SHBG-Spiegel unterschiedlich. Der Grad dieser Beeinflussung hängt dabei ab von der Art und der Dosis der eingesetzten Östrogene und/oder Gestagene und auch der Art der Applikation.

Das in den meisten Pillen enthaltene Ethinylöstradiol erhöht stark den SHBG-Spiegel und bedingt damit ein niedriges Testosteronniveau. Das neuerdings in einigen oralen Kontrazeptiva enthaltene Östradiol bzw. Östradiolvalerat führt dagegen nur zu einem leichten Anstieg des SHBG und erscheint demnach für die Libido günstiger.

Hormonale Kontrazeptiva mit höheren Dosen an Ethinylöstradiol (EE) führen zu einem Anstieg des SHBG um das 2- bis 3-Fache (Kuhl u. Taubert 1987). Oberhalb einer Dosierung von 20 μg Ethinylöstradiol ist der zusätzlich steigernde Effekt jedoch nur noch gering (Ludwig et al. 2006).

Die vermehrte Bildung von SHBG z. B. durch Ethinylöstradiol in den hormonalen Kontrazeptiva führt zu einer vermehrten Bindung von Testosteron und Dihydrotestosteron an das SHBG. Dadurch verringern sich signifikant die Serumspiegel von Testosteron gesamt (T), freiem Testosteron (fT) und der freie Androgen-Index (FAI) (Bancroft et al. 1991a, b; Coenan et al. 1996). Die Folge kann eine Abnahme der sexuellen Appetenz sein.

> **Effekte der Östrogene auf den SHBG-Spiegel**
> - Ethinylöstradiol: starke Erhöhung.
> - 17-β-Östradiol oral: leichte Erhöhung.

Die synthetischen Gestagene wirken in Abhängigkeit von ihren Partialwirkungen entweder SHBG-erhöhend [Cyproteronacetat (CPA) und Chlormadinonacetat (CMA)] oder SHBG-erniedrigend

◨ **Tab. 4.5** Serumhormonspiegel an Gesamttestosteron (T), SHBG und freiem Testosteron (T) bei OC-Anwenderinnen und Nichtanwenderinnen. (Nach Bancroft et al.1991a, b)

	Anzahl	Testosteron gesamt (nmol/l)		SHBG (nmol/l)		Freies Testosteron (nmol/l)	
	(n)	Mittelwert	SD	Mittelwert	SD	Mittelwert	SD
OC-Anwenderinnen	55	1,53	0,39	96,2	37,8	16,9	6,3
OC-Nichtanwenderinnen	53	1,74	0,48	45,4	17,1	30,2	13,5
T-Test		$p<0,025$		$p<0,0001$		$p<0,001$	

SD = Standardabweichung.

[Levonorgestrel (LNG), Norethisteronacetat (NETA), Lynestrenol, Gestoden, Desogestrel]. Dagegen verändern Dienogest, Normelgestromin und Drospirenon kaum die SHBG-Spiegel (Victor et al. 1976; Göretzlehner et al. 2007; Gudermann 2009).

Effekte synthetischer Gestagene auf den SHBG-Spiegel

- Erhöhung des SHBG
  - Cyproteronacetat (CPA)
  - Chlormadinonacetat (CMA)
- Erniedrigung des SHBG
  - Norethisteronacetat
  - Lynestrenol
  - Levonorgestrel
  - Norgestimat
  - Desogestrel
  - Gestoden
- Keinen Effekt auf das SHBG
  - Dienogest
  - Drospirenon
  - Nomegestrolacetat

Bancroft et al. (1991a, b) untersuchten die Plasmaandrogenspiegel (freies T, gebundenes T, SHBG, FAI) und Albumin von 55 Frauen mit und 53 Frauen ohne OC-Anwendung. Weitere 4 Messungen erfolgten im wöchentlichen Abstand. Bei den OC-Anwenderinnen stieg das SHBG an, und die Androgenwerte fielen ab. Bei den Nichtanwenderinnen traten dagegen keine Veränderungen auf. Diese Daten waren statistisch signifikant (◨ Tab. 4.5). Bei

den Gestagenen handelte es sich ausschließlich um solche der 3. Generation (Bancroft et al.1991a, b).

Coenan et al. (1996) bestätigten diese Zusammenhänge durch ihre Studie, in der bei 4 unterschiedlichen oralen Kontrazeptiva ebenso ein Anstieg des SHBG um das 3-Fache und ein Absinken der Androgene (DHEAS, T, fT) und des Freien Androgen-Indexes (FAI) um gut die Hälfte festgestellt wurden (◨ Tab. 4.6).

SHBG und Sexualität

In zahlreichen Studien wurde untersucht, inwieweit die Erhöhung des SHBG-Spiegels mit nachfolgendem Abfall der Androgene die sexuelle Appetenz sowie das sexuelle Verhalten und Erleben beeinflusst.

Alexander et al. (1990) verglichen das Sexualverhalten von Studentinnen mit (18 Studentinnen) und ohne OC-Einnahme (15 Studentinnen) hormonaler Kontrazeptiva. Die Studentinnen in der OC-Gruppe hatten signifikant höhere SHBG-Spiegel und niedrigere Plasmaspiegel in allen Testosteronbereichen gegenüber den Nichtnutzerinnen. Die hormonellen Analysen bestätigten, dass es unter der Pilleneinnahme keine Schwankungen der Testosteronspiegel gibt, Nichtanwenderinnen einer Pille aber in der zweiten Zyklushälfte eine Abnahme der Testosteronwerte (Gesamt-T und freies T) erlebten.

Die sexuelle Appetenz war stabil bei OC-Nutzerinnen und schwankend bei Nichtnutzerinnen und stand im Einklang mit dem Muster der T-Sekretion in jeder Gruppe. Die Häufigkeit sexueller Hand-

4

◻ Tab. 4.6 Einfluss zweier hormonalen Kontrazeptiva (Cilest – Ethinylöstradiol 0,035 mg, Norgestimat 0,25 mg; Marvelon – Ethinylöstradiol 0,03 mg, Desogestrel 0,15 mg) auf das Gesamttestosteron (T), Freie Testosteron und den Freien Androgen-Index (FAI) (modifiziert nach Coenan et al. 1996).

Serum n=100		Kontrollzyklus	Pillenzyklus 4	Pillenzyklus 6
		n=90	n=88	
SHBG (nmol/l)	Cilest	55	173	174
	Marvelon	61	201	217
T (nmol/l)	Cilest	2,26	1,81	170
	Marvelon	2,48	2,05	1,98
fT (pmol/l)	Cilest	5,79	2,59	2,61
	Marvelon	7,08	3,02	2,88
FAI	Cilest	4,74	1,14	1,28
	Marvelon	4,73	1,09	0,98

◻ Tab. 4.7 Die Sexual Experience Scala (SES) beschreibt 4 Dimensionen der sexuellen Erfahrungen. (Nach Frenken u. Vennix 1981)

SES-1	Skala Sexuelle Moral, sexuelles Verhalten vor der Ehe
SES-2	Skala Psychosexuelle Stimulation
SES-3	Skala Sexuelle Motivation
SES-4	Skala Partnerschaft

lungen mit männlichen Partnern und autosexuelle Aktivitäten waren bei Pillenanwenderinnen über die Menstruationszyklen stabil. Frauen mit Ovulation berichten dagegen über eine Abnahme der sexuellen Appetenz ab Zyklusmitte bis über die Zeit der Regelblutung. In dieser Gruppe waren größere Rückgänge an freiem Testosteron mit einem niedrigeren sexuellen Verlangen als bei den Nichtanwenderinnen der Pille verbunden.

Dabei gab es keine Unterschiede zwischen den Gruppen hinsichtlich des MHQ-Score Menstrual History Questionnaire (Halbreich et al. 1982), der PAF-Symptomkategorien oder der Schwere der Symptome. Allerdings ergab die PAF (Premenstrual Assessment Form; Halbreich et al. 1982) ein signifikantes Ansteigen des sexuellen Interesses und der sexuellen Aktivitäten in der prämenstruellen Phase bei den OC-Anwenderinnen gegenüber den Nicht-

anwenderinnen (29) = 2,9, p<0,05). Dagegen gab es keine bedeutende Differenz zwischen den Gruppen auf der SES-2 (psychosexuelle Stimulation; ◻ Tab. 4.7). Es waren keine Unterschiede zwischen den Gruppen hinsichtlich Selbstbefriedigung und sexueller Interaktionen während der Menstruation zu beobachten. Die OC-Benutzerinnen waren freizügiger sowohl in Bezug auf ihre Haltung gegenüber vorehelichen sexuellen Kontakten (SES-1: t(29) = 2,67, p<0,05) und in ihrer sexuellen Interaktionen mit ihren Partnern (SES-3: t(29) = 3,56, p<0,01) als Nichtnutzerinnen.

Die Arbeitsgruppe um Graham stellte folgende Hypothesen auf (Graham et al. 2007):
- Hypothese 1: Nachteilige Veränderungen in der Sexualität hängen vom Ausmaß der Reduktion des freien Testosterons nach Beginn der Einnahme des Kontrazeptivums ab.
- Hypothese 2: Die Beziehung zwischen der Höhe des freien Testosterons und dem sexuellen Interesse wird deutlicher, wenn das fT unter eine bestimmte »kritische« Schwelle absinkt.

Dazu wurden folgende Gruppenbildungen vorgenommen:
- niedrige Konzentration an fT: <2,19 pmol/l,
- mittlere Konzentration an fT: 2,19–4,72 pmol/l,
- höhere Konzentration an fT: >4,72 pmol/l,

Diese Arbeitsgruppe kommt zu dem Ergebnis,

- dass eine positive Korrelation zwischen dem freien Testosteron (fT) und der Lust und der Häufigkeit von Sexualkontakten besteht,
- dass die Höhe des fT jedoch nicht die sexuelle Erregung und sexuelle Befriedigung beeinflusst.

Die Studie von Panzer et al. (2006) bestätigte dies innerhalb einer klinischen Untersuchung. Bei 124 Frauen mit einer sexuellen Funktionsstörung (FSD) wurde mittels des FSFI-Score ein möglicher Einfluss der hormonaler Kontrazeptiva untersucht. Die Frauen in der »Pillengruppe« hatten dabei einen signifikant niedrigeren FSFI-Gesamt-Score und einen signifikant niedrigeren Libido-Subscore als die Nichtanwenderinnen.

Der FSFI-Score (Female Sexual Function Index) beinhalten die Kategorien Libido, Erregung, Lubrikation, Orgasmus, Befriedigung und Schmerzen. Der Fragebogen enthält 19 Items. Ein hoher Score spricht für eine hohe sexuelle Lust und Befriedigung, ein Score von 23 und weniger für eine sexuelle Funktionsstörung (Rosen et al. 2000; siehe auch ► Kap. 9).

Korrelation zwischen der Höhe der Dosis an EE sowie der Art des Gestagens und der weiblichen Sexualität

In einer Studie (Caruso et al. 2004) klagten 19% der Frauen, die ein orales Kontrazeptivum mit 15 µg EE anwendeten, über Dyspareunien. Dadurch stellte sich keine sexuelle Erregung ein, was wiederum mit verminderten sexuellen Phantasien und einem verminderten sexuellen Vergnügen einherging. Unter oralen Kontrazeptiva (OC) mit 30 µg EE dagegen berichteten die Patientinnen von einer Zunahme der vaginalen Lubrikation und eines insgesamt besseren Sexuallebens (Caruso et al. 2005).

Basierend auf der Erkenntnis, dass die Höhe der Dosis an Ethinylöstradiol und die Partialwirkung des Gestagens (androgen vs. antiandrogene Partialwirkung) unterschiedlich stark das SHBG beeinflussen, gingen Wallwiener et al. (2010a, b) u. a. der Frage nach, ob sich das auf die sexuelle Appetenz, die Erregung und die Befriedigung auswirkt. Sie untersuchten dies in einer Online-Befragung von 1086 Medizinstudentinnen mit unterschiedlichen

kontrazeptiven Methoden (orale hormonale Kontrazeption, nichtorale hormonale Kontrazeption, nichthormonale Kontrazeption, keine Kontrazeption).

Es wurden jedoch keine signifikanten Unterschiede hinsichtlich des FSFI-Scores in Abhängigkeit von der Höhe der EE-Dosis (20 µg, 30 µg, >30 µg) und der Partialwirkung des Gestagens (androgene vs. antiandrogene Partialwirkung) gefunden. Der Gesamt-FSFI-Score sowie der Subscore für »Sexuelle Appetenz« und für »Sexuelle Erregung« differierte zwischen den einzelnen kontrazeptiven Methoden. Der höchste Gesamt-FSFI-Score fand sich bei den Frauen mit nichthormonaler Kontrazeption, gefolgt von denen ohne Kontrazeption. Dieser Score war bei den Anwenderinnen von nichtoraler hormonaler Kontrazeption am niedrigsten.

Der Subscore »Sexuelle Appetenz« war in der Gruppe der Frauen, die keine hormonalen Kontrazeptionsmethoden (OC, Vaginalring) anwendeten, höher als in der Gruppe der Frauen, die hormonale und nichthormonale Kontrazeptiva benutzten (Wallwiener et al. 2010a, b). Hinsichtlich des Sub-Scores »Sexuelle Erregung« traten diese Unterschiede nicht auf.

Diese Studie lässt den Schluss zu, dass die Höhe der SHBG-Spiegel (durch die verschiedenen hormonalen Kontrazeptiva unterschiedlich beeinflusst) allein nicht die Libido und Erregung beeinflusst.

Untersuchungen zur Androgenrezeptorsensitivität

Viele der dargestellten Studien haben ein uneinheitliches Bild über die Zusammenhänge zwischen Androgenen und sexueller Appetenz und Befriedigung widergespiegelt. Obwohl Veränderungen der Serumhormonspiegel bezüglich des T, fT, DHEAS und SHBG als auch des FAI nachgewiesen sind, führen diese nicht zwangsläufig zu Verminderung der sexuellen Appetenz und Erregung.

Die Arbeitsgruppe um Elaut suchten eine Erklärung dafür und gingen einen anderen Weg (Elaut et al. (2012). In der randomisierten, prospektiven Studie ermittelten sie die Auswirkung des Vaginalrings vs. ein orales Kombinationspräparat (KOK) und eine reine Gestagenpille (POP) hinsichtlich der

Androgenrezeptorsensitivität und ihrer Auswirkungen auf die Sexualität der Frau.

In dieser Studie wurden 55 Paare in 3 Gruppen randomisiert. Jedes der Paare benutzte hintereinander und in unterschiedlicher Reihenfolge jeweils über 3 Monate folgende hormonale Kontrazeptiva:
- KOK 20 µg EE/150 µg DSG,
- POP 75 µg DSG,
- Vaginalring 15 µg EE/120 µg DSG.

Beide Partner hatten mehrfach Fragebögen auszufüllen (Sexualfragebögen für beide Partner: Erhebung von sexueller Lust und sexuellem Tun; allein oder mit Partner). Dazu wurden die Androgene im Serum bestimmt (Gesamt- und freies Testosteron), SHBG und ein genetischer Marker der Androgenrezeptorsensitivität: Cytosin-Adenin-Guanin (CAG)-Polymorphismus.

Ein Ergebnis der Studie war, dass die Libidowerte beim Vaginalring (einzeln p = 0,018; dyadisch p = 0,007) höher waren als bei den KOK- und POP-Gruppen. Dadurch war die sexuelle Lust während der Anwendung des Vaginalringes am größten, sowohl für die Selbstbefriedigung als auch den partnerschaftlichen Sex (dyadisches sexuelles Verlangen p<001). Diese Skala wurde auch stark mit dem Verlangen des männlichen Partners (p<001) assoziiert.

Das Hauptergebnis der Studie von Elaut et al. (2012) war, dass die Androgensensitivität durch eine Änderung des Androgenrezeptorgens vermittelt ist und dass der Cytosin-Adenin-Guanin-Trinukleotid-Polymorphismus die Androgensignalisierung in steroidsensitiven Zellen regelt. Das sexuelle Verlangen war höher bei Frauen mit entweder kurzen oder langen CAG-Trinukleotid-Polymorphismen (solitär p = 0,004; dyadisch p = 0,008). Die Bestimmung des CAG-Polymorphismus als Marker der Androgenrezeptorsensitivität ist hier von Bedeutung.

Schlussfolgerungen
- Die Androgenempfindlichkeit ist vermittelt durch eine Änderung des Androgenrezeptorgens.
- Die CAG-Trinukleotid-Polymorphismen regeln die Androgensignalisierung in steroidsensitiven Zellen.
- Die CAG-Repeat-Länge ist entscheidend für eine Hemmung des Testosterons.

Die aktuelle Studie fand Beweise für eine Bedeutung von genetischen Voraussetzungen für die Reaktion auf Schwankungen der Serumandrogenspiegel. Die Bestimmung des CAG-Polymorphismus als Marker der Androgenrezeptorempfindlichkeit kann hierbei ein Anfang für eine neue Sichtweise sein.

4.3.2 Auswirkung verschiedener hormonaler Kontrazeptiva auf die Sexualität

Ein-Phasen-Kombinationspräparat vs. Drei-Phasen-Präparat

Warner u. Bancroft verglichen 1988 den Einfluss von niedrigdosierten Einphasen-Kombinationspräparaten (≤30 µg mit Drei-Phasen-Kombinationspräparaten bezüglich deren Auswirkungen auf die Libido. Es wurden dazu die Fragebögen von 295 Frauen mit einem Drei-Phasen-Präparat verglichen mit 369 Frauen, die ein orales Kombinationspräparat (KOK) mit ≤30 µg Ethinylöstradiol eingenommen hatten. Dabei stellten sich zu keinem Zeitpunkt der Anwendung der Präparate, verglichen über 28 Tage, signifikante Unterschiede bezüglich der Libido dar. Unter beiden Präparaten war eine Häufung sexuellen Interesses in der postmenstruellen Phase feststellbar. In der menstruellen und prämenstruellen Phase ist die sexuelle Appetenz bei beiden Kombinationsformen gleichsam niedriger als in der postmenstruellen Phase. Die Schwankungen verlaufen aber wesentlich weniger deutlich ausgeprägt als im nicht beeinflussten Zyklus (◘ Abb. 4.7).

Greco et al. (2007) verglichen bei 48 Studentinnen im Alter von durchschnittlich 20 Jahren zwei Drei-Phasen-Präparate mit unterschiedlicher Dosierung von Ethinylöstradiol (20 µg vs. 35 µg EE) hinsichtlich ihrer Wirkung auf die Androgene und deren Auswirkung auf die Stimmung und die Sexualität. Beurteilt wurden folgende Präparatekombinationen:
- Norgestimat (NGM) 0,18 mg – 0,215 mg – 0,25 mg plus Ethinylöstradiol (EE) 20 µg vs.
- Norgestimat (NGM) 0,18 mg – 0,215 mg – 0,25 mg plus Ethinylöstradiol (EE) 35 µg.

Norgestimat ist ein Derivat von Levonorgestrel (LNG). Es wird nach oraler Gabe in LNG umge-

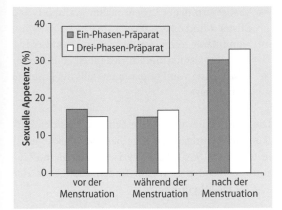

◘ Abb. 4.7 Vergleich einer niedrigdosierten (Ethinylöstradiol) Kombinationspille mit einem Dreiphasen-Kombinationspräparat hinsichtlich der sexuellen Appetenz. (Nach Warner u. Bancroft 1988)

wandelt und bindet stark an das SHBG (Göretzlehner et al. 2007). Die Bewertung nach 3 Monaten ergab folgende Ergebnisse:

- Gesamt-T: Keine signifikante Verringerung.
- Freies Testosteron (fT): In beiden Gruppen signifikante Abnahme: N/EE35 µg: 41,3–4,4 pmol/l, <0,01; N/EE 25 µg: 25,4–7,9 pmol/l, <0,01. In der Gruppe mit 35 µg EE war dies stärker ausgeprägt: N/EE35 (p = 0,05 und p = 0,0).
- DHEAS-Verringerung in beiden Gruppen, jedoch nur in der OC-Gruppe mit 35 µg EE signifikant: N/EE35: 7,26–5,22 mmol/l); N/EE25: 7,50–5,39 mmol/l).

Die Auswirkungen dieser Veränderungen auf die Stimmung [erhoben mit dem Beck Depression Inventar (BDI)] und das sexuelle Erleben [erhoben mit dyadischen und solitären Subskalen des Sexual Wunsch Inventars (SDI)] waren jedoch sehr indifferent. Sowohl hinsichtlich der Verbesserung bzw. Verschlechterung der allgemeinen Stimmung als auch der sexuellen Appetenz gab es gleiche Häufungen ohne Signifikanz.

Kombinationspräparat mit DRSP 3 mg/ EE 30 µg – Einnahmerhythmus 21+7 Tage

Drospirenon ist ein synthetisches Gestagen, das sich von Spirolacton ableitet. Es hat eine antiandrogene und antimineralokortikoide Wirkung. Auf den SHBG-Spiegel wirkt es neutral. Drosprienon ist in verschiedenen oralen Kombinationspräparaten enthalten. In verschiedenen Studien wurde die Auswirkung auf die weibliche Sexualität untersucht.

Yasmin ist ein orales Kombinationspräparat (KOK), das DRSP 3 mg/EE 30 µg enthält und im Rhythmus von 21 Tagen mit 7-tägiger Pause eingenommen wird. Skrzypulec u. Drosdzol publizierten 2008 Daten einer randomisierten Vergleichsstudie von 61 OC-Anwenderinnen von DRSP 3 mg/EE 30 µg (Yasmin), vs. 65 Frauen mit verschiedenen anderen OC. Beurteilt wurde die weibliche Sexualität mittels des Female Sexual Function Index (FSFI; ▶ Übersicht). In beiden Gruppen wurden keine Einschränkungen hinsichtlich der Sexualität durch Pilleneinnahme festgestellt. Im Gegenteil ergaben sich für alle Items (Lust, Erregung, Lubrikation, Orgasmus, Befriedigung, Schmerz) bessere Werte für die Yasmin-Anwenderinnen.

FSFI-Score (Female Sexual Function Index)
- Der FSFI beinhaltet die Kategorien
  - Libido,
  - Erregung,
  - Lubrikation,
  - Orgasmus,
  - Befriedigung,
  - Schmerzen.
- Der Fragebogen enthält 19 Items.
- Ein hoher Score spricht für eine hohe sexuelle Lust und Befriedigung, ein Score von 23 und weniger für eine sexuelle Funktionsstörung (Rosen et al. 2000).

Sowohl der Total-Score des FSFI als auch die getrennte Bewertung seiner 6 Domains (sexuelles Verlangen, sexuelle Erregung, Lubrikation, Orgasmus, sexuelle Befriedigung und Dyspareunie) zeigten deutlich bessere Werte für die Frauen der Yasmin-Gruppe (FSFI-Score: 29,1 + 7,1 vs. FSFI 27,4 + 6,1, p<0,03) der Kontrollgruppe. Signifikant besser schnitten die Yasmin-Anwenderinnen v. a. beim Sub-Score »Sexuelle Erregung« ab (4,71 + 1,34 vs. 4,18 + 1,33, p<0,006).

Auch die Quality-of-life-Indizes waren in der Gruppe der Frauen mit EE 30 mg/3 mg Drospirenon statistisch signifikant höher: Verbesserung der allgemeinen Gesundheit und Stimmung (p<0,02) und der psychischen Gesundheit (p<0,01).

Kombinationspräparat mit DRSP 3 mg/ EE 20 µg – Einnahmerhythmus 21+7 vs. 24+4 Tage

Es ist eine für die frauenärztliche Beratung wichtige Frage, wie sich die pillenfreie Zeit auf das allgemeine und gesundheitsbezogene Wohlbefinden und die Sexualität auswirken. Bei den meisten Pillen beträgt die einnahmefreie Zeit 7 Tage. Häufig treten in dieser Zeit Blutungsbeschwerden, Unterbauchschmerzen, eine Verminderung der körperlichen Leistungsfähigkeit und des Wohlbefindens sowie eine Abnahme der sexuellen Appetenz auf.

> ❯ Um diese Symptome zu verringern, wird bei neuen Östrogen-Gestagen-Kombinationspräparaten (KOK) die pillenfreie Zeit auf 4 oder 2 Tage verkürzt oder sogar vermieden (Langzyklus).

Zu diesem Thema publizierten Caruso et al. (2011) die Ergebnisse einer prospektiven, randomisierten Studie, in der ein KOK mit 3 mg Drospirenon und 20 µg Ethinylöstradiol im herkömmlichen Einnahmerhythmus von 21 Tagen Einnahme und 7 Tagen Pause im Vergleich mit dem verlängerten Rhythmus von 24+4 Tage hinsichtlich der Auswirkung auf die Sexualität verglichen. Es wurden 159 Frauen zwischen 18 und 37 Jahren in diese Studie eingeschlossen.

Zu Beginn der Studie sowie nach 3 und 6 Einnahmezyklen wurden die Daten mittels Fragebögen ermittelt: Kurzform-36 (SF 36) des validierten Fragebogens zur Lebensqualität (QoL), Experience Questionnaire (SpeQ) zur Messung der Änderungen des Sexualverhaltens.

In der Gruppe der Frauen mit dem 21+7-Rhythmus (54 Frauen) ergaben sich folgende Befunde:
- Signifikante Verbesserung der Lebensqualität während Blister 6 auf allen Skalen (p<0,05).
- Keine signifikante Verbesserung von Lust und Erregung.
- Beseitigung von Dyspareunie (falls bei Baseline vorhanden).

In der Gruppe der Frauen mit dem 24+4-Rhythmus (61 Frauen) ergaben sich folgende Befunde:

- Verbesserung der Lebensqualität während Blister 3 und 6 (p<0,05).
- Signifikante Verbesserung von Lust und Erregung, Orgasmus und Zufriedenheit ab Blister 3.
- Beseitigung von Dyspareunie (falls bei Baseline vorhanden).

Die Studie kommt zu dem Schluss, dass der Einnahmerhythmus 24+4 Tage bessere Effekte auf d ie weibliche Sexualität sowie die allgemeine Gesundheit und das Wohlbefinden ausübt als der 21+7-Tage-Rhythmus.

Kombinationspräparat mit DNG 2 mg/ E_2V vs. LNG 0,15 mg/EE 30 µg

In einer doppelblinden, randomisierten Studie wurde die Wirkung von E_2V/DNG und EE/LNG auf die Libido und KOK-assoziierte »female sexual dysfunction« (FSD) untersucht. Der Untersuchung liegt die Hypothese zugrunde, dass die Kombination von Östradiol und Dienogest eine geringere Erhöhung des SHBG-Spiegels und damit eine geringe Reduktion der Androgene Testosteron und DHEAS bewirkt als ein Kombinationspräparat mit Ethinylöstradiol und Levonorgestrel. Dienogest und Östradiol erhöhen nicht das SHBG. Levonorgestrel senkt das SHBG ab, während das Ethinylöstradiol den SHBG-Spiegel anhebt.

In die Studie eingeschlossen wurden gesunde KOK-Anwenderinnen (18–50 Jahre), die unter ihrem bisherigen Kombinationspräparat an einer FSD litten. Die Frauen mussten einen FSFI-Score (FSFI = Female Sexual Function Index) von 18 Punkten oder weniger haben. Gewechselt wurde auf ein Präparat mit E_2V/DNG (Östrogen-Step-down- und Gestagen-Step-up-Therapie) oder EE (0,03 mg)/ LNG (0,15 mg) (monophasisch 21/7-Schema) für 6 Zyklen. 191 Frauen beendeten diese Studie.

Nappi et al. (2003) berichteten 2011 über die Ergebnisse dieser Studie:
- In der Gruppe E_2V/DNG betrug der mittlere Anstieg des FSFI bezüglich Lust und Erregung 5,90 (Standardabweichung: 5,45; last observation carried forward«; p<0,0001).
- In der Gruppe EE/LNG betrug der mittlere Anstieg des FSFI bezüglich Lust und Erregung 5,79 (SD: 6,17; »last observation carried forward«; p<0,0001).

Die Studie belegt, dass die Frauen in Baseline einen durchschnittlichen Score von 20 und weniger hatten und dieser in beiden Präparategruppen auf Durchschnittswerte von 25 und mehr anstieg. Dies ist insbesondere durch die Verbesserung der Subkategorien Lust und Erregung bedingt.

Damit bestand in beiden Gruppen die gleiche Wirksamkeit hinsichtlich der Verbesserung des FSFI-Score für die sexuelle Appetenz, die sexuelle Erregung, die Lubrikation, den Orgasmus, die sexuelle Zufriedenheit sowie zur Verringerung der Schmerzen während oder nach der vaginalen Penetration.

> ❱ Die Präparate hatten damit eine gleich gute Wirksamkeit hinsichtlich einer Verbesserung der Sexualität bei Frauen, die unter anderen oralen Kombinationspräparaten eine FSD (»female sexual dysfunction«) angaben. Verbesserungen stellten sich auch in den anderen Subscores des Female Sexual Function Index dar.

Die Veränderung des FSFI-Scores von Baseline auf Zyklus 6 betraf die Subscores Libido, Erregung, Lubrikation, Orgasmus, Zufriedenheit, Schmerz (Davis et al. 2013).

Kombinationspräparat mit CMA 2 mg und EE 30 µg

Das Gestagen Chlormadinonacetat hat eine antiandrogene Partialwirkung und erhöht stark das SHBG. Dies bewirkt zwangsläufig eine Reduktion des freien Testosterons und des DHEAS. Damit ist nicht auszuschließen, dass mit der Einnahme eine Reduktion der Libido und der sexuellen Erregung und Befriedigung verbunden ist.

Worret et al. (2001) stellten beim Vergleich von einem oralen Kombinationspräparat mit 2 mg CMA/30 µg EE vs. 30 µg EE/0,15 mg Levonorgestrel (LNG) bei 200 Frauen in beiden Gruppen keine Reduktion der Libido fest.

Schramm u. Steffens (2002) fanden in ihrer Studie altersspezifische Unterschiede hinsichtlich der Häufigkeit der Abnahme der Libido unter einem OC mit 2 mg CMA und 0,03 EE, die aber in keiner Gruppe größer als 1% ist.

In der Studie von Zahradnik u. Hanjalic-Beck im Jahr 2008 gaben von 781 Frauen, welche bis zu 45 Zyklen mit der gleichen Medikation behandelt wurden, durchschnittlich nur 2% eine Beeinflussung ihrer Sexualität an. Die Abnahme der Libido reichte von 4,4% im Zyklus 7 und bis zu 1,3% im Zyklus 42. Aber fast genau so viele Patientinnen gaben in dieser Zeit eine Zunahme der sexuellen Appetenz an. In diese offene nicht kontrollierte Phase-III-Studie (KOK mit 2 mg CMA und 0,03 EE) waren 1650 gesunde Frauen zwischen 18 und 40 Jahren eingeschlossen. Die Studie lief über 24 Zyklen. 781 dieser Frauen setzten freiwillig die Kontrollen über 45 Zyklen fort.

Kombinationspräparat mit Cyproteronacetat

Cyproteronacetat hat als synthetisches Gestagen eine starke antiandrogene Partialwirkung. Es erhöht stark das SHBG und unterdrückt damit die Androgene in hohem Maß. Aus diesem Grund ist es indiziert bei Patientinnen mit einer Hyperandrogenämie. Cyproteronacetat steht zur Verfügung als Kombinationspräparat mit Ethinylöstradiol (EE 35 µg + CPA 2 mg) sowie als Einzelsubstanz (ohne Indikation zur hormonalen Kontrazeption) in einer Dosierung von 10 mg und 50 mg.

In einer Studie, in denen Patientinnen wegen Hirsutismus und Akne hohe Dosen von 100 mg CPA/Tag bzw. 300 mg CPA/Tag erhielten, berichteten Hammerstein et al. (1983) von einer Abnahme der sexuellen Appetenz bei diesen Patientinnen von 6% bzw. 10%. Zum KOK mit 2 mg CPA liegen jedoch keine diesbezüglichen Daten vor.

> **Merke**
>
> Wegen der starken antiandrogenen Wirkung von Cyproteronacetat findet es in unterschiedlich hoher Dosierung und unterschiedlicher Applikation auch Anwendung bei der medikamentösen Therapie von sexuell perversen und delinquenten Männern und bei Mann-zu-Frau-Transidenten (Sigusch 2007).

Vaginalring 0,120 mg Etonogestrel und 15 µg EE

Der Vaginalring gibt in der Scheide täglich 0,120 mg Etonogestrel und 15 µg EE frei. Der Vorzug ist die kontinuierliche Abgabe der Hormone und die konstanten Serumhormonspiegel. Etonogestrel ist der aktive Metabolit von Desogestrel. Desogestrel bindet stark an SHBG. Demnach entfaltet es eine leicht androgene Partialwirkung.

Bei der Anwendung eines Vaginalringes zur hormonalen Kontrazeption ergeben sich für die Anwenderinnen und auch für deren Partner einige Besonderheiten hinsichtlich der Sexualität. Insbesondere stellt sich die Frage nach möglichen negativen Auswirkungen auf die sexuellen Reaktionen durch die Anwesenheit des Ringes in der Scheide

- durch verstärkte durch den Ring bedingte Vaginitiden und Fluor,
- durch vermehrte durch den Ring bedingte irreguläre Blutungen,
- durch eine nachteilige hormonelle Beeinflussung der sexuellen Appetenz,
- durch die Anwesenheit des Ringes, eines »Fremdkörpers«, in der Scheide.

Möglicher Störfaktor: Vaginitis und Fluor Die Anwendung des Vaginalrings kann in Einzelfällen zu vermehrtem Fluor genitalis und zur Vaginitis führen. Es besteht jedoch kein signifikanter Unterschied im Vergleich mit oralen Kontrazeptiva. In der Studie von Ahrendt et al. (2006) traten durch den Ring bedingt bei 3,2% der Anwenderinnen Fluor und bei 4,6% eine Vaginitis auf vs. 1,0% und 2,1% beim oralen Kontrazeptivum (30 pg EE und 3 mg DRSP). Eine nachteilige Beeinträchtigung der Sexualität ist diesbezüglich nicht zu erwarten. Diese Daten wurden auch durch die Studie von Sabatini u. Cagiano (2006) gestützt, in der ebenfalls die Nuva-Ring-Anwenderinnen eine geringere Zahl an Zusatzblutungen hatten als die Frauen mit oralen Kontrazeptiva.

Möglicher Störfaktor: Beeinträchtigung des sexuellen Komforts durch die Anwesenheit des Ringes in der Scheide Die Anwesenheit des Ringes in der Scheide, gewissermaßen als »Fremdkörper«, könnte sich nachteilig auf die Sexualität auswirken:

- Der Ring beeinträchtigt das Penetrieren des Penis.
- Der Ring beeinträchtigt den Geschlechtsverkehr generell.

- Der Ring wird von der Frau und/oder deren Partner beim Geschlechtsverkehr gespürt und als schmerzhaft und unangenehm empfunden.
- Der Ring rutscht während des Geschlechtsverkehrs aus der Scheide.

Zur Untersuchung des Einflusses des Vaginalrings auf die Sexualität liegen uns Studien von Guida et al. (2005), Sabatini (2004); Sabatini u. Cagiano (2006) und Elaut et al. (2012) vor.

Guida et al. (2005) führten eine offene, randomisierte, Single-Center-Studie über den Einfluss von vaginalen und oralen hormonellen Kontrazeptiva auf die Sexualität von Frauen und deren Partnern durch. Nach dem Zufallsprinzip wurden gesunde Frauen im Alter zwischen 22 und 34 Jahren mit einem festen Partner und einem aktiven Sexualleben (mindestens 4-mal Geschlechtsverkehr im Monat) folgenden 3 Gruppen zugeordnet und über 6 Zyklen beobachtet:

- NuvaRing-Gruppe (n = 28),
- KOK-Gruppe (0,150 mg DSG und 0,020 mg EE) (n = 26),
- Gruppe ohne hormonale Kontrazeptiva (n = 25),

Zum Evaluieren psychischer und physischer Aspekte der sexuellen Interaktionen wurde ein modifiziertes, semistrukturiertes Interview (Interviewer Ratings of Sexual Function; IRSF) durchgeführt (Tyrer et al. 1983). Dieses Interview erfasst 9 Bereiche der Sexualität: Beschwerden, Ängstlichkeit, Schmerzen, sexuelle Zufriedenheit, sexuelle Lust, persönliche Initiative, sexuelles Interesse, sexuelle Phantasien, Häufigkeit des Orgasmus, Intensität des Orgasmus, Befriedigung, sexuelle Aktivitäten. Die Fragen mussten bei Baseline, Zyklus 3 und Zyklus 6 von den Frauen und deren Partnern beantwortet werden.

Bei der Baseline bestanden keine Unterschiede unter den Gruppen hinsichtlich der sozialen, körperlichen und sexuellen Voraussetzungen (IRSF). Die Frauen der NuvaRing-Gruppe und der KOK-Gruppe berichteten, verglichen mit den Frauen ohne hormonelle Kontrazeption, über eine signifikante Verbesserung der sexuellen Funktion nach 3 und 6 Monaten für die Bereiche:

- sexuelles Interesse (p<0,01),
- sexuelle Lust (p<0,001),

- sexuellen Aktivitäten (p<0,01),
- Häufigkeit und Intensität des Orgasmus (p<0,001),
- sexuelle Zufriedenheit (p<0,001).

Es verringerten sich signifikant die Parameter, die zu einer Verminderung der sexuellen Lust und der sexuellen Aktivitäten führen:
- Reduktion von Ängstlichkeit (p<0,001),
- Reduktion von Schmerzen (p<0,001),
- Reduktion von Beschwerden (p<0,001).

Die Frauen mit NuvaRing berichteten im Vergleich zu den Frauen mit dem Kombinationspräparat (KOK) oder denen ohne hormonelle Kontrazeption darüber hinaus auch über eine signifikante Steigerung
- der sexuellen Phantasien (p<0,001),
- der sexuellen Appetenz (p<0,001),
- der sexuellen Aktivitäten (p<0,001).

Die Steigerung der sexuellen Phantasien ist ein besonders interessantes Ergebnis. Möglicherweise übt der Ring in der Scheide mit seiner spezifischen Lage und Druckausübung an der Scheidenvorderwand einen stimulierenden Effekt aus, was die Erregung verstärkt und damit auch die sexuellen Phantasien aktiviert. Dies könnte auch die deutliche Steigerung der sexuellen Erregung und der sexuellen Aktivitäten bei Patientinnen mit dem NuvaRing im Vergleich zu Nutzerinnen oraler Kontrazeptiva erklären.

In beiden Kontrazeptivagruppen (NuvaRing und KOK) wurde ein signifikanter Anstieg der Frequenz des Geschlechtsverkehrs sowohl nach Zyklus 3 als auch nach Zyklus 6 (je p<0,001) verzeichnet im Vergleich zur Baseline und auch zu den Frauen ohne hormonale Kontrazeption.

Kontakt mit dem Ring Etwa 10% der Frauen und etwa 30% der Partner spürten den Vaginalring zumindest gelegentlich (Guida et al. 2005). Bei den männlichen Partnern, deren Partnerinnen hormonale Kontrazeptiva anwandten, war eine ähnliche Verbesserung der sexuellen Funktion sowohl in der NuvaRing-Gruppe als auch in der KOK-Gruppe festzustellen. Bei den Partnern der NuvaRing- und der KOK-Gruppe kam es nach 3 Monaten und nach 6 Monaten zu einer signifikanten:

- Reduktion von Angst,
- Zunahme der sexuellen Appetenz,
- Zunahme der Häufigkeit und der Intensität des Orgasmus,
- Zunahme der sexuellen Zufriedenheit.

Bei den Partnern der NuvaRing-Anwenderinnen kam es zu einer signifikanten:
- Zunahme des sexuellen Interesses,
- Zunahme der sexuellen Phantasien,
- Zunahme der sexuellen Aktivitäten.

Das Vorhandensein des Ringes in der Scheide scheint ein positiver Impuls für den Mann zu sein. Das Spüren des Rings beim Geschlechtsverkehr kann beim Mann unmittelbar zu einer Steigerung taktiler Reize führen und sekundär seine sexuellen Phantasien steigern (◘ Abb. 4.8).

Die Studie von Sabatini u. Cagiano (2006) erbrachte ähnliche Ergebnisse. Auch hier wurde bei den NuvaRing-Anwenderinnen eine Verbesserung der Sexualität gegenüber den Anwenderinnen oraler Kontrazeptiva nachgewiesen. In diese prospektive, randomisierte Studie wurden Frauen mit fester Beziehung und normalem Menstruationszyklus in 3 Gruppen eingeteilt:
- Gruppe L: 94 Frauen (KOK 20 EE/100 LNG),
- Gruppe VL: 92 Frauen (KOK 15 EE/60 Gestoden),
- Gruppe VR: 94 Frauen (Vaginalring 15 EE/120 Etonogestrel).

Die Datenerhebung erfolgte bei Baseline, nach 3 Monaten, nach 6 und nach 12 Monaten.

Die Daten belegen eine signifikante Steigerung der sexuellen Appetenz und der sexuellen Befriedigung, und dies stärker bei den NuvaRing-Anwenderinnen (75,5% und 77,6%) im Vergleich zu den KOK-Anwenderinnen mit 100 LNG/20 EE (26,5% und 46,8%) (p<0,005) und als auch im Vergleich mit den KOK-Anwenderinnen mit 60 GES/15 EE (30,4% und 22,8%) (p<0,005).

In den beiden Gruppen mit der oralen hormonalen Kontrazeption wurde signifikant häufiger von vaginaler Trockenheit und Verminderung der Lubrikation sowie von depressiven Verstimmungen berichtet. Das bestätigt die Daten aus anderen Studien (Sabatini 2004; Sanders et al. 2001; Caruso

4

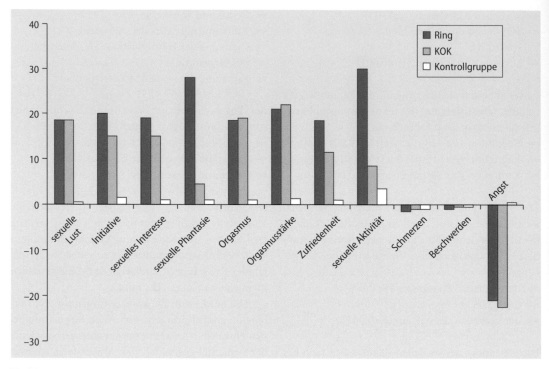

◨ **Abb. 4.8** Auswirkung der Anwendung des Vaginalringes auf die Sexualfunktion des Partners im Vergleich zu Anwendung von KOK oder nichthormoneller/keiner Kontrazeption durch Frauen. (Adaptiert nach Guida et al. 2005)

et al. 2004). Dies war aber bei den Anwenderinnen des Vaginalrings nicht der Fall. Über vaginale Trockenheit berichteten nach 3 Zyklen 28 Frauen (30,4%) der VL-Gruppe, 12,7% der Frauen in der L-Gruppe und nur 2,1% der Frauen mit dem Vaginalring (p<0,005). Auch über Stimmungsschwankungen klagten signifikant häufiger KOK-Anwenderinnen als Ringanwenderinnen: L 8,5%, VL 8,6%, VR 4,2% (p<0,05).

> **Merke**
>
> Der vaginale hormonale Verhütungsring (NuvaRing) führte nicht zu einer Beeinträchtigung der Sexualität, sondern stellt sich im Vergleich zu verschiedenen oralen Kontrazeptiva (KOK und POP) oft als vorteilhaft dar.

Es wurde eine Verbesserung der Lubrikation nachgewiesen, eine Verbesserung des sexuellen Interesses, der sexuellen Appetenz, der sexuellen Erregung und Befriedigung sowie ein häufigeres und inten-

siveres Erleben des Orgasmus. Ebenso stiegen die sexuellen Phantasien der Frauen, und die Häufigkeit Frequenz von Geschlechtsverkehr nahm zu. Es reduzierten sich dagegen die depressiven Verstimmungen und die Ängstlichkeit.

Der Vaginalring wurde nur von 10% der Frauen beim Geschlechtsverkehr gespürt, aber von 30% der Partner. Bei beiden wurde dies aber nicht als nachteilig empfunden, sondern im Gegenteil oft als stimulierend mit Steigerung der sexuellen Phantasien.

Auch bei den männlichen Partnern hatte die Anwesenheit des Ringes vielfältige positive Effekte auf die Sexualität: Steigerung der Libido, der sexuellen Erregung und die Befriedigung.

Schlussfolgerungen Durch die Anwendung des Vaginalrings tritt in einigen Bereichen also eine Verbesserung der Sexualfunktion ein, u. a. durch eine Verringerung von Depressionen, durch eine Verbesserung der Feuchtigkeit der Scheide und durch eine Verbesserung der sexuellen Erregung.

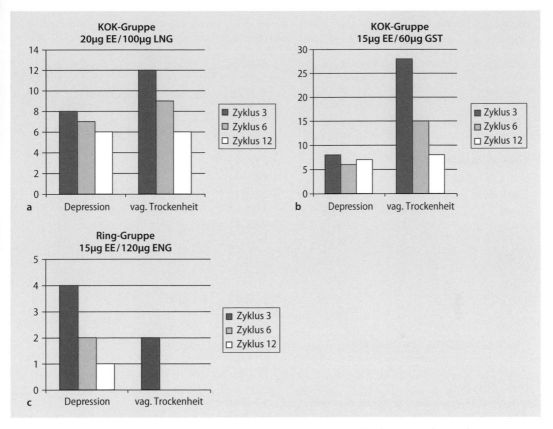

◻ Abb. 4.9a–c Verbesserung von depressiver Verstimmung und vaginaler Trockenheit bei zwei oralen Kombinationspräparaten und dem Vaginalring (Angaben in%). (Adaptiert nach Sabatini u. Cagiano 2006)

Vaginalring vs. KOK mit DRSP 2 mg/EE 20 μg

Sex beinhaltet eine erfolgreiche Integration eines intakten Nerven-, Gefäß- und Muskelschaltkreises, einer komplexen Wechselwirkungen zwischen den Neurotransmitter und modulierenden Einflüssen des endokrinen Systems.

Zu den ersten Anzeichen von Veränderungen der weiblichen sexuellen Erregung gehört die Erhöhung des Blutflusses der Vulva, der Klitoris und der Scheide. Veränderungen des Blutflusses sowie deren Blutvolumen korrelieren mit dem Menstruationszyklus und seinen hormonellen Veränderungen. Sie können objektiviert werden mittels Sonographie und Farb-Doppler-Messungen (Battaglia et al. 2008, 2011). In diesen Studien, die über den gesamten Zyklusverlauf durchgeführt wurden, stellten Battaglia et al. periovulatorisch eine signifikante Zunahme des klitoralen Blutflusses und des Klitoriskörpervolumens fest.

Zeitnah wurde eine reduzierte Resistenz auf dem Level der dorsalen klitoralen Arterie beobachtet. Die Östradiolspiegel korrelieren positiv mit dem Klitorisvolumen und negativ mit dem dorsalen arteriellen klitoralen Pulsatilitäts-Index (PI).

Sie zeigten, dass nach einer 3-monatigen Behandlung mit einem OC (30 μg EE und 3 mg Drospirenon) folgende Effekte eintraten:

— Verringerung der Dicke der Labia minora,
— Verringerung der Dicke des Introitus vaginae,
— Erhöhung des Pulsatilitäts-Index (PI) der dorsalen Klitorisarterie,
— Erhöhung des Pulsatilitäts-Index (PI) der dorsalen Arterie der Labia minora.

Diese Effekte waren assoziiert mit einem signifikanten Abfall des 2-Faktor-Italian McCoy Female Sexuality Questionnaire (MFSQ) Score, einer Reduktion der Häufigkeit von Geschlechtsverkehr/Woche

4

◨ Tab. 4.8 Körperliches, klinisches und hormonelles Profil vor und nach der Behandlung mit Yasmin. (Gruppe I, n=21) vs. NuvaRing (Gruppe II, n=19). (Nach Battaglia et al. 2012)

Variable	Gruppe	Baseline (a)	6 Monate (b)	a vs. b	I vs. II nach 6 Monaten
BMI (kg/m²)	I	20,8±2,2	21,1±1,0		
	II	22,0±1,5	22,2±0,9		
Östradiol (pmol/l)	I	199±57	110±49		
	II	222±104	197±112		0,003
Andostendion (nmol/l)	I	9,9±2,7	8,1±2,4		
	II	9,3±1,5	8,8±1,6		
Testosteron (nmol/l)	I	1,9±0,6	1,3±0,4	0,007	
	II	2,1±0,9	1,6±0,5	0,011	
SHBG (nmol/l)	I	53±15	171±11	<0,0011	
	II	55±13	162±17	<0,0011	
FAI (%)	I	3,6±2,0	0,6±0,3	<0,0011	
	II	4,0±1,9	1,1±0,3	<0,0011	0,026
FEI (%)	I	4,0±2,1	0,6±0,3	<0,0011	
	II	4,0±2,0	1,5±0,3	<0,0011	<0,0001

BMI = Body-Mass-Index; FAI = freier Androgen-Index; FEI = freier Östrogen-Index.

und einer Reduktion der Häufigkeit des Auftretens von Orgasmen pro GV (Battaglia et al. 2012).

Das Ziel der Pilotstudie war es, den Einfluss eines OC mit 30 μg EE und 3 mg Drospirenon vs. den Einfluss des kombinierten kontrazeptiven Vaginalringes hinsichtlich der genitalen vaskulären Effekte und des Sexualverhaltens zu evaluieren.

Bei 40 Frauen wurde Folgendes während einer 6-monatigen Anwendung untersucht:
- Messung das Klitorisvolumens und des Pulsatility-Index (PI) der dorsalen Klitoralarterien mittels Sonographie unter standardisierten Bedingungen (Battaglia et al. 2008).
- Sexualverhalten, untersucht mit dem McCoy Female Sexuality Questionnaire (MFSQ) und dem Beck's Depression Inventory Questionnaire (BDI) (Beck et al. 1961; Battaglia et al. 2009).
- Bestimmung der Serumhormonspiegel von Östradiol, Androstendion, Testosteron und das SHBG. Der Freie Androgen-Index (FAI) und der Freie Östrogen-Index (FEI) wurden errechnet.
- Alter der Frauen:18–35 Jahre.
- Eumenorrhoischer Zyklus: 28–35 Tage

- BMI: 19–25.
- 6 Monate vor der Studie keine hormonalen Kontrazeptivaeinnahme.

Mittels Randomisierung wurden 21 Patientinnen in die OC-Gruppe und 19 Patientinnen in die Vaginalring (VR)-Gruppe eingeschlossen. Die Studie war verblindet. Die erste Messung dieser Daten erfolgt am Tag 3-5 post menstruationem.

Folgende Ergebnisse wurden erzielt (◨ Tab. 4.8):
- In beiden Gruppen gab es hinsichtlich der Anamnese und der Laborparameter keine Unterschiede.
- Die Serumhormonspiegel von Östradiol, Androstendion, Testosteron und SHBG lagen im Normbereich.

In dieser Studie stieg das SHBG um etwa 300% an mit einer leichten signifikanten Differenz zwischen dem OC und dem Vaginalring 0,6±0, p>0,001 vs. 162±17, p>0,001). Dieser Anstieg war assoziiert mit einem signifikant erniedrigten freien Östrogen-Index (FEI) als Indikator für die freie Serumöstradiolkonzentration. Der erniedrigte FEI war bei den OC-Anwenderinnen stärker ausgeprägt.

Über die Rolle der Östrogene bei der sexuellen Funktion wurde hinreichend berichtet. Östrogene sind bekannt für ihre Vasoprotektion und die Regulation des vaskulären Tonus der glatten Muskulatur (Berman et al. 1998). Nach Dennerstein et al. (2005) hängt die sexuelle Empfindlichkeit (sexuelle Interesse, Erregung, Orgasmus und Befriedigung) von der Höhe der Serumöstradiolspiegel ab. Caruso et al. (2004) fanden bei einer 15 µg-EE-Pille einen negativen Einfluss auf die Sexualität. Jedoch wurden in dieser Studie subjektive Messverfahren angewandt.

Die vorliegende Studie zeigt, dass der durch hormonale Kontrazeptiva induzierte Hypoöstrogenismus zu einem signifikanten Anstieg des Pulsatilitäts-Index der dorsalen Klitorisarterie und zu einer signifikanten Abnahme des Klitorisvolumens führt (Battaglia et al. 2009). Dies bedingt eine Reduktion des Zwei-Factor Italian McCoy Female Sexuality Questionnaire (MFSQ) – in beiden Gruppen. Es besteht eine positive Korrelation zwischen dem Östradiolserumspiegel und dem Klitorisvolumen sowie eine negative Korrelation zwischen dem Östradiolserumspiegel und der genitalen vaskulären Resistenz (Pulsatilitäts-Index). Dies bestätigt die These, dass die Klitoris ein stark östrogenabhängiges Organ ist.

Nach 6-monatiger Behandlung sind die Serumandrogenspiegel stark gesunken bei gleichzeitigem Anstieg des SHBG. Ebenso sank auch der Freie Androgen-Index (FAI). Dies hatte Auswirkungen auf alle Parameter des sexuellen Verhaltens und Erlebens.

Während unter der Anwendung des OC mit 30 µg EE und 3 mg DRSP eine Reduktion der Androgen-Level (Testosteron, FAI) sowie eine Verminderung der klitoralen Durchblutung und des Klitorisvolumens eintraten und sich dies negativ auf das sexuelle Verhalten und Erleben (Reduktion der Häufigkeit des GV/Woche und der Häufigkeit des Orgasmus) auswirkte, war dies nach der 6-monatigen Anwendung des Vaginalrings nicht der Fall.

Bei den Anwenderinnen des Vaginalrings traten keine Veränderungen beim dorsalen klitoralen, arteriellen Pulsatilitäts-Index (PI) auf. Es traten keine negativen Veränderungen hinsichtlich der Frequenz von GV/Woche, der Häufigkeit des Orgasmus/GV oder eine Zunahme von Schmerzen beim Koitus

auf. Dies stimmt mit den Ergebnissen von Elaut et al. (2011) überein, die diese Vorteile ebenfalls bei den Anwenderinnen des Vaginalringes fanden.

Bei den OC-Anwenderinnen waren die negativen Effekte auf die sexuelle Appetenz, die Erregung und den genitalen Schmerz assoziiert mit einem erniedrigten Serumtestosteron und einem atrophischen Vaginalepithel (Lee et al. 2011).

Die Reduktion des Serumtestosterons korrelierte signifikant mit einer Abnahme der Libido, der sexuellen Erregung und der klitoralen Taktilität (Connell et al. 2005). Drospirenon blockiert den Androgenrezeptor, reduziert die Bildung der ovariellen Androgene und hemmt die steroidgenetische enzymatische Aktivität (Fuhrmann et al. 1996). Dadurch scheint sich die Aktivität der 5-α-Reduktase im peripheren Gewebe zu vermindern.

Andererseits verursacht nicht jede Abnahme des Serumtestosterons eine Verringerung der sexuellen Appetenz und Erregung. In zwei größeren Studien (Krasinski et al. 1997; Hodgins et al. 1998) wurden keine Korrelationen zwischen dem Serumtestosteron und der sexuellen Erregung gefunden. Wohl aber haben die Androgene positive Auswirkungen auf die sexuelle Appetenz und auf die Häufigkeit sexueller Gedanken und Phantasien. In der vorliegenden Studie ist die Anwendung eines oralen Kontrazeptivums assoziiert mit einer Zunahme sexuell bedingter Schmerzen sowie einer Abnahme der Häufigkeit von Geschlechtsverkehr/Woche sowie einer Abnahme der Häufigkeit des Orgasmus.

Bei den Anwenderinnen des Vaginalrings wurde auch eine signifikante Abnahme des MFSQ-Score beobachtet, aber weniger evident als bei den OC-Anwenderinnen. Jedoch traten bei diesen keine Abnahme der Häufigkeit von GV/Woche bzw. des Orgasmus/GV ein. Die Ringträgerinnen berichteten über eine stärkere Lubrikation und klagten nicht über Dyspareunien.

> **Die konstante vaginale Freisetzung der Hormone führt auch zu konstanteren, stabilen Serumhormonspiegeln. Der Anstieg des Ethinylöstradiols (EE) bedingt einen lokalen Anstieg von Glykogenen/Glykoproteinen und eine bessere Wasserbindung.**

Die Ergebnisse der Studie von Battaglia et al. (2012) sind in ◾ Tab. 4.9 dargestellt.

□ Tab. 4.9 Verhaltensprofilindex vor und nach Behandlung mit Yasmin (Gruppe I, n= 21) oder NuvaRing (Gruppe II, n= 19). (Nach Battaglia et al. 2012)

Variable	Gruppe	Baseline (a)	6 Monate (b)	p-Wert a vs. b	p-Wert I vs. II nach 6 Monaten
MFSQ Sex (Score)	I	51,2±5,5	42,0±8,9	0,001	
	II	54,1±4,4	47,5±10,3	0,001	0,037
Koitus/Woche	I	2,6±0,6	1,8±0,8	0,036	
	II	2,7±1,2	2,5±1,1		
Orgasmusfrequenz (Score)	I	6,0±1,4	4,2±1,3	0,019	
	II	6,1±0,9	5,4±1,4		0,050
Orgasmusintensität (Score)	I	6,0±1,1	5,5±1,3		
	II	6,6±0,5	5,7±2,5		
Schmerzen während des Koitus	I	6,6±0,3	3,0±0,5	0,011	
	II	6,7±0,5	5,6±1,0		0,003
BDI (Score)	I	6,8±3,3	6,7±5,0		
	II	6,2±5,2	6,5±4,4		

BDI = Becks Depression Inventory; MFSQ = Two-Factor McCoy Female Sexuality Questionnaire.

Zusammenfassung der Ergebnisse

Testosteron (Serumspiegel):
- Reduziert in der OC-Gruppe
- Reduziert in der VR-Gruppe

Östradiol (Serumspiegel):
- Reduziert in der OC-Gruppe
- Nicht reduziert in der VR-Gruppe

SHBG (Serumspiegel):
- Anstieg in der OC-Gruppe
- Anstieg in der VR-Gruppe

Freier Androgen-Index (FAI):
- Reduziert in der OC-Gruppe
- Reduziert in der VR-Gruppe

Freier Östrogen-Index (FEI):
- Reduziert in der OC-Gruppe
- Reduziert in der VR-Gruppe

Klitorisvolumen:
- Reduziert in der OC-Gruppe
- Reduziert in der VR-Gruppe

Pulsatilitäts-Index (PI) der dorsalen Klitoral-arterien:
- Anstieg in der OC-Gruppe
- Kein Anstieg in der VR-Gruppe

McCoy Female Sexuality Questionnaire (MFSQ):
- Abfall in der OC-Gruppe
- Abfall in der VR-Gruppe

Beck's Depression Inventory Questionnaire (BDI):
- Abfall in der OC-Gruppe (stärkere Signifikanz)
- Abfall in der VR-Gruppe

Sexualverhalten:
- OC-Gruppe
  - Reduktion der Frequenz von Geschlechtsverkehr (GV) pro Woche
  - Reduktion der Frequenz von Orgasmus pro GV
  - Verschlechterung von Schmerzen während des GV
- VR-Gruppe
  - Erhöhung der vaginalen Feuchtigkeit

Depotinjektionen mit Medroxy-progesteronacetat (MPA)

MPA wirkt als Gestagen sowohl oral als auch parenteral. Als Pregnanderivat besitzt es sowohl antiöstrogene als auch schwach glukokortikoide Wirkungen. In hoher Dosierung (100 mg/Tag und mehr) wirkt es leicht androgen (Göretzlehner et al. 2007). Die hohen Dosen an MPA unterdrücken oft die Serumöstradiolspiegel erheblich, sodass mangelnde Lubrikation, vaginale Trockenheit und Dyspareunie ebenso die Folgen sein können.

In einer ersten Studie von Nelson (1996) mit 2138 Frauen zum Einfluss von Depot-MPA auf die Libido berichteten 5,8% von einem Verlust oder einer Verminderung der sexuellen Appetenz sowie 11,6% von depressiven Verstimmungen.

Schaffir et al. (2010) beurteilten den Einfluss von Östrogen-Gestagen-Kombinationspräparaten vs. Injektionen mit Depot-Medroxyprogesteronacetat auf die Serumhormonspiegel und das Sexualverhalten der Frauen. Beurteilt wurden diese Parameter mit dem FSFI-Fragebogen. 50 Frauen wurden in diese Studie einbezogen. Die Studie ermittelte, dass die Hormonspiegel unter KOK und DMPA signifikant unterschiedlich sind, dass sie aber keinen Einfluss auf das sexuelle Verhalten und Erleben haben:

- Freies Testosteron: KOK-Anwenderinnen hatten ein niedrigeres Level von fT als DMPA-Anwenderinnen (0,2 vs. 0,6 pg/ml; p<,0001)
- Östradiol: KOK-Anwenderinnen hatten ein höheres Level an E_2 (75,8 vs. 62,8 pg/ml; p = 0,0057)
- FSFI: Die Scores von Erregung (5,0 vs. 4,8; p = 0,46) und der Total Score (30,1 vs. 28,8; p = 0,28) waren nicht different.

In der Studie von Ott et al. sind 2008 ebensolche Ergebnisse erzielt worden. In dieser Studie wurde der Einfluss hormonaler Kontrazeptiva auf die Stimmung und die Sexualität bei 14- bis 17-jährigen Jugendlichen untersucht. Verglichen wurden 328 Jugendliche aus dem mittleren Westen der USA, die Depot-MPA, orale Kontrazeptiva oder keine hormonalen Kontrazeptiva anwandten. Diese Längsschnittstudie lief über 41 Monate. Die Daten wurden mittels Tagebuchaufzeichnungen und Face-to-face-Interviews quartalsweise erhoben.

Folgende Ergebnisse wurden erzielt:
- Kontinuierliche OC-Nutzerinnen:
  - Mehr positive Stimmung als bei Nicht-anwenderinnen, OC-Startern, OC-früher-Nutzerinnen, DMPA-Nutzerinnen.
  - Weniger negative Stimmung als bei Nicht-anwenderinnen, OC-Starterinnen, OC-früher-Nutzerinnen, DMPA-Nutzerinnen.
- DMPA-Nutzer:
  - Signifikant häufiger negative Stimmung gegenüber Nichtnutzerinnen.
- Sexuelles Interesse:
  - Keine signifikanten Unterschiede zwischen den einzelnen Gruppen von Nutzerinnen und Nichtnutzerinnen.

Ein Einfluss auf die Libido und das sexuelle Erleben war demnach nicht festzustellen.

Subdermales Implantat

Implanon setzt täglich 68 µg Etonogestrel, den aktiven Metaboliten des Desogestrel, frei. Desogetrel bindet stark an das SHBG. Demnach entfaltet es eine leicht androgene Partialwirkung.

Das Implantat hat einen Vorteil durch die kontinuierliche Freigabe des Etonogestrels. Damit bleiben Spitzen an Serumhormonspiegeln wie bei der täglichen oralen Anwendung aus.

2002 berichtete Brache et al., dass weltweit 2–5,4% der Anwenderinnen von Implantaten (Norplant, Jardelle, Implanon) Störungen der sexuellen Appetenz haben und in 0–0,8% der Fälle dies zur Entfernung des Implantates führte. Gezginc et al. (2007) berichteten Ähnliches. 5% der Implanon-Anwenderinnen klagten über eine Abnahme der Libido. 2,5% ließen sich aus diesem Grund das Implantat vorzeitig entfernen.

LNG-freisetzendes intrauterines System

Levonorgestrel hat eine starke gestagene und antiöstrogene, aber nur schwache androgene Wirkung. Es bindet stark an SHBG (Göretzlehner et al. 2007).

Die Angaben zur Beeinflussung der Libido durch das LNG-intrauterine System Mirena sind sehr unterschiedlich. Das intrauterine System setzt täglich 20 µg Levonorgestrel (LNG) frei. Durch diese Dosierung erfolgt keine zentrale Hemmung der Ovulation, d. h. die zyklischen Rhythmen werden nicht unterdrückt.

In der Literatur werden folgende Raten an Reduktion der sexuellen Appetenz unter Mirena angegeben:10% (Passini et al. 1975), 12% (Martin-Locches et al. 2003), 16% (Oddens et al. 1999), 20% (Sarma et al. 1998), 30% (Koster u. Garde 1993). Die Daten von Sarma und Koster erscheinen sehr hoch und decken sich nicht mit den eigenen klinischen Erfahrungen.

Skrzypulec u. Drosdzol (2008) geben dagegen keine Abnahme der Libido unter Mirena an, wie die Studie im Vergleich mit den Anwenderinnen von Kupfer-IUD oder Nichtanwenderinnen gezeigt hat. Auch Suhonen et al. (2004) fanden in ihren Studien keine signifikanten Unterschiede bezüglich der Libido, der sexuellen Erregung und Befriedigung sowie der Dyspareunie zwischen Anwenderinnen von LNG-IUS und oralen Kombinationspräparaten, und Li et al. (2004) wiesen keine diesbezüglichen Signifikanzen beim Vergleich von LNG-IUS, DMPA-Injektionen und Kupfer-IUD nach.

Schlussfolgerungen Sexualität erleben zu können ist die wichtigste Voraussetzung für eine ungestörte Sexualität. Die in der Praxis von Patentinnen immer wieder genannte Verringerung der sexuellen Appetenz lässt sich durch die Studien nicht belegen. Im Gegenteil treten durch einige hormonale Kontrazeptiva, insbesondere den Vaginalring, steigernde Effekte auf.

Negative Effekte scheinen im Zusammenhang zu stehen mit der Höhe des SHBG-Spiegels, der durch die verschiedenen Östrogene und synthetischen Gestagene unterschiedlich beeinflusst wird. Ob eine Erhöhung des SHBG und das dadurch bedingte Absinken der Serumandrogene zu einer Verminderung der sexuellen Appetenz führen, scheint von der genetisch individuell unterschiedlichen Empfindlichkeit des Androgenrezeptors abzuhängen. Dies kann jedoch zurzeit in der Routinepraxis nicht nachgewiesen werden.

Sexuelle Störungen können aber nicht nur auf medizinisch-biologische Faktoren reduziert werden. Es müssen immer die partnerschaftlichen und psychosozialen Aspekte miterfasst werden. Das erfordert beim Auftreten von sexuellen Störungen immer eine umfassende Sexualanamnese und ein diagnostisches Gespräch, um andere die Sexualität beeinflussenden Faktoren (Partnerkonflikte, Stress, Ängste, Krankheiten, Medikamente u. a.) auszuschließen.

Sollte man sich im Falle einer Libidostörung in der Praxis für einen Wechsel des hormonalen Kontrazeptivums entscheiden, kämen nach Studienlage folgende Optionen (keine Rangfolge) in Frage:

- Option 1: Vaginalring: EE 15 µg + 120 µg Etonogestrel,
- Option 2: EE 20 µg + LNG 100 mg,
- Option 3: E2 3-2-1mg (Step down) + DNG 2-3mg (Step up),
- Option 4: EE 20 µg + DRSP 3mg 24+4 Regime,
- Option 5: EE 30 µg + CMA 2mg.

Zur Objektivierung der Behandlungseffekte eignet sich der FSFI-Fragebogen (Rosen et al. 2000; ► oben).

■ **Kasuistik: Libidostörung unter der Pilleneinnahme**

Sprechstunde Eine 24-jährige Patientin erscheint zur Krebsvorsorgeuntersuchung. Nach der Untersuchung äußert sie den Wunsch nach einer neuen Pille, da sie »gar keine Lust auf Sex mehr habe«. Die Patientin hatte sich auch schon selbst über mögliche Ursachen Gedanken gemacht. Sie könne sich das so nur erklären, dass es wohl mit der langjährigen Einnahme der Pille in Zusammenhang stehe.«

Die Patientin nimmt seit ihrem 16. Lebensjahr permanent hormonale Kontrazeptiva, eine Pille mit Dienogest 2 mg und Ethinylöstradiol 30 µg. Unter dieser Medikation fühlte sich die Patientin bisher sehr wohl, hatte in der pillenfreien Zeit regelrechte, schwache Blutungen und keine Nebenwirkungen. Der gynäkologische Untersuchungsbefund war unauffällig. Die allgemeine und gynäkologische Anamnese der Patientin ergab keine Auffälligkeiten. Allgemeine Krankheiten oder Dauermedikationen bestanden nicht.

Strukturiertes Vorgehen in der Praxis Innerhalb der Sprechstunde, in der das Problem vorgetragen wird, bestehen folgende zwei Möglichkeiten der Herangehensweise (Ahrendt u. Friedrich 2013a):

- Möglichkeit 1: Es wird sofort die Sexualanamnese erhoben und die Patientin zu diesem

Problem beraten. Die Abrechnung erfolgt über die Psychosomatikziffern EBM 35100, 35110.

▬ Möglichkeit 2: Die Sexualanamnese wird erhoben, und es erfolgt eine erste kurze Beratung (Abrechnung EBM-Ziffern 35100, 35110). Danach wird mit der Patientin ein weiterer Termin zur gesonderten Sexualberatung vereinbart. Die Zeitdauer einer solchen Beratung sollte 30–45 Minuten betragen. Die Abrechnung erfolgt dann als IGeL (GOÄ Ziffer 349).

Ursachen für Libidostörungen Bei der gezielten Erhebung der Sexualanamnese muss an folgende potenzielle Ursachen für die Abnahme der sexuellen Appetenz gedacht werden:
▬ Primär niedrige Libido (= niedrige Libidoausgangssituation),
▬ Einfluss des hormonalen Kontrazeptivums,
▬ Probleme in der Partnerschaft,
▬ allgemeine Ursachen (Krankheiten, Einnahme von Medikamenten, Alkohol, Drogen u. a.).

Ausgangssituation der Libido Wenn die Patientin eine Verringerung der sexuellen Appetenz angibt, wird zunächst genau verifiziert, was für diese Patientin eine »normale« Libido ist und wie sehr sich diese jetzt verringert hat. Es geht dabei darum festzustellen, ob sich eine Sexualstörung im Sinne einer »female sexual dysfunction« (FSD) vorliegt. Dies kann innerhalb der Sprechstunde auf zwei Wegen geschehen:
▬ Ermittlung des FSFI-Scores (Female Sexual Function Index FSFI; ▶ oben):
  ▬ Es handelt sich beim FSFI um einen Selbstbeurteilungsfragebogen (Rosen et al. 2000) mit 19 Fragen zur Sexualität der letzten 4 Wochen.
  ▬ Es werden 6 Kategorien abgefragt: sexuelle Appetenz, Erregung, Lubrikation, Orgasmus, Zufriedenheit und Schmerzen.
  ▬ Die Patientin nimmt eine qualitative Selbstbewertung dieser Kategorien von 0 (wenig/gar nicht) bis 5 (häufig/immer) vor. Ein Score von unter 23 spricht für eine sexuelle Funktionsstörung (FSD).
  ▬ Vorteil dieses Verfahrens: Exakte, validierte Methode, die für wissenschaftliche Untersu-

chungen und auch in der Praxis angewandt werden kann.
  ▬ Nachteil: Keine Aussage über die Libidoausgangssituation möglich, nimmt etwas mehr Zeit in Anspruch.
▬ Feststellung der sexuellen Appetenz mittels der »Libidoleiter nach Ahrendt«
  ▬ Hier zeichnet die Patientin auf einer selbst skizzierten »Libidoleiter« ein, auf welcher Stufe der sexuellen Appetenz sie sich zurzeit befindet und auf welcher Stufe sie sich am Beginn ihrer Beziehung bzw. vor der Störung befand.
  ▬ Dabei drücken die oberen Stufen eine hohe sexuelle Appetenz und die unteren Stufen eine niedrige sexuelle Appetenz aus. Grundlage für diese Selbsteinschätzung sind folgende Parameter: Häufigkeit des Denkens an Sexualität, Häufigkeit sexueller Träume und Phantasien, Häufigkeit des Wunsches nach Sexualität, Häufigkeit von Geschlechtsverkehr, Ergreifen von sexueller Eigeninitiative und Praktizieren von Selbstbefriedigung. Es handelt sich dabei um die Objektivierung und Veranschaulichung der eigenen, subjektiv empfundenen sexuellen Bedürfnisse.
  ▬ Vorteil dieser Methode: Unmittelbare Erhebung innerhalb der Sprechstunde und des Beratungsgespräches möglich, gute Praktikabilität, die Vergleichbarkeit der Ist-Situation mit der Libidoausgangssituation ist gegeben.
  ▬ Nachteil: nichtvalidierte Methode.

Sprechstunde Die Patientin gibt an, dass sie in den ersten Jahren ihrer Beziehung viel Sex hatte: Anfänglich hätten sie fast täglich Geschlechtsverkehr, auch mehrmals täglich, gehabt. Oft habe sie selbst die Initiative ergriffen, und sie habe mit ihrem Partner viel ausprobiert. Sie habe auch immer wieder nachts von Sex geträumt und sich selbst stimuliert. Es habe ein hohes Maß an sexueller Befriedigung gegeben.

Seit 2 Jahren ist das aber völlig anders. Sie habe nun fast gar keine Lust mehr: Zurzeit habe sie nur selten Geschlechtsverkehr mit ihrem Partner. Das Bedürfnis, mit ihm körperlich zusammen sein zu

4

wollen, sei wie ausgelöscht. Dies habe inzwischen zu starken Konflikten in der Beziehung geführt. Sie liebe ihren Mann und habe Angst, ihn zu verlieren. Sie könne sich nur erklären, dass dies mit der langjährigen Einnahme der Pille in Zusammenhang stünde. Inzwischen löse allein schon das Schlucken der Pillen in ihr Widerstände aus. Auf der Libidoleiter nach Ahrendt © trug sie sich ganz unten sitzend ein.

Da die Patientin eine Abneigung gegen orale Kontrazeptiva angab und entsprechend der Studienlage bezüglich des Einflusses hormonaler Kontrazeptiva auf die sexuelle Appetenz und aufgrund der eigenen klinischen Erfahrung wurde der Patientin der Vaginalring zur Kontrazeption verordnet. Ein Kontrolltermin für 3 Monate später wurde vereinbart.

Einfluss des hormonalen Kontrazeptivums:
- Art des Östrogens und des Gestagens mit ihren individuellen Partialeigenschaften und Stärke der Beeinflussung des SHBG-Spiegels,
- Art der Applikation (oral, transdermal, vaginal, intrauterin, subdermal),
- Art der Anwendung (rhythmische Anwendung, Langzyklus-, Langzeitanwendung).

Sprechstunde Die Patientin erscheint pünktlich zum Termin nach 3 Monaten. An ihrer Situation habe sich nichts geändert. Der Vaginalring habe zu keiner Verbesserung ihrer sexuellen Lust geführt. Sie lasse sich inzwischen von ihrem Partner nicht einmal mehr in den Arm nehmen. Sie habe Angst vor Berührung und Zärtlichkeiten, weil sie sich nicht auf Sexualität einlassen könne und wolle.

An dieser Stelle des Beratungsgespräches wird klar, dass der Mangel an sexueller Appetenz bei dieser Patientin nicht auf den Einfluss des hormonalen Kontrazeptivums zurückzuführen ist. Es muss von einem tiefer liegenden Problem ausgegangen werden. Da dies in der gynäkologischen Sprechstunde jedoch nicht lösbar ist und diese Leistung auch nicht erbracht werden kann, erhält die Patientin einen Termin in der gesonderten Sexualberatung. Für diese Beratung werden 45 Minuten eingeplant. Die Patientin wird gebeten, dazu ihren Partner mitzubringen. Vorher sollte natürlich mit ihr besprochen werden, dass mehrere Sitzungen notwendig sein werden und dass die Krankenkasse die Kosten für diese Beratung nicht übernimmt.

Bei funktionellen Sexualstörungen ist stets das Paar der »Patient« und einer der beiden Partner, in diesem Falle die Frau, der Symptomträger. Eine Behandlung ist meist nur dann effektiv, wenn das Paar zur Behandlung kommt.

Zum vereinbarten Beratungstermin erscheint die Patientin jedoch allein. Zur Gesprächseröffnung wird die Patientin ermutigt, noch einmal die »Entwicklung« ihrer Symptome über den Zeitverlauf zu beschreiben. Sie wird gebeten, eigene Vorstellungen darzustellen, warum dieser Zustand vor 2 Jahren eingetreten sein könne. Gefragt wird nach einschneidenden Veränderungen innerhalb der Partnerschaft und des familiären und beruflichen Umfeldes. Dies wird anfänglich verneint.

Im Verlauf des Beratungsgesprächs wird immer auffallender, dass sich der Beginn der Störung zeitlich ziemlich eingrenzen lässt. Die Patientin wird aufgefordert, über die Ereignisse des benannten Jahres genau zu berichten. In diesem Jahr habe sie ihre Banklehre beendet und bekam eine Festanstellung. Sie wurde aber von ihrem Arbeitgeber nach Hamburg versetzt. Sie habe dem nach gründlicher Beratung mit ihrem Partner auch zugestimmt. Ihr Leben habe sich damals erheblich verändert, weil sie nun gewissermaßen eine Wochenendbeziehung führten. Damit wohnten sie erstmals seit Beginn ihrer Beziehung getrennt. Das habe aber nicht zu Konflikten geführt. Sie freute sich stets sehr, an den Freitagen wieder nach Hause zu ihrem »Schatz« zu fahren. An ihrem neuen Arbeitsplatz in Hamburg habe sie sich schnell eingelebt, wurde als Kollegin akzeptiert und war sehr motiviert. Sie habe auch schnell Freunde gefunden, mit denen sie auch mal ausging und ihre Freizeit gestaltete.

Die Frage, ob sie in Hamburg eine neue Beziehung habe, verneint sie strikt und fast empört. Sie sei in ihrer Beziehung glücklich und liebe ihren Freund. Natürlich spüre sie auch, dass sie auch in Hamburg insbesondere von einem Kollegen aus dem Arbeitsumfeld umworben werde. Das finde sie schon schön, weil es für sie eine neue Erfahrung ist. Aber sie liebe ja ihren Freund.

Zu diesem Zeitpunkt fängt die Patientin an zu weinen und kann sich lange nicht beruhigen. In Ruhe wird abgewartet, bis sie sich wieder fängt und von allein weiterspricht. »Zur Einweihung meiner neuen kleinen Wohnung waren einige meiner

Kolleginnen und Kollegen da, und wir haben Party gemacht. Es war ein richtig lustiger Abend, eine lange Nacht. Wir hatten alle ziemlich viel getrunken, und da ist es passiert, mit diesem Arbeitskollegen. Ich war erschrocken über mich und vermied auf der Arbeit Kontakt mit ihm. Danach blieb meine Regel aus. Ich bin sofort zum Frauenarzt. Ich war schwanger. Wegen des Umzugs hatte ich mehrmals die Pille vergessen. Es wurde eine Fehlgeburt …«

Schlussfolgerung Bei einem solchen Kasus endet zu diesem Zeitpunkt die Möglichkeit einer gynäkologischen Sexualberatung. Hier ist die Indikation für eine Paartherapie gegeben. Dazu sollte eine Überweisung zu einem Sexualmediziner oder sexualmedizinisch ausgebildeten ärztlichen oder psychologischen Paar- oder Sexualtherapeuten erfolgen.

Für die frauenärztliche Sprechstunde ist es wichtig, zu erkennen, was innerhalb einer gynäkologischen Sprechstunde zu leisten ist und wann die Patientin zu einer gesonderten Sexualberatung einbestellt, zu einem Kollegen mit Beratungskompetenz oder zur Sexual- oder Paartherapie überwiesen werden sollte.

4.4 Sexualität und Kinderwunsch

D. Foth

Das Alter von Paaren bei Realisierung des Kinderwunsches steigt zunehmend an. Im Jahr 2012 z. B. betrug das durchschnittliche Alter der Mutter bei der Geburt des ersten Kindes 29,2 Jahre. Seit Ende der 1990er-Jahre liegt die jährliche zusammengefasste Geburtenziffer relativ konstant bei 1,4 Kindern je Frau (Statistisches Bundesamt Destatis [https://www.destatis.de/DE/ZahlenFakten/GesellschaftStaat/Bevoelkerung/Geburten/Tabellen/GeburtenMutterAlterBundeslaender.html] [https://www.destatis.de/DE/ZahlenFakten/GesellschaftStaat/Bevoelkerung/Geburten/SchlaglichtGeburten.html]).

Die Ursachen für die späte Realisierung des Kinderwunsches sind vielfältig: längere Ausbildungszeiten, steigende Quoten der Berufstätigkeit bei Frauen, Schaffung einer gesicherten beruflichen und finanziellen Basis vor der Familiengründung sowie das Finden des richtigen Partners.

> **Merke**
>
> Der Entscheidung, eine Familie zu gründen, wird heute bewusst und aktiv getroffen. Nach Jahren der Verhütung wird die Kontrazeption beendet, mit dem Wunschziel, schwanger zu werden.

Definition
unerfüllter Kinderwunsch

Die medizinische Diagnose des unerfüllten Kinderwunsches wird gestellt, wenn über 12 Zyklen eine Schwangerschaft nicht eingetreten ist. Nach 12 erfolglosen Zyklen besteht nur noch eine geringe Chance auf spontanen Schwangerschaftseintritt (Gnoth et al. 2005).

Der Trend zur späten Familienplanung erhöht die Wahrscheinlichkeit einer Subfertilität. Bei Frauen im Alter zwischen 35 und 39 Jahren z. B. wird innerhalb eines Jahres nur noch die Hälfte spontan schwanger. Nach einer Untersuchung des Instituts für Demoskopie Allensbach glaubt jedoch eine Mehrheit von 54% der Bevölkerung, dass erst ab einem Alter von 40 Jahren oder darüber die Fruchtbarkeit der Frau abnimmt (http://www.berlin-institut.org/fileadmin/user_upload/Studien/Ungewollt_kinderlos_Webversion.pdf).

Die Anzahl ungewollt kinderloser Paare steigt kontinuierlich an und wird für Deutschland mit 1,5–2 Millionen Paare geschätzt (Berlin-Institut für Bevölkerung und Entwicklung [http://www.wunschkind.de/de/fuer-alle/daten-und-fakten/daten-und-fakten/fakten-ungewollte-kinderlosigkeit/index.html]).

> **Sterilitätsursachen werden zur Hälfte bei der Frau und zur Hälfte beim Mann diagnostiziert. Bei 1/3 der Paare liegen bei beiden Partnern Ursachen vor.**

Hauptursachen bei der Frau sind hormonelle Störungen, die Endometriose oder tubare Funktionsstörungen. Störungen der Spermienproduktion, die

4

zu einer Reduktion von Spermienkonzentration und -motilität führen, sind Hauptursache von männlicher Seite. Selten werden Sterilitätsursachen wie die Azoospermie oder ein beidseitiger Tubenverschluss diagnostiziert, die den Eintritt einer Schwangerschaft absolut unmöglich machen.

> **Merke**
>
> Bei der Mehrheit der Paare handelt es sich um mehrere Sterilitätsfaktoren, die in Kombination den spontanen Eintritt einer Schwangerschaft unwahrscheinlich machen.

4.4.1 Sexualität bei Kinderwunsch

Die Entscheidung für eine Schwangerschaft wird heute mit Beendigung der Kontrazeption meist bewusst getroffen.

Kenntnisse über die fruchtbaren Tage und die unterschiedlichen Konzeptionswahrscheinlichkeiten im Zyklus der Frau sind grundlegende Voraussetzung für die Schwangerschaftschance. Eine Eizelle ist 12 bis maximal 24 h befruchtungsfähig. Die Wahrscheinlichkeit einer Konzeption ist an den präovulatorischen Tagen am höchsten.

Wenn sich nach gezielt auf den Zyklus abgestimmtem Geschlechtsverkehr eine Schwangerschaft nicht einstellt, werden zunächst eigene Erklärungsmodelle aufgestellt: lange Verhütungszeiten, Stress und mangelnde Gelegenheiten zum Geschlechtsverkehr aufgrund individueller Situationen. Mit zunehmender Zeitdauer des unerfüllten Kinderwunsches steigen der persönliche Druck, die Erwartungshaltung und Enttäuschung an. Der Geschlechtsverkehr findet zunehmend nach Zeitplan statt, und die Enttäuschung bei einsetzender Regelblutung steigt. In dieser Zeitphase können ausgeprägte Gefühle wie Trauer, Frustration, Schuldgefühle und Wut sowie der Kontrollverlust über die gewollte Lebensplanung eintreten.

Die Spontanität in der Sexualität kann mit zunehmender Dauer des unerfüllten Kinderwunsches verlorengehen, wenn sich die sexuelle Aktivität zielgerichtet auf die fruchtbaren Tage konzentriert. Auch heute noch verbreitete Vorstellungen, dass bestimmte Stellungen beim Geschlechtsverkehr oder der weibliche Orgasmus die Schwangerschaftswahrscheinlichkeit erhöhen, setzen Paare mit unerfülltem Kinderwunsch sexuell zusätzlich unter Druck.

Tritt die erwünschte Schwangerschaft nicht ein, kann der Kinderwunsch für die Partnerschaft bzw. häufig auch nur für die Frau eine psychische Belastung darstellen. Das Leiden an ungewollter Kinderlosigkeit ist auch heute ein oft tabuisiertes Thema (Wischmann 2009, 2010, 2013; Marci 2012; Dorn 2010).

> **Merke**
>
> Die Erhebung der Sexualanamnese des Paares ist wesentlicher Bestandteil des Beratungsgesprächs bei unerfülltem Kinderwunsch. Zyklusanamnese, Kenntnisse über die fruchtbaren Tage der Frau, Frequenz und das Timing des Geschlechtsverkehrs müssen erfragt werden, um die Voraussetzungen für das Eintreten einer Schwangerschaft einschätzen zu können.

4.4.2 Sexuelle Störungen und Kinderwunsch

Sexuelle Störungen (organisch oder psychisch) als Ursache des unerfüllten Kinderwunsches sind selten. Die Prävalenz organischer sexueller Dysfunktionen wird mit ca. 5% geschätzt (Wischmann 2003, 2010; Nene 2005). Zu den sexuellen Störungen gehören die erektile Dysfunktion und Ejakulationsstörungen (retrograde Ejakulation, Ejaculatio praecox) sowie der Vaginismus. Da die vorliegende Störung dem Paar bekannt ist, wird bereits direkt mit dem Wunsch nach Schwangerschaft ärztliche Hilfe in Anspruch genommen und die Therapie eingeleitet.

Liegt eine psychogene sexuelle Funktionsstörung vor und ist diese alleinige Ursache für den unerfüllten Kinderwunsch, muss das Paar zunächst einer Sexual- bzw. Paartherapie zugeführt und reproduktionsmedizinische Maßnahmen zurückgestellt werden.

Bei Vorliegen eines Vaginismus kann zur Realisierung des Kinderwunsches die intrauterine Inseminationsbehandlung durchgeführt werden.

Bei erektiler Dysfunktion steht die urologische Diagnostik und Therapie an erster Stelle. Psychische, soziale (insbesondere partnerschaftliche) und organische Faktoren müssen bei der Abklärung berücksichtigt werden (Arbeitsgemeinschaft der wissenschaftlichen und medizinischen Fachgesellschaften – AWMF 2012).

Die psychischen Ursachen einer erektilen Dysfunktion lassen sich 4 Bereichen zuordnen (Hartmann 2000; Kockott 2002):

- innerpsychische Ängste (psychodynamische Aspekte),
- Lerndefizite (lerntheoretische Aspekte),
- partnerschaftliche Probleme (interpersonelle, paardynamische Aspekte),
- Selbstverstärkungsmechanismus der Versagensangst.

Seit Einführung der Phosphodiesterase-5-Hemmer steht eine effektive medikamentöse Therapieoption zur Verfügung. Bei vorhandener psychischer Grundproblematik müssen entsprechende Interventionen (Einzel- und Paartherapie) eingeleitet werden. Bei nicht möglicher medikamentöser/psychologischer Therapie können zur Realisierung des Kinderwunsches Maßnahmen der assistierten Reproduktion (ART) durchgeführt werden. Bei vorhandener Möglichkeit der Spermaabgabe durch Masturbation kommen je nach Spermiogramm die intrauterine Insemination oder intrazytoplasmatische Spermieninjektion (ICSI) in Frage. Problematisch ist häufig die Notwendigkeit der Spermaabgabe zu einem vorgegebenen Zeitpunkt. Durch Spermakryokonservierung kann die Spermaabgabe zeitlich unabhängig vom Zeitpunkt der Verwendung für eine Insemination oder ICSI erfolgen.

4.4.3 Sexualität bei unerfülltem Kinderwunsch

Partnerschaftskonflikte werden bei unerfülltem Kinderwunsch häufiger beobachtet. Beim »Verursacher« der Subfertilität können sich Schuldgefühle einstellen, die Funktionsfähigkeit des Körpers wird in Frage gestellt – Lustlosigkeit kann die Folge sein. Häufig ist auch der Kinderwunsch unterschiedlich ausgeprägt, der fehlende Schwangerschaftseintritt wird unterschiedlich relevant bewertet und stellt eine unterschiedliche Belastung dar.

Partnerschaftskonflikte können wiederum Schwierigkeiten im sexuellen Bereich nach sich ziehen (Dorn 2010).

Zur Beurteilung der Sexualität von Paaren mit unerfülltem Kinderwunsch liegen nur wenige Untersuchungen mit teils auch widersprüchlichen Ergebnissen vor. Die Mehrzahl vorliegender Untersuchungen weist auf einen deutlich negativen Einfluss sowohl des unerfüllten Kinderwunsches selbst als auch der notwendigen Diagnostik und Therapie auf die Sexualität der Paare hin. Störungen treten bei Frauen eher und häufiger als bei Männern auf. Betroffen ist bei den Frauen eher die Erregungsphase, bei den Männern treten Ejakulationsstörungen auf (Wischmann 2009, 2010, 2013; Marci et al. 2012).

In einer türkischen Untersuchung gaben Frauen mit sekundärer Infertilität häufiger sexuelle Funktionsstörungen als primär infertile Frauen an. Frauen mit sekundärer Infertilität leiden häufiger an vermindertem sexuellem Verlangen, Orgasmusstörungen und haben eine schlechtere sexuelle Zufriedenheit (Keskin et al. 2011). Nach einer amerikanischen Studie zeigen Frauen mit unerfülltem Kinderwunsch nicht häufiger Dyspareunien oder sexuelle Dysfunktionen als nicht betroffene Frauen (Furukawa et al. 2012).

In einer Untersuchung aus dem Iran nahmen das sexuelle Verlangen und die sexuelle Zufriedenheit mit der Dauer des unerfüllten Kinderwunsches bei etwa der Hälfte Männern ab (Ramezanzadeh et al. 2006). Nach Shindel et al. (2008) geben ca. 1/5 der Männer von Paaren mit Sterilität erektile Dysfunktionen unterschiedlichen Schweregrades an. Den Einfluss der Diagnose andrologische Subfertilität auf die Sexualität verdeutlicht die Untersuchung von Saleh et al. (2003): 11% der Männer konnten nach pathologischem Spermabefund keine Probe für ein zweites Spermiogramm abgeben.

> ❯ Zusammenfassend muss davon ausgegangen werden, dass der unerfüllte Kinderwunsch bereits in einer frühen Zeitphase bei vielen Paaren einen negativen Einfluss auf die Sexualität hat (Marci et al. 2012).

4.4.4 Sexualität bei Kinderwunschbehandlung

Der Verlust der Spontanität hat für viele Paare einen negativen Einfluss auf die Sexualität. Durch diagnostische Maßnahmen und Therapien werden genaue Zeitphasen der Karenz, des Geschlechtsverkehrs oder der Spermaabgabe vom Arzt vorgegeben. Gerade dadurch, dass die Sexualität zielgerichtet ist oder vermieden werden muss, ist die Spontanität der Sexualität stark beeinträchtigt.

Die Erstellung eines Spermiogramms z. B. erfordert eine Karenzzeit von 3–5 Tagen.

Nach Befragungen vor Beginn einer Kinderwunschbehandlung gaben Frauen bezogen auf Koitushäufigkeit, sexuelle Spontanität, sexuelle Befriedigung, sexuelles Interesse und sexuellen Genuss signifikant schlechtere Werte an als Frauen ohne Fertilitätsprobleme (Oddens 1999). Gezielte Befragungen von Männern ergaben keine Unterschiede in der sexuellen Zufriedenheit (Müller et al. 1999). Bei andrologischem Sterilitätsfaktor berichteten Männer jedoch von einer Abnahme der sexuellen Lebensqualität (Smith et al. 2009).

Bei ovariellen Stimulationsbehandlungen wird medikamentös der Tag des Eisprung festgelegt und dem Paar ein genaues Zeitfenster von 1–2 Tagen für den Geschlechtsverkehr vorgeben. Die ovarielle Stimulationsbehandlung erfolgt mit 5-tägiger Clomifeneinnahme oder täglichen FSH-(LH-, HMG-) Injektionen. Die hormonelle Therapie und der zeitliche Aufwand für notwendige Ultraschall- und Hormonkontrollen stellen für die Patientin eine Belastung dar. Nach erfolgreicher Stimulation erfolgt die Ovulationsinduktion für den »getimten Geschlechtsverkehr«. Der Verlust der Spontanität wird (neben der Wartezeit) von 1/3 der Paare als eine der wichtigsten Schwierigkeiten der Therapie angesehen (Benyamini et al. 2005). Geschlechtsverkehr zu einem vorgegebenen Zeitpunkt wird von der Hälfte der Paare als belastend angesehen (Wischmann 2009, 2010).

Verfahren der assistierten Reproduktion erfordern die Samengewinnung mittels Masturbation zu einem definierten und vorgegebenen Zeitpunkt in der Praxis. Bei Inseminationsbehandlungen und IVF/ICSI fühlen sich Männer häufig als Samenspender degradiert.

Nahezu 30% der Männer geben an, dass für sie die Art und Weise der Masturbation bei der IVF-Behandlung deutlich unangenehm ist (Kentenich u. Stauber 1991), da sie schließlich aufgefordert werden, »Samen zu spenden«, wenn bei der Frau bereits Eizellen gewonnen werden konnten. Insofern überrascht es nicht, dass Männer bei der Behandlung von Fertilitätsstörungen häufiger mit sexuellen Störungen reagieren (Pusch et al. 1989).

Wie häufig die Samenabgabe aufgrund psychischen Drucks nicht erfolgen kann, ist zahlenmäßig nicht erfasst. Wenn diese Situation jedoch eintritt, besteht für das Paar eine extreme Belastungssituation. Die hormonelle Stimulationstherapie einschließlich aller Injektionen, Ultraschall- und Hormonkontrollen sowie die Eizellentnahme waren umsonst. Neben den körperlichen und psychischen Aspekten kommt für viele Paare auch die finanzielle Belastung als Stressverstärker hinzu.

Die sexualitätslose Zeugung im Labor kann für das Sexualleben des Paares, die Schwangerschaft selbst, die Phantasien in Bezug auf das werdende Kind und die spätere Elternschaft ebenfalls eine emotionale Bedeutung haben (Kentenich et al. o. J.).

Wichtig ist im Rahmen der Kinderwunschdiagnostik und -beratung aktiv die Sexualität des Paares anzusprechen und zu beachten. Im Rahmen der Aufklärungsgespräche für eine Therapie müssen neben den medizinischen Aspekten mit dem Paar auch alle Fragen die Sexualität betreffend besprochen werden:

- Timing von Geschlechtsverkehr bei ovarieller Stimulationsbehandlung,
- Spermaabgabe für die Therapie,
- Karenzzeiten während der Therapie,
- Sexualität/Geschlechtsverkehr während einer Therapie.

4.4.5 Sexualität nach Kinderwunschbehandlung

Zur Entwicklung der Paarbeziehung nach assistierter Reproduktion (ART) gibt es variierende Beobachtung.

Untersuchungen nach erfolgloser Kinderwunschtherapie zeigen Einschränkungen im langfristigen Sexualleben der Paare. In einer retrospektiven Studie 6 Jahre nach Kinderwunschbehandlung gaben über 1/5 der Paare an, Sex sei ohne die Möglichkeit der Fortpflanzung bedeutungslos geworden.

Nach anderen Untersuchungen beeinflussen Verfahren der ART die Sexualität des Paares als Ganzes und speziell den Mann kaum. Frauen berichten jedoch von vermindertem sexuellem Verlangen (Wischmann 2009, 2010, 2013; Marci et al. 2012). Andere Untersuchungen zeigen jedoch keinen Unterschied in der sexuellen Zufriedenheit von Müttern nach IVF, nach Adoption und kinderlos gebliebenen Frauen (Leiblum et al. 1998; Wischmann 2009).

In einer aktuellen Untersuchung (Schanz et al. 2011) erfolgte der Vergleich vor und 5 Jahre nach Behandlung bei unerfülltem Kinderwunsch. Nach 5 Jahren beurteilen die Paare die Partnerschaft allgemein und die Sexualität als schlechter. Frauen waren stärker betroffen als Männer. Der Erfolg der Kinderwunschtherapie hatte dabei nur einen geringen Einfluss auf die allgemeine Zufriedenheit der Paare. Eine deutsche Untersuchung zeigt keine Unterschiede in der Partnerschaftszufriedenheit. Die Trennungsrate nach IVF war z. B. niedriger als bei anderen Eltern oder Paaren ohne Kinder (Ulrich et al. 2004).

> ❯ Nach erfolgloser Kinderwunschtherapie ist es z. B. für das Paar wichtig, das Sexualleben zu revitalisieren (Wischmann 2009).

Die ungewollte Kinderlosigkeit stellt eine besondere psychologische Situation dar. Die Diagnose einer Fruchtbarkeitsstörung betrifft zunächst einmal körperliche Faktoren. Doch ein Paar, das sich ein Kind wünscht und dieses nicht auf natürlichem Wege bekommen kann, ist plötzlich auch in einer neuen, unbekannten Situation: Ein natürlicher, existenzieller Wunsch ist ohne medizinische Hilfe nicht mehr realisierbar. Therapie und Diagnostik greifen in die Paarbeziehung und die Sexualität des Paares ein.

Die Betreuung von Paaren mit unerfülltem Kinderwunsch muss nicht nur die medizinischen Aspekte, sondern auch die psychische Betreuung der Paare mit Beratungs- und Betreuungsangeboten umfassen. Wissenschaftliche Untersuchungen zur Fragestellung sexueller Störungen bei unerfülltem Kinderwunsch liegen nur limitiert vor (Wischmann 2009, 2013). Sexuelle Störungen im Sinne einer Behandlungsnotwendigkeit sind selten. In der Beratung von Paaren sollten jedoch die emotionale Belastung durch den unerfüllten Kinderwunsch und durch reproduktionsmedizinische Therapien sowie deren Einfluss auf die Sexualität immer thematisiert werden.

4.5 Sexualität in der Schwangerschaft und im ersten Jahr nach der Geburt

C. Friedrich, H.-J. Ahrendt, T. Probst

Schwangerschaft und Elternschaft bedeuten eine nachhaltige Veränderung im Leben eines jeden Paares. War jeder vorher nur für sich verantwortlich, so übernimmt man durch die Schwangerschaft und Geburt des Kindes Verantwortung für einen neuen Erdenbürger. Bei allem, was man tut und lässt, können für das Kind Konsequenzen entstehen. In vielen Fällen ist oder wird den (werdenden) Eltern diese Veränderung rasch bewusst, und ihre Einstellung zum Leben und somit auch ihr Verhalten ändern sich. Sie »reifen«: Ihnen wird klar, dass nichts mehr so sein wird, wie es einmal war.

Aber nicht nur die Individuen verändern sich, auch die Beziehung des Paares zueinander bekommt neue Impulse: Waren es vorher nur zwei Personen in der Beziehung, kommt durch die Schwangerschaft mindestens eine weitere Person psychisch und physisch hinzu. Die Dreierbeziehung ist zunächst leiblich noch ganz unsichtbar, aber mit fortschreitender Schwangerschaft unübersehbar. Die Folgen bedeuten für die Partnerschaft und die Sexualität eine unabwendbare Umstellung und Einstellung auf einen neuen Lebensabschnitt. Je nachdem, ob der Nachwuchs erwünscht ist, kann es für das Paar in dieser Phase zur großen Freude und zur Festigung der Beziehung kommen oder (leider auch) zum Zerwürfnis führen.

Aus einer Liebesbeziehung zweier Personen wird eine Paarbeziehung mit neuer Verantwortung. Das gemeinsame Erleben der Schwangerschaft und die Vorbereitung auf die Elternschaft bestimmt die weitere Beziehung.

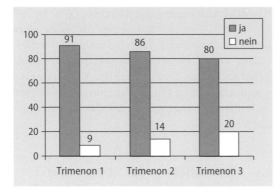

Abb. 4.10 Sexuelle Zufriedenheit der Frau während der Schwangerschaft (Ahrendt, Friedrich, Adam; noch unveröffentlichte Studie)

4.5.1 Schwangerschaft und Sexualität

Die Nachricht einer Schwangerschaft führt zu einer veränderten Dynamik und Sexualität innerhalb der Partnerschaft. Diese Veränderungen können beziehungsfestigend, aber auch -trennend wirken. Das Interesse an Sexualität und die Häufigkeit von Sexualkontakten verändern sich im Verlaufe der Schwangerschaft (Dreyer 1993; Regan et al. 2003; von Sydow 1999, 2006; Ahrendt et al. 1995; Ahrendt u. Friedrich 2010).

In der noch unveröffentlichten Studie von Ahrendt, Friedrich, Adam zur Sexualität und Partnerschaft im Verlauf der Schwangerschaft und post partum waren 91% der schwangeren Frauen im 1. Trimenon mit ihrer Sexualität zufrieden. Die Zufriedenheit nahm im Verlauf der Schwangerschaft ab. Im 3. Trimenon waren nur noch 4 von 5 Schwangeren zufrieden mit ihrer Sexualität.

1. Trimenon Im 1. Trimenon beginnt zumeist die Auseinandersetzung mit dem neuen Lebensabschnitt. Diente die Sexualität vorher, um das Wunschkind zu zeugen, kann die Schwangerschaft befreiend auf die Beziehung wirken und die gemeinsame Vorfreude auf das Baby die Beziehung stärken. Allerdings können Sorgen, die (langersehnte) Schwangerschaft zu gefährden und das Kind zu verlieren, das Liebesspiel auch ins Aus manövrieren.

War kein Kind geplant, bekommt der Akt der Zeugung eine neue Dimension. Das Rätsel um die Entstehung der Schwangerschaft und die Frage der Verantwortung stehen dann im Vordergrund. Ihre Antworten bestimmen den Werdegang der weiteren Beziehung.

Wird die Schwangerschaft als positiv erlebt, kann das Paar sich durch das Kind sehr verbunden fühlen und zu großer und intensiver, auch sexueller Nähe finden. Im umgekehrten Fall kann es zur Trennung vom Partner und/oder dem Kind kommen.

Neben den oben genannten Faktoren haben auch schwangerschaftsbedingte Veränderungen Einfluss auf die Libido und Sexualität des Paares:

Leidet die Schwangere unter schwangerschaftsbedingten Beschwerden wie allgemeines Unwohlsein, Übelkeit, Hyperemesis, Müdigkeit oder Blutungen, verzichten viele Paare auf den Liebesverkehr. Gesundheitliche Probleme nehmen im Verlauf der Schwangerschaft zu (noch unveröffentlichte Studie von Ahrendt, Friedrich, Adam):

- 1. Trimenon: 19%,
- 2. Trimenon: 25%,
- 3. Trimenon: 28% der Schwangeren haben Gesundheitsprobleme.

Umgekehrt kann die positive »Ausstrahlung« der Schwangeren und das weiblichere Erscheinungsbild die Sexualität beim Paar beflügeln und zu mehr »Schäferstündchen« führen.

2. Trimenon Nun sind die wichtigsten Einstellungsfragen zum Kind i. Allg. geklärt, und die Paare können die Schwangerschaft bewusst erleben. In gefestigten Beziehungen intensiviert sich der Umgang miteinander. Es wachsen eine tiefe Verbundenheit und Nähe zueinander. Zerrüttete Beziehungen trennen sich möglicherweise oder finden pragmatische Lösungen: Fürsorge ohne oder mit wenig körperlichem Kontakt.

Nach dem 1. Trimenon ist die Schwangere ihre anfänglichen körperlichen Beschwerden wie Übelkeit i. Allg. los, und Veränderungen des Körpers, wie z. B. glänzende, kräftige Haare, strahlender Teint, größer werdende Brüste und Bauch, werden sogar positiv bewertet. Männer erleben ihre Frauen oft als sehr erotisch und sexuell anziehend. Bedingt durch eine verstärkte Vasokongestion und Lubrikation nehmen in dieser Zeit bei einigen Frauen die sexuelle Appetenz und sexuelle Erregbarkeit ebenfalls zu. Nicht selten wird jetzt häufiger Geschlechtsverkehr praktiziert als vor der Schwangerschaft.

In der Studie von Ahrendt u. Friedrich (2010) unter Einbezug von 460 Schwangeren zeigte sich jedoch, dass durchschnittlich die schnelle sexuelle Erregbarkeit insgesamt im Verlauf der Schwangerschaft von 78% im 1. Trimenon auf 67% im 2. und 53% im 3. Trimenon abnimmt.

Stehen jedoch Ängste im Vordergrund, wie z. B. Angst vor Störung der Schwangerschaft durch Übertragen von Infektionen oder vor Auslösen von Blutungen und/oder Fehl- oder Frühgeburt, wird auf Geschlechtsverkehr verzichtet. Das Interesse an körperlicher Nähe bleibt jedoch bestehen.

Die Angst vor Störungen der Schwangerschaft wirkt sich auch auf die sexuelle Zufriedenheit der Frau aus, insbesondere Ängste vor Blutungen können die Sexualität nachhaltig stören. Während 91% der Frauen ohne Angst vor Blutungen mit ihrer Sexualität zufrieden waren, sind es bei den Frauen mit Blutungsängsten 81% der Frauen. Diese Zahlen verdeutlichen, wie wichtig es ist, den Schwangeren bei Blutungen nicht nur ein Koitusverbot aufzuerlegen, sondern sie gleichzeitig zur nonkoitalen Sexualität zu ermuntern (»Kuscheln und Küssen dürfen Sie trotzdem weiterhin.«) und das Koitusverbot später wieder aufzuheben. Viele Schwangere und deren Männer trauen sich nicht, danach zu fragen und enthalten sich bis zum Ende der Schwangerschaft.

3. Trimenon Im letzten Trimenon ist das Kind aus der Zweierbeziehung nicht mehr wegzudenken. Der zunehmende Bauchumfang und die Kindsbewegungen sind omnipräsent. Sexuelle Aktivitäten nehmen meist erheblich ab. Dies ist zum einen im zunehmenden Bauchumfang der Schwangeren begründet, der die Sexualpraktiken einschränkt, und andererseits in den sich verstärkenden körperlichen Beschwerden wie Sodbrennen, Kurzatmigkeit und Ungelenkigkeit. Dies führt in der Regel zu keinen Problemen in der Beziehung, da bei beiden Partnern das Bedürfnis nach Sexualität sinkt. Dagegen steigt das Interesse nach Zärtlichkeit sehr.

Die Aufmerksamkeit des Paares richtet sich auf die Zukunft, und sie malen (gemeinsam oder einzeln) ihr neues Leben mit Kind aus. Je nach Umfeld

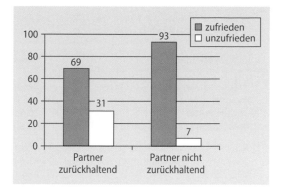

◻ **Abb. 4.11** Sexuelle Zufriedenheit der Frau in Abhängigkeit vom Partner (Ahrendt, Friedrich, Adam; noch unveröffentlichte Studie)

und persönlicher Erfahrung können das sehr realistische oder aber Wunschvorstellungen sein.

❯ **Bei den meisten Paaren zeigen Männer häufiger eine sexuelle Initiative sowohl vor, während als auch nach der Schwangerschaft (von Sydow 2006).**

Die Initiative zum Sex nimmt jedoch im Laufe der Schwangerschaft bei den Männern ab. Während am Anfang der Schwangerschaft 1/3 der Männer von ihren schwangeren Frauen als sexuell zurückhaltend beschrieben wurde, waren es am Ende der Schwangerschaft bereits 2/3 der Männer. Die sexuelle Zurückhaltung der Männer wirkte sich eher negativ auf die sexuelle Zufriedenheit der Frauen aus (◻ Abb. 4.11). Dies könnte in der Beratung bedeuten, die zur Schwangerenvorsorge mitkommenden Männer direkt auf die Partnerschaft und Sexualität anzusprechen, ihnen Ängste in Bezug auf die Schwangerschaft zu nehmen und zur Sexualität zu beraten.

Im Allgemeinen ist das sexuelle Interesse bei Frauen während der Schwangerschaft unverändert oder leicht rückgängig im 1. Trimenon (71% der befragten Schwangeren) und deutlich geringer im letzten Trimenon (44%). Es ist jedoch bemerkenswert variabel im 2. Trimenon (im Schnitt 53%; Ahrendt, Friedrich, Adam; noch unveröffentlichte Studie) 10% der Frauen enthalten sich des Geschlechtsverkehrs, nachdem sie von ihrer Schwangerschaft wissen.

Durchschnittlich findet der letzte Koitus ca. 1 Monat vor der Entbindung statt (von Sydow

□ Tab. 4.10 Positive und hemmende Faktoren auf die Sexualität in der Schwangerschaft. (Adaptiert nach Ahrendt u. Friedrich 2010; von Sydow 2006)

Positive Faktoren	Hemmende Faktoren
Positive schwangerschaftsbedingte Veränderungen: Größere Brüste Weiblicheres Erscheinungsbild	Negative schwangerschaftsbedingte Veränderungen: Unwohlsein, Müdigkeit, Übelkeit Zunehmender Bauchumfang, Körpergewicht, Kindsbewegungen Kurzatmigkeit, Sodbrennen, Ungelenkigkeit, Rückenschmerzen
Sich näher fühlen nach Eintreten der gewünschten Schwangerschaft/sich als Paar ganz nah sein	Angst vor dem Verlust der Schwangerschaft oder das Kind/seine Partnerin zu verletzen Angst vor: Auslösung einer Fehl-und Frühgeburt, Infektionen, Blutungen, Wehen, Verletzung des Kindes
Sich beim Sex wohler fühlen ohne hormonelle Kontrazeption bzw. ohne schwangerschafts-verhütende Vorkehrungen treffen zu müssen	Negative oder ambivalente Gefühle gegenüber der Schwanger-schaft Durch die Schwangerschaftsveränderungen den Partner nicht befriedigen zu können
Entspannter Sex ohne »Konzeptionszwang«	Veränderung bei der sexuellen Appetenz
Ausprägung oder Vertiefung der syndyas-tischen Paarbeziehung	Schmerzhafte/empfindliche Brüste Milchfluss beim Sex
Verstärkte Lubrikation und Vasokongestion	Dyspareunie wegen veränderter Lubrikation Harninkontinenz beim Sex vaginale Blutungen
Beziehungshoch	Beziehungstief

2006). Die durchschnittliche koitale Frequenz pro Monat nimmt im Laufe der Schwangerschaft ab von 3,5-mal im 1. Trimenon auf ca. 2-mal pro Monat im letzten Trimenon.

Die Häufigkeit der Selbstbefriedigung nimmt bis zum 2. Trimenon zunächst zu (Anstieg von 1-mal auf 1,5-mal pro Monat) und geht gegen Ende der Schwangerschaft wieder zurück, liegt dann jedoch auf einem höheren Niveau als zu Beginn der Schwangerschaft.

Die positiven und hemmenden Faktoren auf die Sexualität in der Schwangerschaft fasst □ Tab. 4.10 zusammen.

Die erotischen und sexuellen Vorlieben scheinen sich in der Schwangerschaft und danach nicht zu verändern, jedoch ist die vaginale Stimulation in den letzten beiden Schwangerschaftsdritteln weniger wichtig. Vor der Schwangerschaft haben 76–79% der Frauen Spaß am Sex (7–21% können es gar nicht genießen), im 1. Trimenon 59%, im 2. Trimenon 75–84% und im 3. Trimenon 40–41% (es gibt keine Angaben zu Männern) (von Sydow 2006).

Die Häufigkeit der Mann-oben-Stellung nimmt während der Schwangerschaft ab, und es werden häufiger andere Stellungen ausprobiert: von der Seite, von hinten und Frau oben, dies hauptsächlich im 2. Trimenon (von Sydow 2006).

Mehrere Studien konnten nachweisen, dass es keinen Zusammenhang zwischen sexuellen Aktivitäten, einschließlich Koitus, sowie Orgasmushäufigkeit und -stärke und Geburtskomplikationen gibt (Berghella et al. 2002; Ekwo et al. 1993; Leeners et al. 2000; Mills et al. 1981; Naeye 1979; Klebanoff et al.1984; Read et al. 1993, 1996; von Sydow 2006).

Fox et al. (2008) dagegen ermittelten einen Zusammenhang zwischen der Häufigkeit von Geschlechtsverkehr und dem Erleben von Orgasmen und Frühgeburtlichkeit: Von 297 Frauen mit einer Frühgeburt vor der 35. Schwangerschaftswoche (SSW) und 182 Frauen, die nach der 35. SSW entbunden wurden, hatten die Frauen mit einer Frühgeburt signifikant häufiger Geschlechtsverkehr während der Schwangerschaft und v. a. signifikant häufiger Orgasmen. Von Sydow (2006) berichtet, dass die Mann-oben-Stellung und Geschlechtsverkehr bei bestimmten vaginalen Infektionen mit einem höheren Risiko für Frühgeburtlichkeit verbunden ist. Zwei Studien stellen einen Zusammenhang mit Cunnilingus während der Schwangerschaft mit der extrem seltenen Komplikation der venösen Luftembolie her, die nach Blasen von Luft in die Scheide auftreten kann (von Sydow 2006).

4.5.2 Ein Baby verändert das Leben bei Mann und Frau

Aus evolutionsbiologischer Sicht gesehen wird durch die Schwangerschaft ein für die Menschheit sehr alter überlebensnotwendiger und neurobiologisch verankerter Prozess abgerufen. Sehr vereinfacht gesprochen sollen sich die werdenden Eltern die nächsten Jahre gemeinsam um den Nachwuchs kümmern, um sein Überleben zu sichern. Daher werden neurobiologische und psychosoziale Grundbedürfnisse nach körperlicher Nähe (Bonding), Autonomie, Binding und Selbstwert sowie körperlichen Wohlbefinden nach Lust- und Lebenssinn aktiviert.

Emotionale Erfahrungen wie z. B. Gewalt, Missachtung, Nähe und/oder Liebe erzeugen Gefühle wie Wut, Angst, Liebe und/oder tiefe Verbundenheit. Während der Entwicklungs- und Sozialisationsprozesse lernen Menschen ihre Einstellungen gegenüber den eigenen Gefühlen durch Sätze wie »ein Mann weint nicht«, »ein anständiges Mädchen tut dies und das«, »sei nicht so abweisend«, »sei lieb«, usw.

Die Menschen lernen früh, dass das Ausdrücken starker Gefühle einen hohen sozialen Preis haben kann. Beispielsweise ist der Ausdruck von Freude bei vielen Menschen durch positive Einstellungen und Überzeugungen belegt. »Wenn ich meine Freude zeige, werde ich akzeptiert/bin ich beliebt/werde ich geliebt« etc. Umgekehrt kann z. B. Angst oder Zorn zu negativen Einstellungen und Überzeugungen führen. »Wenn ich meine Angst zulasse, verliere ich alles«, »wenn ich meinen Zorn auslebe, wenden sich alle peinlich berührt von mir ab und ich bleibe allein«. Damit verbunden ist, dass Primärgefühle wie Angst, Wut, Schmerz, Freude, Liebe unterdrückt oder umgekehrt bei sozialer Erwünschtheit verstärkt ausgedrückt werden können.

Die Einstellung zu den Gefühlen bestimmt, ob die damit verbundenen Bedürfnisse geäußert werden können. Demnach wird das Verhalten innerhalb der Partnerschaft nicht nur von der eigenen Einstellung und Zuneigung der Individuen zueinander abhängig sein, sondern es wird nicht zuletzt auch von der Umwelt mitbestimmt (nach Strauss 2006; Castriel et al. 1995).

■ **Zum Nachdenken**

Im Allgemeinen werden Frauen in der Schwangerschaft gut betreut. Man sieht ihr die anderen Umstände an und nimmt Rücksicht auf sie. Das Gesundheitssystem kümmert sich um die werdende Mutter durch Geburtsvorbereitungskurse und Vorsorgeuntersuchungen. Sie erhält gefragt und ungefragt viele Tipps zur Geburt und für die Zeit danach, und auch die Massenmedien dürfen dabei nicht vergessen werden.

Werdende Väter dagegen werden von der Gesellschaft oft nicht oder nur im Beisein der Schwangeren wahrgenommen. Auch das Gesundheitssystem sieht keine regelhafte Einbindung des Mannes vor. Oft liegt es am Mann bzw. am Paar, ob er öffentlich an der Schwangerschaft partizipiert oder nicht.

Kann die unterschiedliche gesellschaftliche Betreuung der werdenden Eltern langfristige Auswirkungen für das Paar haben? Wenn ja, welchen Einfluss kann eine verminderte Partizipation des Mannes bei Geburtsvorbereitungskursen und Vorsorgeuntersuchungen für die Vorbereitung des neuen Lebensabschnitts mit Kind und während der Geburt haben? Welche Auswirkungen hat das auf die Paarbeziehung?

4.5.3 Geburt und Sexualität

Durch die Geburt des Kindes werden Paare zu Eltern. Aus der Zweisamkeit wird eine Familie. Das (Liebes-) Paar muss sich an diese neue Situation gewöhnen.

> **Merke**
>
> Die Erfahrung rund um die Geburt spielt für die Sexualität eine wichtige Rolle.

Frauen sind als Gebärende am Ende der Schwangerschaft naturgemäß bei jeder Geburt dabei. Manchmal in einer aktiven Rollen wie beim Spontanpartus oder in einer körperlich weniger aktiven Rolle wie z. B. bei einer Sectio. Auch wenn von der vaginalen Entbindung nur aus medizinischen Gründen abgewichen werden sollte, so kennt jeder Frauenarzt die Fragen von Schwangeren zum Thema Wunschkaiserschnitt. Als Begründung geben Frauen gerne die Angst vor der Geburt und besonders die Angst vor Geburtsschmerzen oder die Angst vor Geburtsereignissen, die dem Kind schaden können, an. Es gibt auch Frauen, die sich von einer Sectio die Beibehaltung einer guten »Figur« nach der Geburt versprechen. Dass Frauen angeben, dass sich ihr Partner eine Wunschsectio für sie wünscht, ist wohl eher eine Ausnahme.

Ängste und Schmerzen kann man im Vorfeld und unter der Geburt im Allgemeinen begegnen. Es setzt Aufklärung über den Prozess der Geburt und das (Ur-) Vertrauen, unter der Geburt richtig betreut zu werden, voraus. Bei Angst vor Schmerzen kann ferner die Aufklärung über die verschiedenen Möglichkeiten der Analgesie helfen.

Die Information, nach einer Sectio eine bessere Figur zu haben, stammt v. a. aus den Medien und kann durch Studien nicht belegt werden. Entscheidender als eine operative Schnittentbindung für die Figur sind die hormonelle Umstellung, die Ernährung und Bewegung. Bei einer alimentären Überversorgung mit Kalorien und Bewegungsarmut kann man auch nach einer Sectio schlecht Kalorien loswerden. Dagegen sind die günstigen Effekte durch das Stillen auf die Fettdepots, die in der Schwangerschaft angelegt wurden, durch Studien belegt. Frauen, die stillen, haben eine schnellere Rückbildung und bauen ihre Fettdepots signifikant schneller ab.

Beim Thema Wunschsectio machen sich Frauen oft nicht klar, dass Operationen mit Narben und Verwachsungen einhergehen können und dass operierte Frauen auch nach dem Eingriff nicht so schnell mobil sind wie Frauen, die ihre Kinder auf natürlichem Wege geboren haben.

Vielleicht spielt bei dem Wunsch nach einer Schnittentbindung die Sexualität eine wesentliche Rolle. Ängste und Vorstellungen, dass »Frau« nach einer vaginalen Geburt »unten« zu weit oder nach Geburtsverletzungen und/oder Dammschnitt als Frau nicht funktionsfähig zu sein, können der Grund sein. Manchmal wird der Wunsch auch durch den Partner getriggert.

Die Geburt ihres Kindes ist für jede **Frau** ein einschneidendes Erlebnis. Sie erfahren sich selbst in einer besonderen Weise. Jede Geburt ist verschieden und sehr individuell: Frauen können stolz sein über das Vollbrachte, aber auch verzweifelt, beschämt oder traumatisiert: Buchstäblich von der schönsten bis hin zur der schlimmsten Erfahrung ihres Lebens.

Die Geburtserfahrung ist auch immer eine Auseinandersetzung mit sich und ihrem Körper. Sie etwas sehr Persönliches und Intimes. Keine Frau kann nach einer Schwangerschaft vor einer Geburt davon laufen. Vor jeder Geburt gibt es viele Fragen, und jede Frau zieht ihre persönliche Schlüsse aus dem Erlebten: Sind die eigenen Erwartungen erfüllt worden? Wie wurden peripartal Berührungen/Untersuchungen im Intimbereich erlebt? War man selbst- oder fremdbestimmt? Hat man sich geschämt? War man hilflos oder war man »Herr« der Lage?

Wie bei der Frau ist auch für den **Mann** die Geburt etwas Besonderes: Konnte oder sollte, wollte oder durfte er bei der Geburt dabei sein? War er vorbereitet? Wie erlebte er seine Partnerin peripartal? Sah er, wie seine Partnerin litt? Wie ging er damit um? Partizipierend? Verdrängend? Wie empfand er den Umgang des medizinischen Personals mit ihm und seiner Partnerin? Wie war es, als sein Kind zur Welt kam? Genau wie bei der Frau ist das Geburtserlebnis des Mannes auch sehr individuell.

Wenn Paare bisher relativ autark im Leben waren und die Dinge im Intimbereich selbst (mit-) bestimmen konnten, so bedeutet die Geburt eines Kindes hier eine Zäsur. Im Kreißsaal steht das Baby im Mittelpunkt. Die werdenden Eltern werden meist weniger kontinuierlich emotional, vielmehr abschnittsweise v. a. medizinisch-technisch betreut.

Im Gegensatz zu früher begleiten Männer heute überwiegend ihre Frauen in den Kreißsaal. Die Gründe dafür sind vielfältig: von einen (erhofften) positiven Einfluss auf die Frau während der Geburt über das Interesse am Geburtsvorgang, die gemeinsame Bewältigung schwieriger Situationen, die

Festigung der Beziehung zum Kind und/oder der Partnerin, Wunsch der Partnerin bis zur Angst, bei Komplikationen »nicht da« zu sein (Awad u. Bühling 2011).

Positive wie negative emotionale Erfahrungen und die Einstellung zu den Erlebnissen im Kreißsaal und Gefühlen in dieser Phase haben jedoch Auswirkungen auf das Verhalten des Einzelnen (Damm et al. 2002; Johnson 2002; Bühling 2011) Wie oben dargestellt, üben der Partner und die Gesellschaft einen Einfluss auf das Verhalten aus. Können peripartale Gefühle und Bedürfnisse geäußert werden? Beispielsweise nach körperlicher Nähe wie die Hand zu halten, Streicheln, aber auch Gefühle der Hilfsigkeit, des Ekels und der Angst? Werden die damit verbundenen Bedürfnisse befriedigt? Wird man als Person wahrgenommen? Wenn nicht, kann ein Kreislauf von Sehnsucht, gehemmten oder dysfunktionalen Bedürfnisse entstehen. Daraus folgend können spätere Beziehungsenttäuschungen verständlich gemacht werden.

Durchschnittlich fangen Paare nach 6–8 Wochen nach der Geburt wieder mit Geschlechtsverkehr an (Europa, USA und Australien). Nach 12 Wochen haben durchschnittlich mehr als 75% der Paare wieder Verkehr. Jedoch ist das koitale Verhalten nach der Geburt sehr variabel (von Sydow 2006; McDonald u. Brown 2013; Bühling et al. 2006). Frauen, die einen Kaiserschnitt haben, nehmen den Geschlechtsverkehr in der Regel etwas früher auf als Frauen nach vaginaler Entbindung (von Sydow 2006; Bühling et al. 2006).

Ungefähr 1/3 der Patientinnen klagen über Dyspareunien, die vor der Schwangerschaft nicht vorhanden waren. Dabei besteht eine enge Korrelation zwischen der Dyspareunie und einer vorangegangenen Episiotomie (Klein et al. 1994; von Sydow 1999; Berner 2005; Bühling 2006).

Die Schonung des Beckenbodens ist von großer Bedeutung für spätere sexuelle Zufriedenheit beider Partner. Vaginal-operative Entbindungsverfahren, wie Forceps- oder Vakuumextraktion, können sich nachteilig auswirken (Sydow 2006; Bühling 2006).

Andere Studien zeigten, dass es keinen zwingenden Zusammenhang zwischen Geburtsverlauf oder -komplikationen und den sexuellen Aktivitäten, einschließlich Koitus, sowie der Orgasmushäufigkeit und -stärke gibt (Leeners et al. 2000;

Naeye 1979; Mills et al. 1981; Klebanoff et al. 1984; Read et al. 1993, 1996; Berghella et al. 2003; Ekwo et al. 1993; von Sydow 2005).

> **Die Anwesenheit des Partners bei der Geburt kann sich fördernd, aber auch hemmend auf die Sexualität und die Partnerschaft auswirken.**

Wie Bühling an 86 Vätern im Kreißsaal untersuchte, gaben viele Männer, die ihre Frau in den Kreißsaal begleiten wollten, vor der Geburt an, Versagensangst zu verspüren. 29% äußerten Hilfsigkeit, 10% Ohnmacht, 15% dachten zu stören, und 16% hatten Angst, den Raum verlassen zu müssen. Nur ein Mann hatte die Befürchtung seine Partnerin nach der Geburt nicht mehr zu begehren. Bis auf 2 Männer hatten sich alle Väter in der Studie auf die Geburt vorbereitet. Nach der Geburt gab knapp jeder 5. Vater an, während der Geburt Hilfsigkeit verspürt zu haben; ein Mann verspürte Übelkeit, einer wurde ohnmächtig, und 3 der Männer verließen auf eigenen Wunsch den Raum. Nach der Geburt hatten insgesamt 95% der Väter das Gefühl, für die Partnerin während der Geburt des Kindes behilflich gewesen zu sein. Keiner bereute es, dabei gewesen zu sein. 99% der Männer würden ihre Partnerin zur nächsten Geburt wieder begleiten. Die gemeinsamen positiven Erfahrungen bei der Geburt scheinen sich günstig auf die Beziehung des Paares auszuwirken (Bühling 2011).

Bei einigen Männern kann das Erleben der Geburt sich auch traumatisierend und nachhaltig negativ auf das Sexualleben auswirken. Folgende Gründe werden dafür in der Literatur beschrieben: körperliche Veränderung der Partnerin, negatives Erleben der Geburt, Angst, der Partnerin weh zu tun, Angst vor sexueller Beeinträchtigung, Ekel vor der Wunde (Szeverenyi u. Hetey 1988).

Deshalb sollten Männer nur dann zur Geburt anwesend sein, wenn sie es wirklich auch selber wünschen.

4.5.4 Sexualität post partum

Die Geburt eines Kindes macht aus einem Paar »über Nacht« Eltern. Es ist kaum vorstellbar, was für Veränderungen ein Baby mit sich bringt. Man kann sich darauf nicht vorbereiten, bis es geschehen ist ... und dann ist das Baby da!

Das 1. Jahr nach der Geburt ist eine besondere Zeit für das Paar. Das Leben des Paares bekommt eine neue Ausrichtung. In unserer Gesellschaft sind die meisten (Erst-) Eltern im Umgang mit einem Baby anfangs verunsichert. Vor allem für viele Mütter ist die Wochenbettzeit anstrengend und aufregend zugleich. Sie erfährt im Wochenbett die drastischen Veränderungen ihres Körpers. Viele Spuren der Schwangerschaft verschwinden, und von der Geburt vorhandene Wunden heilen. Viele junge Mütter haben Vorstellungen, wie das Leben mit Kind ablaufen soll. Häufig stammen sie nicht von erlebten Rollenvorbildern, sondern aus den Medien. Sie möchten alles perfekt machen: Eine perfekte Mutter sein, stillen können, dem Ehemann gut zur Seite stehen, ihn nachts schlafen lassen und (tagsüber) an der Säuglingspflege teilnehmen lassen (ihn füttern und wickeln lassen), die Gäste bewirten bei möglichst aufgeräumtem Haushalt, und sich immerwährend freuen, dass der Nachwuchs da ist und für alle Babyfotos gut und schlank aussehen etc. Der Druck, den sie auf sich nimmt, ist enorm.

Während man noch vor 100 Jahren die Gäste erst zur Taufe traditionell nach 6–12 Wochen einlud, muss heute noch fast aus dem Kreißsaal heraus die ganze Welt erfahren, dass der Nachwuchs da ist. Dieser Stress bleibt nicht unbemerkt.

Oft kommt bei der Frau das Gefühl auf, dass das Baby jetzt über ihre Zeit verfügt. Es bestimmt den neuen Lebensrhythmus: Wann Zeit zum Essen oder für Entspannung ist, nämlich wenn es gerade keinen Hunger hat und nicht schreit, sondern in seinem Bettchen schläft. Frauen zweifeln oft an sich, weil sie früher alles perfekt organisieren konnten, aber nun zu nichts mehr kommen. Zudem waren sie in der Schwangerschaft gut betreut und fühlen sich nach der Geburt evtl. zu sehr auf sich allein gestellt.

In der Literatur findet man erstaunlich wenige Studien, die die langfristige Gesundheit von Frauen nach der Geburt zum Gegenstand haben (Großbritannien: Macarthur et al. 1991; Schottland: Glazener et al. 1995; Australien: Brown u. Lumley 1998; Frankreich/Italien: Saurel-Cubizolles et al. 2000; Deutschland: Borrmann 2005). Diese Studien berichten, dass die Geburt des Kindes oft mittel- bis langfristige Folgen für die Gesundheit der Mutter

hat. Die Prävalenz von Symptomen während des 1. Jahres nach der Geburt liegt zwischen 50 und 92%! Die häufigsten Probleme (Prävalenz >10%) sind: Rückenschmerzen, Müdigkeit, Nahtschmerzen, Kopfschmerzen, Angst und Depressionen, Stressinkontinenz, Obstipation und bei stillenden Frauen Brustprobleme. Erschreckend ist die hohe Zahl an Beschwerden, die die Lebensqualität beeinträchtigen. Die meisten Symptome verschwinden nicht mit dem Ende des Wochenbetts, sondern können sich im Gegenteil verstärken (◘ Abb. 4.12).

In den ersten 6–8 Wochen nach der Geburt ist die sexuelle Erregbarkeit physiologisch reduziert, die Scheidenwände sind dünner, und der Orgasmus ist weniger intensiv. Männer scheinen in den ersten Monaten nach der Geburt weniger interessiert am Sex zu sein als Frauen (von Sydow 2006).

Nur 12–14% beider Partner berichten, nach der Geburt keine sexuellen Probleme zu haben. 40–64% der Mütter und 19–64% der Väter haben Angst, wieder mit penetrierendem Geschlechtsverkehr anzufangen. 40% der Frauen haben Probleme beim ersten Koitus nach der Geburt, 64% dieser Frauen vermeiden in der Folge weiterer Geschlechtsverkehr. Mehr als 50% der Frauen verspüren Schmerzen beim ersten Verkehr nach der Geburt. Nach 3 Monaten geben noch 41% Dyspareunie an und 22% nach 6 Monaten. Die Dyspareunie bleibt auf diesem Niveau bis 13 Monaten postpartal (von Sydow 2005).

Der erste Orgasmus nach der Geburt bei Frauen wird in dem Review von von Sydow (2006) durchschnittlich nach 7 Wochen postpartal angegeben (Range: 2–28 Wochen), aber nur etwa 20% der Frauen erreichen einen Orgasmus beim ersten Koitus; 3–6 Monate postpartal erreichen ca. 75% einen Orgasmus, der dem Niveau vor der Geburt entspricht.

57% der Frauen sorgen sich über die sexuelle Befriedigung ihrer Partner.

Von Sydow (2006) stellte in ihrem Review von 7 publizierten Studien zwischen 1999 und 2003 fest, dass die Beziehung von ca. 33% der Paare sich langfristig verschlechterte. Der Tiefpunkt der Beziehung ist nach 3-4 Jahren erreicht. Für ca. 25% verbesserte sich die Beziehung. Ungefähr 4–28% der Väter fangen während der Schwangerschaft und in den ersten Monaten post partum eine neue Bezie-

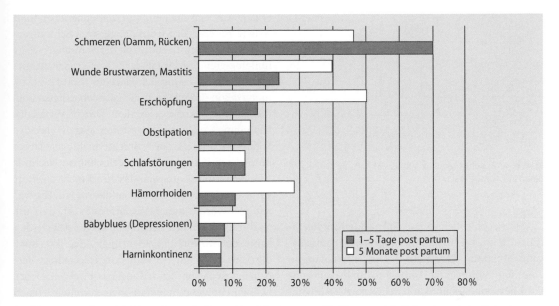

Abb. 4.12 Beschwerdebild von Frauen (in Deutschland) in den ersten fünf Tagen und fünf Monate nach der Geburt (n = 132). (Nach Borrmann 2005)

hung an oder setzen eine bestehende andere Beziehung fort, während Frauen dies nur sehr selten tun (von Sydow 2005).

Es soll an dieser Stelle daran erinnert werden, dass sexuelle Aktivitäten, Zärtlichkeit und sexuelle Befriedigung i. allg. mit der Dauer einer Beziehung abnehmen, sowohl bei Paaren mit als auch bei Paaren ohne Kind.

Der von vielen Frauen in unserem Kulturkreis angegebene starke Leistungsdruck, die hohen Erwartungen und Belastungen durch Haushalt und Versorgung des Kindes hemmen die sexuellen Aktivitäten (Dreyer 1993; Dreyer et al.1995).

In ihrer eigenen Längsschnittstudie von 1997/1998 mit 34 deutschen Paaren (von Sydow 2006) veränderte sich die koitale Häufigkeit wie folgt:
- vor der Schwangerschaft: 10-mal im Monat (Angaben der Männer) bzw. 8-mal im Monat (Angaben der Frauen),
- während der Schwangerschaft: 3-bis 4-mal im Monat,
- nach der Schwangerschaft: 1- bis 3-mal im Monat.

In dieser Studie waren die Männer durchschnittlich 34 Jahre alt und die Frauen 32 Jahre. Mehr als die Hälfte von beiden Partnern hatte einen Hochschulabschluss. Alle Mütter stillten ihre Kinder, 90% über 8 Monate. 5% dieser Paare hatten auch 2 Jahre post partum noch keinen Geschlechtsverkehr. Ebenso reduzierte sich die Häufigkeit der Selbstbefriedigung bei den Frauen vom 3. Trimester an deutlich. Bei den Männern blieb diese Häufigkeit dagegen konstant.

Von Sydow gibt in ihrem Review von 7 Studien an, dass mehr als die Hälfte der Paare im 1. Jahr nach der Geburt sexuelle Intimität mit ihrem Partner genießen, 18–20% finden Sex nur zum Teil schön, und 24–30% überhaupt nicht (von Sydow 2006).

In der Studie von Dreyer (1993) gaben 27% der Frauen 1 Jahr post partum an, auf Geschlechtsverkehr ganz verzichten zu können. Darunter waren signifikant häufiger Frauen, die sich auch vor der Schwangerschaft als libidoschwach und weniger sexuell aktiv einstuften (▶ Abschn. 9.3.1).

Koitusfrequenz und Orgasmuserleben 1 Jahr post partum zeigen ◨ Abb. 4.13 und ◨ Abb. 4.14.

In der Studie von Berner et al. (2005) mit 236 Frauen gaben 40,6% an, dass die Qualität der Sexualität 6 Monate post partum schlechter sei. 54,3% empfanden keine Veränderung, und 5,1% der Paare berichteten von einer Verbesserung.

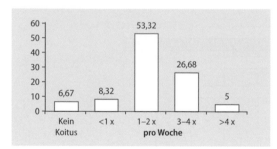

◘ **Abb. 4.13** Koitusfrequenz 1 Jahr post partum. (Original-daten in Dreyer 1993)

Stärker betroffen von sexuell nachteiliger Beein-flussung sind Frauen mit niedriger »Libidoaus-gangssituation« (◘ Abb. 4.14). Die Unterteilung in eine sog. libidostarke und eine libidoschwache Gruppe ergaben signifikant mehr sexuelle Aktivitä-ten und sexuelle Befriedigung der Frauen in der libidostarken Gruppe (Dreyer 1993).

4.5.5 Stillzeit

Das Stillen machte die Geburt unabhängig von den Vorhaltungen der Natur. So konnten Menschen im Gegensatz zu vielen anderen Spezies ihren Nach-wuchs über Jahrtausende zu allen Jahreszeiten be-kommen und ausreichend ernähren. Weil die Repro-duktion für die Arterhaltung so fundamental wichtig ist, verlaufen Schwangerschaft und Stillen von der Natur nach festgelegtem Programm. Erfolgreiches

Stillen war entscheidend für das Überleben und musste zu jeder Zeit (unabhängig vom Schwanger-schaftsalter) nach Beendigung der Schwangerschaft funktionieren: Der Abfall der Schwangerschaftshor-mone nach Ablösung der Plazenta lässt die Hem-mung des in der Schwangerschaft vorbereiteten hor-monellen Regelkreises wegfallen. Durch Wegfall der Hemmung (Abfall des Progesteronspiegels) wird der Stillbeginn initiiert. Zur Aufrechterhaltung bedarf es im weiteren Verlauf nur der regelmäßigen »Nachfra-ge«. Bleibt diese aus, weil das Kind nicht angelegt wird, hört auch die Milchproduktion (sukzessive) auf. Der Vorteil dieses Mechanismus ist, dass die Nachfrage durch den Bedarf schnell geregelt werden kann. Egal ob Einlinge, Mehrlinge oder Totgeburt, die richtige Milchmenge kann durch das richtige Ver-halten post partum schnell angepasst werden. Daher können iatrogene Interventionen unmittelbar nach der Geburt eine bedeutende Auswirkung auf den Er-folg der Stillzeit haben.

Eltern und v. a. Mütter wissen, dass Stillen gut für das Baby ist. Dies zeigt die hohe Bereitschaft der jungen Wöchnerinnen (90%), damit anzufangen (Lange et al. 2007).

Die Stilldauer in traditionellen Kulturen beträgt durchschnittlich 30 Monate. Die geschriebene Ge-schichte, wie etwa die Bibel oder der Talmud, gibt vergleichbare Hinweise – danach wurden etwa die Kinder der Hebräer mit 2–3 Jahren entwöhnt. Der Koran empfiehlt eine Stilldauer von 2 Jahren.

Noch vor 100 Jahren, wurden Kinder bis zum 4. Lebensjahr gestillt. Das heißt nicht, dass sie wäh-

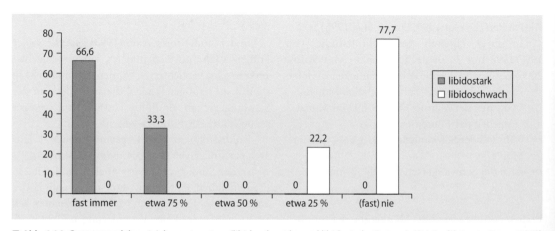

◘ **Abb. 4.14** Orgasmuserleben 1 Jahr post partum (libidoschwache und libidostarke Gruppe). (Originaldaten in Dreyer 1993)

rend der gesamten Stillzeit ausschließlich Muttermilch bekamen. Jedoch war es gesellschaftlich anerkannt und nicht befremdlich, wenn Kleinkinder regelmäßig eine Stillmahlzeit erhielten (Apple 1987; Carter 1995). Ein Kind, das vor 100 Jahren nur 1 Jahr lang gestillt worden war, wurde nur »kurz« gestillt. Verglichen damit werden viele Kinder in unserer heutigen Gesellschaft »ultrakurz« gestillt.

Epidemiologisch betrachtet ist es physiologisch, wenn Kinder bis zum Milchzahnwechsel Muttermilch erhalten. Als im vergangenen Jahrhundert die industrielle Säuglingsfertignahrung immer weiter entwickelt wurde, löste die Formula-Nahrung das Stillen weitest gehend ab. Heute ist für Säuglinge und Kleinkinder Tiermilch statt Frauenmilch die gesellschaftliche Norm. Diese neue Norm brachte auch Veränderungen im Umgang mit und Erwartungen an Säuglinge und an die Eltern mit sich, z. B. entspricht Formula-Milch den Bedürfnissen des Kindes besser als Muttermilch, daher müssen Frauen sich anpassen oder abstillen (Stichwort: Eisen- oder Vitamingehalt), Babys schlafen nachts durch, Babys brauchen einen Schnuller oder Babys sollen alleine schlafen, denn Eltern brauchen ihre Ruhe/ ihr Privatleben etc.).

Leider ändert sich die Physiologie des Menschen nicht so schnell wie die gesellschaftlichen Normen. So ist es hierzulande manchmal wirklich sehr schwer, diese neuen Normen mit den Bedürfnissen der Babys und der Eltern in Einklang zu bringen. Und so sehen Wunsch und Wirklichkeit häufig ganz verschieden aus.

Eltern wollen das Beste für ihr Kind. So werden sie das anstreben, was in der Gesellschaft als günstig angesehen wird und der herrschenden Norm entspricht. Man wird vermeiden, was als schlimm für das Kind betrachtet wird. Die Bereiche Ernährung und Schlafen stehen dabei im Fokus. Was bei Erwachsenen tabu ist und als Einmischung von außen empfunden wird, darf man, wenn ein Baby geboren wird, auf einmal ansprechen (Wo schläft das Baby? Bekommt es noch die Brust oder darf es schon aus der Flasche trinken?). Insbesondere die unsicheren Mütter und Eltern wünschen zu gefallen. Sie zeigen sozial erwünschtes Verhalten.

In unserer Gesellschaft sind die meisten Eltern im Umgang mit einem Baby anfangs verunsichert. Ihnen fehlen oft die erlebten Rollenvorbilder. Daher nehmen viele Eltern viele Ratschläge von Dritten an. Leider führen viele Tipps zu weinenden Kindern, einem vorzeitigen Zufüttern (<5 Monate) und Abstillen sowie zu schlaflosen Nächten. Dass dieser Stress Auswirkungen auf das Sexualleben hat, wird leicht verständlich.

Anmerkung: Ethmiologen wollten erforschen, wie traditionelle Völker mit weinenden Babys umgehen. Das Ergebnis war erstaunlich: Sie fanden keine weinenden Säuglinge.

In vielen traditionellen Kulturen kommen im Wochenbett Doulas (Schwangerschafts-, Geburts- und Wochenbettbegleiterin) zum Einsatz. Sie sind für die Frau bzw. das Paar da und nehmen ihr/ihm alle Hausarbeiten ab (einkaufen, kochen etc.). So können die jungen Eltern sich ganz um sich und ihr Baby kümmern. Zu Besuch kommt idealerweise nur der, der sich einbringt und nicht die, die sich verköstigen lassen. Die neue Familie bekommt so viel Zeit für sich, ähnlich wie ein Liebespaar, das sich Flitterwochen gönnt: Sie haben die Chance, sich in Ruhe kennenzulernen und auf die Bedürfnisse des anderen einzugehen. Paare lernen in der Obhut einer erfahrenen Mutter schnell, sicher im Umgang mit ihrem Sprössling zu werden und sparen sich viele Nerven und Energie mit unzufriedenen Babys. Folglich gibt es keinen Wochenbettstress, oder er ist auf ein Minimum reduziert. Es lässt sich ferner eine erfolgreiche Stillzeit etablieren, was langfristig wiederum der Gesundheit von Mutter und Kind zugute kommt. Weniger Stress mit dem Nachwuchs bedeutet, dass die Eltern auch mehr Zeit für sich haben können.

In vielen Kulturkreisen sollen Paare in den ersten 40 Tagen nach der Geburt keinen penetrierenden Sex haben. Erst danach nehmen sie ihre sexuelle Aktivität wieder auf. Dass diese Paare als Eltern sexuell aktiv sind, zeigt auch die Statistik: Sehr oft haben Paare aus diesen Kulturkreisen mehr als ein Kind.

Positive emotionale Erfahrungen und Raum, um Gefühle und Bedürfnisse zu äußern festigen ein Paar. Nur wenn Bedürfnisse befriedigt werden, wird der Kreislauf von Sehnsucht, gehemmten oder dysfunktionalen Bedürfnissen und späteren Beziehungsenttäuschungen unterbunden.

Stillen und Sexualität

in den ersten 6–8 Wochen nach der Geburt und in der Stillzeit ist die sexuelle Erregbarkeit physiologisch reduziert, die Scheidenwände sind dünner und der Orgasmus ist weniger intensiv. Bei ca. 20% der Frauen wird der Milchspendereflex beim Orgasmus ausgelöst, was aber Männer nicht zwangsläufig stören muss.

Nach drei bis vier Monaten und/oder beim Abstillen werden die Veränderungen weniger. Manche Frauen verspüren intensivere Orgasmen als vorher.

Wenn wieder Geschlechtsverkehr aufgenommen wird verspüren viele Frauen ihre Vagina als unverändert oder fester als vorher (von Sydow 2006).

Das Stillen hat unterschiedliche Auswirkungen auf die Sexualität.

Etwa ein Drittel bis die Hälfte der Frauen erlebt das Stillen als erotisch (Avery et al. 2000; von Sydow 1999), ein Viertel empfinden Schuldgefühle. Wenige Frauen erreichen überhaupt einen Orgasmus beim Stillen, andere Stillen ab, weil sie Angst vor sexueller Stimulation haben (von Sydow 2006).

Zwei Drittel der Frauen in der Studie von Dreyer (1993) berichten, dass der zärtliche Kontakt zum Kind durchaus Ersatz für körperliche Beziehungen zum Partner sei. Dies ist besonders ausgeprägt bei den Frauen, die sich als eher libidoschwach bezeichnen (70% vs. 18%) (Dreyer 1993; Dreyer et al.1995) Nicht wenige Frauen beklagen in dieser Zeit einen fast totalen Verlust der sexuellen Appetenz. Sie wünschen sich von ihrem Partner Wärme und Geborgenheit, aber oft keine sexuelle Berührung oder gar penetrierenden Geschlechtsverkehr. Dies kann durchaus der Beginn von Entfremdung sein.

Das Stillen wirkt sich auf die partnerschaftliche Sexualität der Frau (und des Mannes) oft negativ aus:

- geringe sexuelle Appetenz,
- schlechtere Erregbarkeit,
- spätere Aufnahme von koitalem Sex,
- Dyspareunie (mangelnde Lubrikation),
- Milchfluss u. a.

Neben den körperlichen Veränderungen ist der veränderte Hormonstatus der Frau von Einfluss, aber auch die veränderte Bedeutung der Brüste (Er-

nährung vs. Sexsymbol) bei beiden Partnern (von Sydow 1999; Avery et al. 2000; Signorello et al. 2001).

> **Abstillen hat positive Effekte auf die sexuelle Aktivität, aber keinen Effekt auf die sexuelle Erregung oder den Orgasmus (von Sydow 2005).**

Tipps für Sex in der Stillzeit
- Milchfluss beim Sex kann erschreckend sein oder auch nur als störend empfunden werden. Tipp: Muttermilch vorher auszustreichen oder das Kind vorher anlegen, damit die Milch abgetrunken ist. Alternativ kann auch ein BH oder ein anderes Kleidungstück angezogen werden.
- Keine Zeit, weil das Baby dazwischen geht? Warten Sie, bis das Baby tief schläft und nutzen Sie die Zeit für sich. Alternativ können Sie sich auch mit ihrem Partner zum Date verabreden. Organisieren Sie dann einen Babysitter, der das Baby für eine gewisse Zeit betreut.
- Das Bett ist belegt, was nun? Für den Fall, dass das Kind im elterlichen Bett eingeschlafen ist, kann man es für die Zeit herausnehmen und z. B. in den Kinderwagen legen. Vielleicht ist es aber auch reizvoll, nicht nur im Bett Verkehr zu haben?

4.5.6 Prävention und Hilfe bei sexuellen Problemen

Beratung während der Schwangerschaft

In der frauenärztlichen Mutterschaftsvorsorge sollten die Schwangere und deren Partner zusammen beraten werden.

- Informieren über die Wichtigkeit von offenen Gespräche und dem Äußern von Wünschen nach körperlicher Nähe.
- Informieren über die Bedeutung von körperlicher Nähe (Zärtlichkeit, Geborgenheit).
- Beratung bei Erkrankungen in der Schwangerschaft: Infektionen, Gestose, Rückenschmerzen u. a.

- Beratung zu Abortgefahren und bei Neigung zu Aborten und Frühgeburtlichkeit durch Geschlechtsverkehr.
- Beratung zu sexuellen Techniken bei Problemsituationen (Löffelstellung, Unterstützung durch Kissen u. a.).
- Beratung zur nonkoitalen Sexualität.
- Unterbreitung von Beratungsangeboten bei Unklarheiten, Problemen und Konflikten.

Studien zeigen, dass viele Paare Angst vor Schwangerschaftskomplikationen nach Geschlechtsverkehr haben. Viele Frauen wünschen daher, über Sexualität und sexuelle Aktivität mit ihrem Arzt zu sprechen. Aber die Mehrzahl der Frauen traut sich nicht, das Thema selbst anzusprechen (Bartellas et al. 2000).

Beratung nach der Geburt

In das Beratungsgespräch post partum ist nicht nur die Kontrazeption einzubeziehen, sondern alle Fragen der Sexualität und Partnerschaft, die mögliche Probleme darstellen können. Das Ziel dabei ist nicht maximale Sexualität, sondern eine für beide Partner befriedigende Sexualität.

- Informieren über die Wichtigkeit von offenen Gespräche und dem Äußern von Wünschen nach körperlicher Nähe.
- Informieren über die Bedeutung von körperlicher Nähe (Zärtlichkeit, Geborgenheit).
- Aufklärung über Libido, sexueller Erregung und Befriedigung.
- Normalität von koitalen Kontakten.
- Information über die körperlichen Veränderungen post partum.
- Behandlung von Schmerzen beim Geschlechtsverkehr und deren Ursachen (z. B. durch Einsatz von Gleitgel oder Analgetika bei Narbenschmerzen, Behandlung einer Infektion).
- Harninkontinenz: Beckenbodengymnastik und Behandlung z. B. mit Progesteron 100 mg (200 mg) vaginal bis zur Symptomfreiheit.
- Tipps beim störendem Milchfluss beim Sex (s. unten).
- Beratung zu sexuellen Techniken bei Problemsituationen (z. B. Narben).
- Beratung zur nonkoitalen Sexualität.
- Unterbreitung von Beratungsangeboten bei Unklarheiten, Problemen und Konflikten.

Anbei eine Sammlung von Tipps, die Frauen bei Beziehungstiefs nach der Geburt weitergeholfen haben ((Woolhouse et al. 2009; ▶ Übersicht).

Tipps, die Frauen bei Beziehungstiefs nach der Geburt weiterhelfen können

- Gespräche mit dem Partner über die Veränderungen und Bedürfnisse im Leben mit einem Säugling und wie man als Paar damit umgehen möchte
- Verantwortung mit dem Partner teilen für die emotionalen und physischen Aspekte der Elternschaft zu gleichen oder fast gleichen Teilen
- Zeit für sich nehmen, ohne das Baby
- Zeit für sich als Paar nehmen, um wieder zueinander zu finden
- Wenn sexuelle Aktivitäten wieder aufgenommen werden, sich nicht unter zeitlichen Druck setzen
- Übereinkunft zwischen beiden Partnern, ob Sex im Augenblick wichtig ist oder nicht
- Wissen was »normal« ist
- Wissen, dass das, und was man gerade durchmacht, »nicht abnormal« ist
- Medizinisches Fachpersonal zu kennen und vertrauen, mit dem man über Sex und Beziehungen sprechen kann
- Manche Frauen profitieren davon, Sex eine Priorität zu geben, auch wenn sie sich ausgelaugt fühlen oder lieber etwas anderes gemacht hätten.

4.6   Sexualität im Klimakterium und der Postmenopause

H.-J. Ahrendt, C. Friedrich

4.6.1   Hormonelle Veränderungen im Klimakterium

Das Klimakterium und die Menopause stellen einen deutlichen Einschnitt im Leben jeder Frau dar. Obwohl sie natürliche Vorgänge sind, werden sie überwiegend mit negativen Bewertungen assoziiert: mit

4

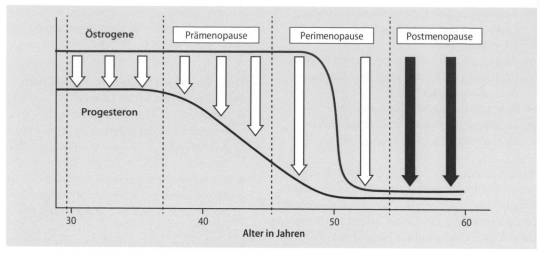

◨ **Abb. 4.15** Östrogen-Gestagen-Relation in Abhängigkeit vom Alter

dem Älterwerden im Allgemeinen, mit der Abnahme von Leistungsfähigkeit und körperlicher Attraktivität, mit dem Auftreten von körperlichen Beschwerden und Krankheiten sowie mit der Verringerung der sexuellen Appetenz, der Häufigkeit sexueller Aktivitäten und der Genussfähigkeit.

Das Klimakterium umfasst eine Zeitspanne von 10 Jahren und mehr. Es ist die Zeit des Übergangs von der fertilen in die nichtfertile Lebensphase der Frau, gekennzeichnet durch das Nachlassen der endokrinen Funktionen. Bereits ab etwa dem 38. Lebensjahr verringert sich zunehmend die Bildung des Progesterons in den Ovarien. Um das 50. Lebensjahr herum kommt es zu einem meist abrupten Erlöschen der Bildung von Östrogenen. Dies bedingt die Menopause, die letzte Menstruationsblutung, und beendet das Ende der Fruchtbarkeit der Frau. Ebenso nimmt in dieser Zeit die Bildung der Androgene ab (◨ Abb. 4.15).

> **Merke**
>
> Der Abfall der endogenen Hormone im Klimakterium – Östrogene, Progesteron, Andogene, und Gestagene – beeinflusst das Sexualleben der Frau tiefgreifend. Er bewirkt sowohl direkte als auch indirekte Veränderungen der Sexualität (Graziottin 1996; Plouffe u. Simon 1998; Starke u. Ahrendt 2009).

Das hat in vielfältiger Weise direkte und indirekte Auswirkungen auf die Sexualität:
- auf die unmittelbare sexuelle Funktion (Libido, Erregung, Orgasmus, vaginale Lubrikation, Kohabitation, Dyspareunie),
- auf das Körperformbild und die weibliche Attraktivität,
- auf die allgemeine Gesundheit (KHK, Osteoporose, urogenitale Erkrankungen etc.),
- auf die körperliche Leistungsfähigkeit,
- auf das zyklische Blutungsverhalten.

Progesteron und Progesteronmangel

Bereits ab dem 38. Lebensjahr, viele Jahre vor Beginn des Östrogenabfalls, ist die Zahl vollwertiger ovulatorischer Zyklen reduziert, und es wird zunehmend weniger Progesteron gebildet. Dadurch besteht ein relatives Überwiegen der Östrogene. Der Progesteronmangel und das relative Überwiegen der Östrogene wirken sich unmittelbar auf den Menstruationszyklus, die Haut, das Körperformbild, die Psyche und die Sexualität der Frauen aus.

▪ **Symptome des Progesteronmangels**

Die Symptome des Progesteronmangels sind sehr different und vielfältig. Sie treten in der prä- und perimenopausalen Lebensphase insbesondere prämenstruell auf (Bachmann 1994, 1995; Bachmann u. Leiblum 2004; Dennerstein et al. 1997; Gruber u.

Sator 1995; Gruber et al. 1995, 1997a, b; Kirchengast et al. 1995; Huber u. Gruber 1996; Freeman 2010):

- Mastodynien,
- Ödeme,
- Zyklusstörungen (Oligo-/Polymenorrhöen, Hypermenorrhöen, Zusatzblutungen),
- verminderte sexuelle Appetenz,
- Zunahme der abdominalen Adipozyten: Veränderung der Körperproportionen und des Gewichts,
- prämenstruelles Syndrom (PMS),
- vegetative und psychische Probleme, Stimmungsschwankungen, depressive Verstimmungen,
- Müdigkeit, Durchschlafstörungen, Fatigue-Syndrom.

Östrogene und Östrogenmangel

Östrogene bilden die sekundären weiblichen Geschlechtsmerkmale aus und beeinflussen die weiblichen Körperproportionen und die weibliche Attraktivität und Anziehung. Östrogene und Testosteron sind die primären Hormone der weiblichen Sexualfunktion. Die Östrogene wirken auf Östrogenrezeptoren in der Brust, der Scheide, der Vulva, der Harnröhre und der Harnblase und anderer Organe. Sie verbessern die Durchblutung in diesen Organen, verdicken und befeuchten das vaginalen Epithel und bereiten es damit für den Geschlechtsverkehr vor.

Der Rückgang der Östrogene, insbesondere von Östradiol im Serum im Klimakterium, bzw. sein Verlust nach der Menopause hat weit reichende Veränderungen bei der Frau zur Folge: Veränderung der Körperproportionen und der Attraktivität, Einschränkung der körperlichen Leistungsfähigkeit, präklimakterische Blutungsstörungen bzw. postmenopausale Amenorrhö, trockene Schleimhäute, Dystrophie der Haut des Genitales, mögliche Erkrankungen durch den chronischen Östrogenmangel wie Osteoporose, urogenitale Erkrankungen und periphere arterielle Erkrankungen.

Im peripheren und zentralen Nervensystem beeinflussen die Östrogene die nervale Reizleitung und sensorische Wahrnehmung. Sie beeinflussen die Expression der vaginalen und klitoralen Stickstoffmonoxidsynthase. Hohe Östradiolspiegel korrelieren positiv mit hohen Stickstoffmonoxidsynthasespiegeln.

Der Rückgang der Serumöstradiolspiegel im Klimakterium geht mit einem Rückgang der Stickstoffmonoxidsynthasespiegel einher und wirkt sich damit negativ auf die Sexualität aus. Östrogene selbst beeinflussen nicht direkt die sexuelle Erregung und die Frequenz sexueller Aktivitäten, sie wirken diesbezüglich aber als Modulatoren für die Androgene (Myers et al. 1990; Redmond 1999; Freedman 2000; McCoy 2001; Berman u. Goldstein 2001; Bachmann u. Leiblum 2004).

- **Symptome des Östrogenmangels**

Die Symptome des Östrogenmangels sind (Bachmann 1994, 1995; Bachmann u. Leiblum 2004; Dennerstein et al. 1997; Gruber u. Sator 1995; Gruber et al. 1995, 1997a, b; Kirchengast et al. 1995; Huber u. Gruber 1996; Freeman 2010) sind:

- Zyklusstörungen (Polymenorrhoe, Zusatzblutungen, Oligomenorrhoe, Amenorrhoen),
- Hitzewallungen, Schweißausbrüche,
- Veränderungen der Körperproportionen,
- Zunahme von Mastodynien,
- uregenitale Atrophie,
- Risikoerhöhung für Osteoporose
- Abnahme der körperlichen Leistungsfähigkeit,
- vegetative und psychische Probleme, Stimmungsschwankungen, depressive Verstimmungen,
- Müdigkeit, Durchschlafstörungen, Fatigue-Syndrom.

In einer großen deutschen Studie (Starke u. Ahrendt 1999), in die 1.046 Frauen zwischen 50 und 59 Jahren eingeschlossen waren, ergaben sich die in ◘ Abb. 4.16 genannten Häufungen klimakterisch bedingter Symptome.

> **29% der Frauen in der Altersgruppe 50 und 59 Jahre gaben sexuelle Probleme an.**

Auch wenn es sich hierbei um physiologische Vorgänge handelt, haben sie bei vielen Frauen krank machende Auswirkungen. Einerseits führt dies zu akuten Hormonmangelsymptomen, wie Hitzewallungen, Schweißausbrüche, Schlaflosigkeit, Übermüdung, depressive Verstimmungen, eingeschränkte Leistungsfähigkeit, und andererseits sind dadurch sekundär oft chronische Erkrankungen wie Osteoporose, Arthrose, Harninkontinenz u. a.

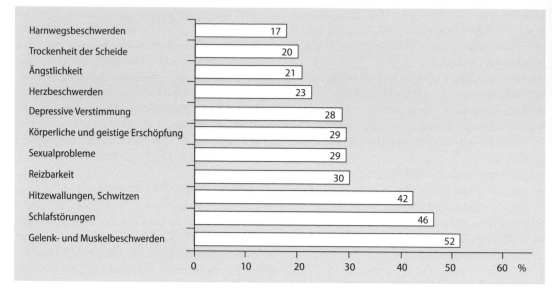

Abb. 4.16 Klimakterische Beschwerden: Angaben »sehr stark«, »stark« und »mittel« (Befragung von 1.049 Frauen zwischen dem 50. und 59. Lebensjahr; Starke u. Ahrendt 2009 (Aus Ahrendt u. Friedrich 2013a)

bedingt. Diese Beschwerden beeinträchtigen für sich schon eine zufriedenstellende Sexualität.

29% der Frauen zwischen dem 50. Und 59. Lebensjahr geben einen Verminderung oder einen Verlust der sexuellen Appetenz an und etwa 20% eine mangelnde Feuchtigkeit und Lubrikation der Scheide, die dann meist eine Dyspareunie bedingt (Starke u. Ahrendt 2009). Solche Beschwerden werden von den Patientinnen nicht selten auch schon ab Mitte des 5. Lebensjahrzehnts geäußert, häufiger jedoch nach der Menopause.

Postmenopausale Dyspareunie

Der Abfall der Serumöstradiolspiegel bei postmenopausalen Patientinnen auf Werte unter 73 pmol/l kann zu einer Atrophie des Schleimhautepithels der Scheide und der Urethra führen. Dies kann innerhalb von 6–8 Wochen geschehen (Freedman 2000):

- Abnahme der Dicke der Vaginalschleimhaut (Barbo 1998; Smith 1972),
- Dystrophie des Introitus vaginae (Bachmann 1995; Dennerstein et al. 2000),
- Atrophie der glatten Muskulatur der Scheidenwand (Bachmann 1995; Archer 2000),
- vaginale Trockenheit und mangelnde Lubrikation (Archer 2000; Dennerstein et al. 1997; Bachmann 1995),

- Anstieg des vaginalen pH-Wertes (Notelovitz 1995),
- Anstieg der Häufigkeit von Vulvovaginitiden, Harnwegsinfektionen, Harninkontinenz (Notelovitz 1995; Archer 2000),
- Anstieg der Häufigkeit von Störungen der sexuellen Appetenz, der sexuellen Erregung und des Orgasmus
- Anstieg der Häufigkeit sexuell bedingter Schmerzen (Dyspareunie, Vaginismus; Bachmann 1994, 1995; Dennerstein et al. 1997).

Das führt sekundär zu negativen Auswirkungen auf Sexualität und Gesundheit und zu sexuell bedingten Schmerzen.

Dennerstein et al. (2000) beschrieben in einer prospektiven Beobachtungsstudie mit 438 Frauen in Australien im Alter von 45–55 Jahren eine signifikanten Verringerung der sexuellen Appetenz, der sexuellen Ansprechbarkeit, der Häufigkeit sexueller Aktivitäten und eine Zunahme von Schmerzen beim Geschlechtsverkehr. Die vaginale Trockenheit war umso stärker ausgeprägt, je länger sich die Frau in der postmenopausalen Lebensphase befand. So gaben 45% der befragten Frauen 3 Jahre nach der Menopause eine vaginale Trockenheit; in der frühen perimenopausalen Phase waren es noch <5% gewesen.

Frauen, die eine geringere vaginale Atrophie aufwiesen, hatten höhere Serumkonzentrationen an Testosteron, Androstendion und Luteinisierungshormon (Bachmann et al. 1984; Stadberg et al. 2000).

Kao et al. (2012) führten mit 182 postmenopausalen Patientinnen, die unter einer Dyspareunie litten, umfangreiche physische, hormonelle und psychologische Untersuchungen durch. Alle Patientinnen hatten eine vulvovaginale Atrophie. Dabei kamen mehrere Beschwerde- und Schmerzfragebögen zur Anwendung (McGill Schmerz-Fragebogen, Pain Catastrophizing Scale, das Angst-Zustands-Inventar, das Beck Depression Inventar-II, Dyadische Werte-Scala). Kognitiv-emotionale Variablen wie Katastrophisierung, Depression und Angst waren signifikante Prädiktoren für vestibuläre Schmerzen, von denen über 90% der Stichprobe betroffen waren. Probleme in der Partnerschaft waren umgekehrt assoziiert mit der Schmerzintensität innerhalb mehrerer genitaler Lokalisationen.

Schmerzen beim Geschlechtsverkehr treten häufiger bei den Frauen auf, die sich generell seltener sexuell betätigen. Leiblum et al. (1983) unterstrichen, dass Frauen mit regelmäßigem Geschlechtsverkehr (3- bis 4-mal im Monat) oder regelmäßiger Selbstbefriedigung seltener Beschwerden hatten als die, die seltener als 10-mal im Jahr Geschlechtsverkehr hatten oder sich gar nicht selbst stimulieren.

Schlussfolgerung Die Ergebnisse legen nahe, dass neben dem Modell der hypoöstrogen bedingten vulvovaginalen Atrophie bei der postmenopausalen Dyspareunie auch kognitive, affektive und dyadische Faktoren von Bedeutung sind.

Androgene und Androgenmangel

Als Androgene sind bei der Frau insbesondere Testosteron und Dehydroepiandrostendion (DHEA) von Bedeutung. Testosteron ist auch bei der Frau das Leithormon der sexuellen Appetenz und Motivation. Die Serumandrogenspiegel erreichen in den 20-er Lebensjahren ihr höchstes Level. Sie fallen dann kontinuierlich ab und zeigen zum Zeitpunkt der Menopause nur noch etwa die Hälfte der Ausgangswerte (Myers et al. 1990; Casson et al. 1997; Simon et al. 1999; Gower u. Nymann 2000). Insbesondere verringern sich in dieser Zeit die Serum-

hormonspiegel von Testosteron um etwa 55% (Davison et al. 2005).

Bereits in den 40-er Lebensjahren führt das zu spürbaren Symptomen.

> **Auswirkungen von Testosteron auf die Sexualität**
> — Direkte Wirkung auf die Libido
> — Fördert das sexuelle Verlangen
> — Direkte Wirkung auf die Stimmung, die körperliche Leistungsfähigkeit und das allgemeine Wohlbefinden
> — Vorstufe bei der Östradiolbiosynthese: dadurch hohe Östradiolkonzentration im Hypothalamus (essenziell für die sexuelle Funktion)
> — Direkte Testosteronvasomotoren haben positive Wirkung auf die vaginale Blutzirkulation und Lubrikation

■ **Symptome des Androgenmangels**

Der Androgenmangel kann vielfältige Auswirkungen auf die Gesundheit, die Leistungsfähigkeit, die Sexualität und das Wohlbefinden haben (»Princeton Consensus Statement«; Bachmann et al. 2002):
— depressive Verstimmungen,
— chronische Müdigkeit,
— Hitzewallungen,
— Abnahme der Muskelmasse,
— Osteoporose/Osteopenie,
— Abnahme der körperliche Leistungsfähigkeit,
— Verringerung der vaginalen Lubrikation,
— Abnahme der sexuellen Appetenz, der sexuellen Erregbarkeit, der Empfänglichkeit für sexuelle Stimuli und Verringerung sexueller Aktivitäten.

Es wurde konstatiert, dass es sich hierbei um unspezifische Symptome handelt, die auch Symptome anderer Krankheiten oder psychologischer Zustände, einschließlich Depressionen und Partnerschaftskonflikte, sein können.

Die Auswertung von freiem Testosteron und Dehydroepiandrosteron ist angezeigt bei Frauen, die über nennenswerte Veränderungen des sexuellen Verlangens klagen (Bachmann et al. 2002). In dieser Zeit verringern sich die Serumhormonspie-

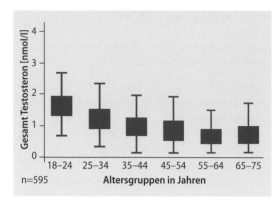

▣ Abb. 4.17 Gesamttestosteron in Abhängigkeit vom Alter (Originaldaten in Davison et al. 2005). (Aus Ahrendt u. Friedrich 2013a)

gel von Testosteron um etwa 55% (▣ Abb. 4.17). Trotzdem liegt die Konzentration von Testosteron nach der Menopause bis zu 10-mal höher als die von Östradiol (Davison et al. 2005).

Im fertilen Alter der Frau werden täglich etwa 400 pg/ml Testosteron gebildet: 50% im Fett- und Muskelgewebe und jeweils 25% in den Ovarien und der Nebennierenrinde. Nach der Menopause sind es nur dann noch 200 pg/ml Testosteron. Insbesondere wird weniger Testosteron durch periphere Konversion im Muskel- und Fettgewebe gebildet. Der Anteil der Ovarien an der Testosteronbildung beträgt postmenopausal dann aber 50%. Dies unterstreicht die große Bedeutung der Ovarien auch in der Zeit nach der Menopause (▣ Tab. 4.11).

In der Zeit vom 18. Bis zum 75. Lebensjahr verringert sich die Bildung von freiem Testosteron um 49% und von DHEAS um 77%.

Nach der Menopause wird durch die ovarielle Erschöpfung dort kein Östradiol mehr gebildet. Es bleibt aber die Fähigkeit, noch über viele Jahre Testosteron zu bilden. Damit findet nach der Menopause in den Ovarien der Hauptteil der Testosteronsynthese statt (s. oben). Das ist der Grund dafür, dass ovarektomierte Frauen sowohl vor als auch nach der Menopause abrupt abfallende Serumtestosteronspiegel bis zu 50% aufweisen und mit einer Reduktion der sexuellen Appetenz reagieren (Laughlin et al. 2000; Fogle et al. 2007; Davidson et al. 2005).

In der Massachusetts Women Health Survey II (Avis et al. 2000) wurde die Sexualität von 200 peri- und postmenopausalen Frauen, die nicht hysterektomiert und nicht ovarektomiert waren, analysiert. Für die meisten Frauen war die sexuelle Befriedigung auch weiterhin gut, wenn auch etwa die Hälfte eine Verminderung des sexuellen Verlangens angab. 39% der Frauen berichteten, dass ihre sexuelle Erregbarkeit im Vergleich zu früherer Zeit geringer geworden ist. Andererseits gaben 78% der Frauen an, keine Schmerzen beim Sex zu haben, und 63% hätten keine Schwierigkeiten, einen Orgasmus zu erlangen (p<0,05).

Im Jahr 2007 wurden die Daten einer großen Studie zur Gesundheit und Sexualität der Frau, Women's International Study of Health and Sexuality (WISHES Study) publiziert (Hayes et al. 2007). Darin wurde in 4 europäischen Ländern (Deutschland, Frankreich, Italien, England) und in den USA die Sexualität von Frauen über die Lebensphasen untersucht. In die europäische Studie waren 1.998 Frauen und in die US-amerikanische Studie 1.591

▣ Tab. 4.11 Androgenproduktion in der Prä- und Postmenopause. (Originaldaten in Davison et al. 2005)

	Ovarielle Sekretion		Adrenale Sekretion		Periphere Konversion (Fett- und Muskelgewebe)	
	Prämeno-pause	Postmeno-pause	Prämeno-pause	Postmeno-pause	Prämeno-pause	Postmeno-pause
Testosteron	25%	50%	25%	10%	50%	40%
Androstendion	40%	20%	50%	70%	10%	10%
DHEA	10%	10%	60%	60%	30%	30%
DHEA-S		90%	90%	10%	10%	

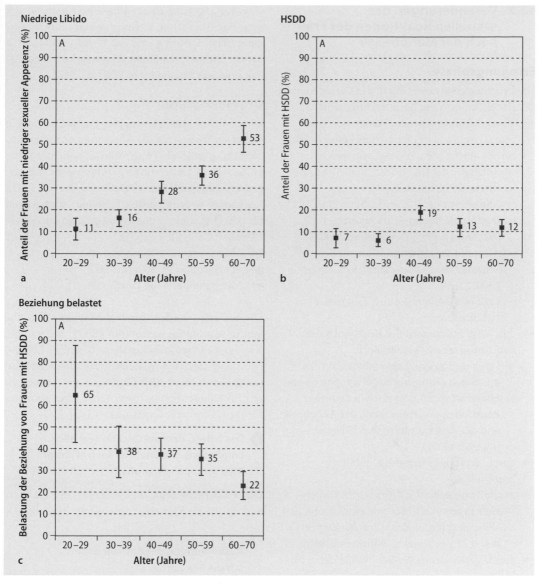

◻ Abb. 4.18a–c Libidomangel (**a**), »hypoactive sexual disorder dysfunction« (HSDD) (**b**) und negative Auswirkungen der HSDD auf die Beziehung (**c**) über die Lebensphasen von Frauen. (Nach Hayes et al. 2007)

Frauen im Alter von 20–70 Jahren eingeschlossen. Die Daten wurden erhoben mittels eines selbst erstellten Fragebogens und der validierten Erhebungsbögen »Profile of Female Sexual Function« zur Messung der sexuellen Appetenz und der »Personal Distress Scale« zur Messung der sexuellen Dysfunktion.

In dieser Studie wurde ermittelt, dass der Anteil der Frauen mit einer verminderten sexuellen Appe-

tenz über die Lebensphasen von 11% (20–29 Jahren) auf 53% (60–70 Jahre) ansteigt. Die »hypoactive sexual disorder dysfunction« (HSDD) steigt jedoch innerhalb dieses Zeitraums nur von 7% auf 12% an.

> **Das lässt den Schluss zu, dass mit zunehmendem Lebensalter die Verringerung der sexuellen Appetenz nicht von zunehmendem Leidensdruck begleitet wird (◻ Abb. 4.18).**

4.6.2 Veränderungen der sexuellen Reaktionen der Frau nach der Menopause

Erregungsphase

Die Erregungsphase kann durch den Östrogenmangel in vielfältiger Weise beeinträchtigt sein:

- durch Schmerzen bei der Penetration und beim Geschlechtsverkehr. Diese können, wie bereits beschrieben, bedingt sein durch
  - Abnahme der Dicke des Scheidenepithels (Barbo 1998; Smith 1972),
  - Abflachung der Rugae (Leiblum et al. 1983),
  - Dystrophie des Introitus vaginae (Bachmann 1995; Dennerstein 2000),
  - Atrophie der glatten Muskulatur der Scheidenwand (Bachmann 1995; Archer 2000),
  - vaginale Trockenheit und mangelnde Lubrikation;
- durch Veränderungen der Reaktionen der Labia majora und Labia minora:
  - Labia majora und Labia minora werden durch den Östrogenmangel atrophisch und zeigen oft nicht die typischen sexuellen Reaktionen der Abflachung, der Anhebung und des Auseinandertretens (Masters u. Johnson 1967);
- durch Veränderungen des klitoralen Empfindens:
  - die Tumeszenz der Klitoris geht zurück – viele Frauen berichten von einer deutlichen Verschlechterung des klitoralen Empfindens (20,1%; Sarrel u. Whitehead 1985);
- durch Veränderung der Sensibilität der Haut:
  - viele Frauen (35,7%) beklagen eine Veränderung der Berührungswahrnehmung der Haut, die zu einer Verminderung der Erregungssteigerung führen kann (Sarrel u. Whitehead 1985).

Plateauphase

Bei den Frauen, bei denen aus den bereits genannten Gründen eine verminderte sexuelle Appetenz und eine verminderte oder schmerzhafte Taktilität bestehen, ist auch von einer verminderten Vasokongestion in der Plateauphase auszugehen. Das kann eine Verlängerung dieser Phase bedeuten, in der sexuelle Stimulation zu einer ausreichenden Erregung führt. Dadurch ist diese Phase jetzt auch für äußere Einflüsse wie Stress, Ängste oder Ablenkung störanfälliger (Semmens u. Wagner 1982).

Orgasmusphase

Die Fähigkeit des Erlebens des Orgasmus wird in mehreren Studien für alle Altersgruppen fast gleichbleibend angegeben. Einige Studien berichten sogar größere Häufigkeiten im Orgasmuserleben mit steigendem Alter an (Holte 1992; Starr u. Weiner 1982). Im Kinsey-Report werden folgende Häufigkeiten für den Orgasmus in den Lebensphasen angegeben (Reinisch 1990; Bitzer 2003):

- Altersgruppe 27–38 Jahre: 67%,
- Altersgruppe 39–50 Jahre: 66%,
- Altersgruppe 51–64 Jahre: 65%.

Diese Daten werden durch die neuere deutsche Studie von Starke u. Ahrendt (2009) unterstützt. Von 1.046 Frauen zwischen dem 50. und 59. Lebensjahr gaben nur 16% an, beim letzten sexuellen Zusammensein nicht zum Orgasmus gekommen zu sein. 59% dieser Frauen hatten einen Orgasmus und 16% sogar mehrere Orgasmen.

> **Das belegt, dass die Qualität sexuellen Empfindens und Erlebens auch in dieser Altersgruppe sehr groß ist.**

Die ► Übersicht zeigt zusammenfassend die Auswirkungen des Klimakteriums auf die Sexualität.

Auswirkungen des Klimakteriums auf die Sexualität

Direkte Auswirkungen
- Abnahme der sexuellen Appetenz und des sexuellen Interesses
- Verminderung der Durchblutung der Vulva und Scheide: dadurch Verminderung der Feuchtigkeit und Lubrikation der Scheide
- Veränderung der sexuellen Wahrnehmung und Ausstrahlung durch Veränderungen des Geruchsepithels und verminderte Bildung von Pheromonen in den Talg- und Schweißdrüsen

Indirekte Auswirkungen
- Abnahme der körperlichen Attraktivität: Veränderung der Körperproportionen, der Haut und der Haare, Gewichtszunahme
- Abnahme der körperlichen Leistungsfähigkeit
- Akute körperlicher Beschwerden: Hitzewallungen/Schweißausbrüche, Schlafstörungen, Gelenkschmerzen, depressive Verstimmungen
- Chronische Krankheiten: Osteoporose, Arthrose, Harninkontinenz, Herz-Kreislauf-Erkrankungen

4.6.3 Partnerschaft im Klimakterium

Die Sexualität ist immer ein zutiefst individuelles Geschehen und auch im Klimakterium und nach der Menopause von grundlegender Bedeutung. Das Klimakterium stellt einen Lebensabschnitt dar, in dem sich Frauen mit medizinischen und auch mit psychosozialen Veränderungen konfrontiert sehen:
- hormonelle Veränderungen,
- körperliche Veränderungen mit Verlust der Attraktivität,
- sexuelle Veränderungen,
- gynäkologische Veränderungen,
- gesundheitliche Veränderungen,
- Veränderungen der Familiensituation,
- Veränderungen der Ehe bzw. Partnerschaft.

Diese Veränderungen sind komplexer Natur und ergänzen und bedingen sich gegenseitig entweder positiv/fördernd oder negativ/hemmend.

Die folgenden Befunde sind im biopsychosozialen Kontext der Frau in dieser Lebensphase zu betrachten:
- Es besteht eine oft langjährige Partnerschaft bzw. Ehe, in der sich die Bedeutung der Sexualität verändert hat. Es werden andere Prioritäten im Zusammenleben gesetzt.
- Die eigenen Kinder sind meist schon erwachsen und/oder haben das elterliche Haus verlassen. Es besteht eine neue Familiensituation – die Rolle als Frau und Mutter ist neu definiert.

- Die berufliche Situation ist oft durch eine große zeitliche und mentale Belastung gekennzeichnet.
- Der Lebenspartner ist erkrankt oder verstorben.
- Im höheren Lebensalter sind Frauen oft Singles, und die Suche nach einem Partner gestaltet sich schwieriger.

Aber nicht zwangsläufig treten Veränderungen der sexuellen Appetenz, der sexuellen Erregung und Befriedigung auf. Nicht immer besteht ein Leidensdruck oder ein Handlungsbedarf. Die Frauen jedoch, bei denen die Sexualität stets von großer Wichtigkeit war, empfinden den Mangel an Lust und sexuellen Phantasien, an Zärtlichkeit und Geschlechtsverkehr als schwerwiegend. Es handelt sich dann um einem Libidomangel mit Leidensdruck, also eine »hypoactive sexual disorder dysfunction« (HSDD), die einer medizinischen Behandlung bedarf.

In der WHISHES Study (Hayes et al. 2007) wurde nicht nur festgestellt, dass die Abnahme der sexuellen Appetenz über die Lebensphase immer seltener von einem persönlichen Leidensdruck begleitet wird, sondern auch immer weniger die bestehende Partnerschaft negativ beeinträchtigt (◘ Abb. 4.18c).

In einer großen, anonymen, schriftlichen Studie haben Starke und Ahrendt das sexuelle Verhalten und Erleben, die Partnerschaftssituation und gesundheitliche Aspekte von postmenopausalen Frauen untersucht. Die Daten dieser Studie wurden anonym schriftlich im TPI Panel von TNS Infratest per standardisiertem Fragebogen im Mai/Juni 2007 erhoben. Die Rücklaufquote betrug 70,3%. Insgesamt wurden 1.040 Frauen im Alter von 50–60 Jahren in die Studie eingeschlossen (Starke u. Ahrendt 2009).

52% dieser Frauen gaben an, dass für sie Sexualität sehr wichtig (11%) oder wichtig (41%) ist. Nur für 9% war Sexualität gar nicht mehr wichtig. Dabei wird Sexualität in Zusammenhang gesehen
- mit der Lustfunktion der Sexualität: Zärtlichkeit, Lust, körperliches Vergnügen,
- mit dem Partner: »der geliebten Person nahe zu sein«,
- mit der weiblichen Rolle: begehrt zu werden, Bestätigung der Weiblichkeit und
- mit der allgemeinen Lebensfreude.

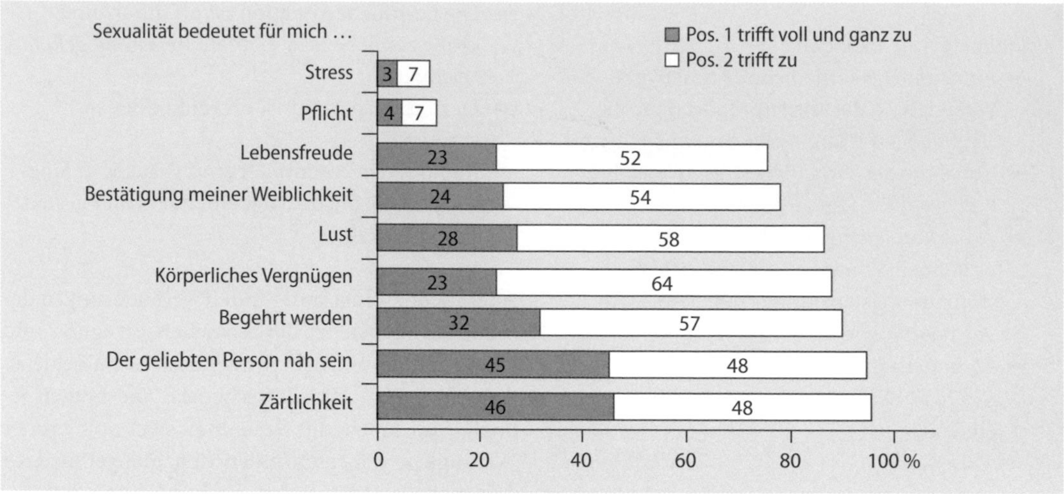

4

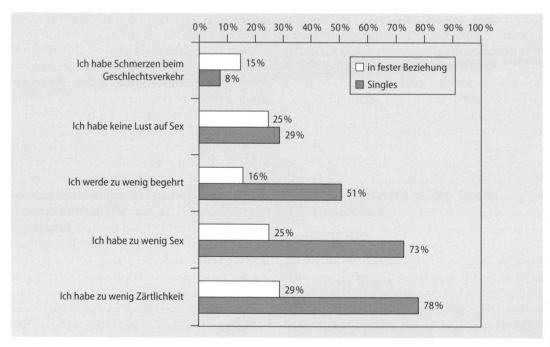

● **Abb. 4.19** Anonyme, schriftliche Studie von Starke u. Ahrendt (2009) »Was bedeutet für Sie Sexualität?« (Aus Ahrendt u. Friedrich 2013a)

● **Abb. 4.20** Sexuelle Probleme 50- bis 60-jähriger Frauen in Abhängigkeit vom Beziehungsstatus. (Nach Starke u. Ahrendt 2009)

Nur für etwa 10% dieser Frauen war Sexualität Pflicht und Stress (● Abb. 4.19). 43% dieser Frauen erleben den Sex eher belebend als belastend, 40% mal belebend, mal belastend. Frauen, die aktuell eine Hormonersatztherapie anwenden, erleben Sex signifikant häufiger belebend (55%) als jene Frauen (39%), die zurzeit keine HRT anwenden.

Die Beziehungsdimension ist für die Sexualität von großer Bedeutung. Von den 1.046 Frauen dieser Studie lebten 81% in einer festen Beziehung und 19%

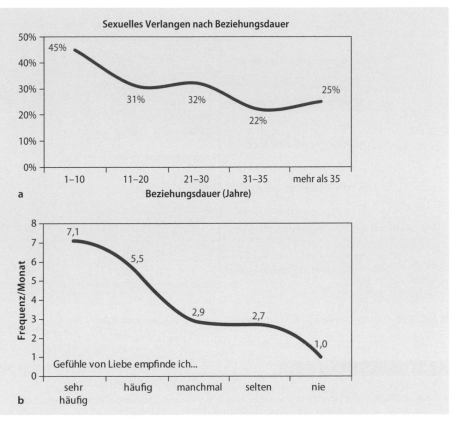

Abb. 4.21a, b Sexuelles Verlangen in Abhängigkeit von der Beziehungsdauer (**a**) und Koitusfrequenz in Abhängigkeit von der »Liebe zum Partner« (**b**) nach Starke u. Ahrendt (2009). (**a** aus Ahrendt u. Friedrich 2013a)

nicht. Frauen ohne festen Partner beklagten nicht nur, seltener Geschlechtsverkehr zu haben, sondern sie litten v. a. darunter, nicht begehrt zu werden und zu wenig Zärtlichkeiten zu bekommen (◙ Abb. 4.20). Bei Frauen ohne festen Partner liegt der letzte Geschlechtsverkehr oft schon monatelang zurück. Partnerlosigkeit muss mit zunehmendem Alter als Ursache für fehlende Sexualität berücksichtigt werden.

44% der Frauen gaben an, dass sie sich »sehr wohl« fühlen in ihrer Beziehung und 46%, dass sie sich »wohl« fühlen. Von den Frauen, die angaben sich »sehr wohl« zu fühlen, gaben dies fast gleiche Häufungen für die ersten 10 Jahre der Beziehung (50%) an und auch für eine Beziehungsdauer von über 35 Jahren (51%). Paare zwischen 21 und 35 Jahren der Beziehung gaben niedrigere Werte an (38% und 40%). Möglicherweise sind diese Jahre mit mehr Konflikten belastet.

Das sexuelle Verlangen der Frauen nimmt mit zunehmender Dauer der Beziehung ab. Dies trifft auch für die Frauen zu, die sich in der Beziehung »sehr wohl« fühlen. Immerhin äußert noch jede vierte Frau, die länger als 35 Jahre mit ihrem Partner zusammenlebt, sexuelles Verlangen nach diesem Partner (◙ Abb. 4.21a). Die Qualität des Verhältnisses zum Partner bestimmt wesentlich auch das sexuelle Tun. Frauen, die Gefühle der Liebe für ihren Partner empfinden, haben auch wesentlich häufiger Geschlechtsverkehr (◙ Abb. 4.21b).

Bei etwa 1/3 der Paare treten sexuelle Probleme auf: Meist sind sie in der unterschiedlichen Häufigkeit der sexuellen Bedürfnisse beider Partner begründet. Jede 4. Frau berichtet aber auch über Potenzschwierigkeiten des Mannes (◙ Abb. 4.22).

4

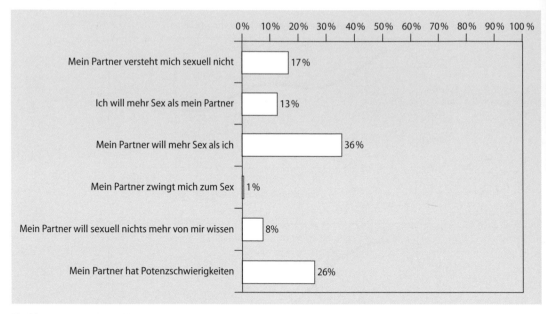

◫ Abb. 4.22 Sexuelle Probleme in der Partnerschaft. (Nach Starke u. Ahrendt 2009)

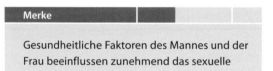

Gesundheitliche Faktoren des Mannes und der Frau beeinflussen zunehmend das sexuelle Verlangen und Handeln.

4.6.4 Sexualberatung

Die Behandlung der sexuellen Funktionsstörung (FSD) im Klimakterium besteht in der Regel aus verschiedenen Teilen:
- der psychosozialen Beratung/Therapie,
- der Paarberatung/Paartherapie und
- der medikamentösen Therapie.

Entsprechend der Art des Symptoms, seiner Ausprägung und des Leidensdruckes können die Beratungs- bzw. Behandlungsoptionen einzeln oder kombiniert umgesetzt werden.

Die Therapie richtet sich nach der Art und der Schwere der Beschwerden, nach der Stärke des Leidensdruckes und möglichen Begleiterkrankungen der Patientin. Folgende Optionen stehen zur Verfügung:

- individuelle frauenärztliche Beratung und Aufklärung,
- individuelle Sexualberatung,
- Paarberatung,
- medikamentöse Therapien.

Psychosoziale Interventionen sind effektiv in der Behandlung von sexuellen Funktionsstörungen. Die Durchführung einer Beratung und Behandlung hängt davon ab, ob die Patientin beratungs- und behandlungswillig ist, v. a. dann, wenn die Beratung in mehreren Sitzungen erfolgt. Ob diese Behandlung isoliert erfolgt oder mit Medikamenten kombiniert wird, hängt von der Art der Symptome ab und kann während der Behandlung im Sinne einer kontinuierlichen Anpassung der Beratungsstrategie bzw. der therapeutischen Strategie angepasst werden. Nicht selten werden von der Patientin auch Symptome einer sexuellen Funktionsstörung vorgeschoben als unbewusste Bewältigungsstrategie einer anderen Krankheit oder eines anderen Problems (larvierte Sexualstörung) (Al-Azzawi et al. 2010).

Die Beratung erfolgt dann entsprechend den Ebenen der Diagnostik und Beratung. In der ersten Ebene des diagnostischen Gespräches (▶ Kap. 3) erfolgen die Schilderung des Hauptproblems und die

Auftragsklärung. Woran leidet die Patientin? Seit wann bestehen diese Symptome? Was möchte die Patientin verändert haben?

4.6.5 Medikamentöse Therapie

Eine Hormontherapie ist möglich mit Östrogenen, Testosteron, kombinierten Präparaten mit Östrogen und Gestagenen, kombinierten Präparaten mit Östrogenen und Testosteron, Tibolon und Dehydroepiandrosteron (DHEA).

Die Sexualhormone erhöhen die Sensitivität für sexuelle Stimuli (Dennerstein et al. 2002). Für die sexuellen Erregungsabläufe sind die Androgene von herausragender Bedeutung. Aber erst das Zusammenwirken von Androgenen mit Östrogenen und Gestagenen ermöglicht eine ungestörte Sexualfunktion (Dennerstein et al. 2002; Al-Azzawi et al. 2010).

Therapie mit Östrogenen- und Östrogen-Gestagen-Kombinationen

Die erste Therapieoption für Frauen mit Beschwerden im Klimakterium und der Postmenopause stellt eine systemische Behandlung mit Östrogenen oder bei Vorhandensein des Uterus mit Östrogen-Gestagen-Kombinationen dar. Diese Behandlung hat folgende Effekte:
- Behandlung der Symptome des klimakterischen Syndroms (Hitzewallungen, Schweißausbrüche, depressive Verstimmungen, PMS, Leistungsabfall, Müdigkeit, Schlafstörungen,
- Prävention von Östrogenmangelerscheinungen: Osteoporose, vaginale Trockenheit,
- Positive Effekte für kolorektale Karzinome, periphere arterielle Durchblutungsstörungen,
- Positive Effekte auf funktionelle Sexualstörungen, insbesondere Störungen der sexuellen Erregung und der vaginalen Lubrikation.

Nutzen-Risiko-Abwägung einer HRT

Nach Veröffentlichung der ersten Ergebnisse der WHI-Studie im Jahr 2002, die eine starke Erhöhung der Inzidenz des Mammakarzinoms bei HRT-Anwenderinnen in den USA beschrieb, ist die systemische Anwendung von Östrogenen und Östrogen-Gestagen-Kombinationen durch die Arzneimittelbehörden verschiedener Länder stark kontrolliert und eingeschränkt worden. Das führte dazu, dass 40–80% weniger Frauen eine Hormonersatztherapie anwandten. Dadurch stieg die Häufigkeit von Hüftfrakturen Schenkelhalsfrakturen bei Frauen nach der Menopause signifikant an.

Die Inzidenz des Mammakarzinoms sank jedoch nicht signifikant. Die Reanalyse und neue Studiendaten konnten schließlich negative Daten der WHI-Studien in der Weise nicht bestätigen, sodass die Anwendung der ERT (»estrogen replacement therapy«) oder der EPT (»estrogen progestin therapy«) bei entsprechender Indikation weltweit wieder häufiger Anwendung findet (Burger et al. 2012).

Wird eine Hormontherapie bei Frauen im Klimakterium mit sexuellen Problemen – wie u. a. bei Libidomangel, Erregungsstörungen und vaginaler Trockenheit mit Dyspareunie – in Betracht gezogen, muss eine gründliche Nutzen-Risiko-Abwägung entsprechend den S3-Leitlinien und der neuesten Studienlage erfolgen. Die Patientinnen müssen gründlich aufgeklärt und beraten werden zu folgenden Aspekten:
- arterielles Gefäßrisiko (Herzinfarkt, Apoplexie),
- venöses Gefäßrisiko (Thrombose),
- Mammakarzinomrisiko,
- Kolonkarzinomrisiko,
- Osteoporoserisiko u.a.

Eine Dokumentation des Aufklärungsgespräches muss erfolgen!

Effekte der Östrogentherapie auf die Sexualität

Die Östrogene sind wichtig für ein intaktes Vaginalepithel, für die Stromazellen und für die glatte Muskulatur. Bedingt durch die gefäßerweiternde Wirkung erhöhen die Östrogene die Durchblutung der Scheide, der Klitoris und der Harnröhre, verstärken die Lubrikation und verbessern die genitale Sensorik. Diese Effekte treten insbesondere bei Serumöstradiolspiegeln von >50 pg/ml auf. Niedrigere Östradiolspiegel führen zu einer mangelnden Lubrikation und Symptomen des klimakterischen Syndroms (O'Connell u. Sajevaan 2006).

> **Merke**
>
> Zahlreiche randomisierte kontrollierte Studien haben den positiven Effekt der Östrogensubstitution auf die sexuelle Funktion bei natürlichem Klimakterium nachgewiesen.

Östrogenpräparate und Östrogen-Gestagen-Kombinationspräparate können zu einer Verbesserung der sexuellen Appetenz, der sexuellen Erregung und Befriedigung von Frauen in der Postmenopause beitragen. Insbesondere können die Lubrikation verbessert und damit Dyspareunien vermieden werden. Diese Effekte ließen sich in einigen placebokontrollierten Studien nachweisen (Nathorst-Böös et al. 1993; Meston u. Frohlich 2000).

> **❯** Östrogene führen allein aber meist nicht zu einer Steigerung der Libido. Diese Effekte sind unter der Anwendung von Östrogen-Gestagen-Kombinationspräparaten deutlicher. Besonders günstig ist der Erfolg dann, wenn es sich um niedrige Östrogendosierungen handelt und das Gestagen ein 19-Nortestosteronabkömmling ist und eine androgene Partialwirkung besitzt. Als Gestagen eignet sich dafür Levonorgestrel gut.

Wie eine klinische Studie von Notelovitz (2000) zeigt, reichen zur Erzielung dieser Wirkungen bereits 0,04 mg Levonorgestrel plus 1 mg Östradiolvalerat aus. In dieser klinischen Studie (n = 105) klagten 54% der Frauen über sexuelle Probleme, davon 28% über mittelstarke und starke Probleme. Unter der Behandlung mit dieser Östrogen-Gestagen-Kombination verbesserte sich die sexuelle Appetenz nach 13 Zyklen bei 46% der Probandinnen.

Wiklund et al. (1993) untersuchten in einer doppelblinden, placebokontrollierten Studie die Lebensqualität von Frauen nach der Menopause unter der transdermalen Behandlung mit Östradiol. Gegenüber Placebo hatten die Patientinnen mit der transdermalen Östradioltherapie signifikant bessere Werte bezüglich des allgemeinen Wohlbefindens und der gesundheitsbezogenen Lebensqualität. Deutlich verbesserten sich bei diesen Frauen auch die bestehenden sexuellen Probleme.

Sherwin (1991) untersuchte den Einfluss von Östrogen-Gestagen-Kombinationspräparaten unterschiedlicher Dosierung auf die Sexualität. 48 gesunde Frauen mit natürlichem Klimakterium waren in die Studie eingeschlossen. Die Frauen aller Gruppen berichteten von einer besseren psychischen Stabilität und besserer Sexualität: (Steigerung der sexuellen Appetenz und sexuellen Erregung).

Auch Nathorst-Böös et al. (1993) untersuchten die Wirkung von transdermal appliziertem Östradiol auf das Sexualleben. Eingeschlossen in die Studie waren 242 postmenopausale Frauen. Auch in dieser Studie gaben die Frauen der Verumgruppe gegenüber der Placebogruppe eine Verbesserung ihrer Sexualität an:

- größere Zufriedenheit mit der Häufigkeit der sexuellen Aktivitäten,
- stärkere sexuelle Phantasien,
- Verbesserung des sexuellen Genusses,
- stärkere vaginale Lubrikation,
- weniger Schmerzen beim Geschlechtsverkehr.

> **Merke**
>
> Die systemische Gabe von Östrogenpräparaten oder Östrogen-Gestagen-Kombinationspräparaten führen nicht nur zu einer Verbesserung der Symptome des klimakterischen Syndroms, sondern auch zu einer signifikanten Verbesserung der sexuellen Funktion (Nappi et al. 2009).

Diese und andere Daten der vorliegenden Studie unterstreichen, dass klimakterische Symptome das Glück, das Wohlbefinden sowie die Gesundheit und Leistungsfähigkeit der Frauen stark beeinträchtigen. Sie verdeutlichen, wie schwerwiegend sexuelle Probleme für Frauen nach der Menopause sind, und unterstreichen die Bedeutung einer adäquaten sexualmedizinisch orientierten frauenärztlichen Beratung.

Bestehen neben dem Mangel an sexueller Appetenz Symptome wie Hitzewallungen, nächtliche Schweißausbrüche, Schlafstörungen usw., ist eine Therapie mit Östrogen-Gestagen-Kombinationen sinnvoll. In Östrogen-Gestagen-Kombinationspräparaten vereinen sich alle Vorteile der Östrogene und Gestagene in einer Medikation. Einerseits ist die Dosierung des Östrogens von Bedeutung, und andererseits kann die Wahl eines Gestagens mit einer androgenen Partialwirkung von Vorteil sein. Im Allgemeinen reicht 1 mg Östradiol als Östrogendosis zum Beseitigen der Symptome des klimakterischen Syndroms aus. Nur im Einzelfall wird es nötig sein, eine höhere Dosierung einzusetzen.

Wie Untersuchungen belegen, beseitigt 1 mg Östradiol wirkungsvoll die bestehenden Hitzewallungen: Nach 3 Wochen sind 60% der mittelschweren und schweren Wallungen beseitigt und nach 4 Wochen rund 80%.

Besteht also bei einer Patientin aufgrund des klimakterischen Syndroms die Indikation für eine Hormonersatztherapie, sollte bei vorhandenem Mangel an sexueller Appetenz ein Kombinationspräparat aus einem Östrogen mit einem entsprechenden Gestagen, wie z. B. Levonorgestrel, ausgewählt werden. Levonorgestrel besitzt eine androgene Partialwirkung. In Kombination mit einem Östrogen wirkt sich dies positiv auf die sexuelle Lust aus, und gleichzeitig wird die Lubrikation der Scheide verbessert, wie eine klinische Studie zeigen konnte. Nachweislich trat eine spürbare subjektive Verbesserung der sexuellen Lust, der sexuellen Betätigung und Befriedigung ein. Zu Beginn der Studie klagten 54% der der postmenopausalen Frauen über Sexualprobleme. Nach 13-monatiger Behandlung mit einer Kombination aus 1 mg Östradiol und 0,04 mg Levonorgestrel waren es nur noch 8% (Starke u. Ahrendt 2009). Insbesondere verringerte sich die Zahl der Probandinnen, die über starke sexuelle Probleme klagten.

Vor der Behandlung bestanden bei 1/3 der Frauen leichte Sexualprobleme, und bei 20% waren sogar mittlere bis starke Probleme zu verzeichnen. Nach 13 Einnahmezyklen waren fast alle Frauen beschwerdefrei. Lediglich 7% wiesen noch leichte Sexualstörungen auf, und nur bei 1% der Frauen waren noch mittlere bis starke Probleme vorhanden.

Diese Ergebnisse verdeutlichen im Prinzip das, was sich in der frauenärztlichen Praxis erwiesen hat. Klagt eine Patientin über klimakterische Beschwerden mit Hitzewallungen, Schlafstörung, depressiver Verstimmung und sexuellen Problemen, ist nach gründlicher Erhebung der Anamnese, ausführlicher Beratung und Prüfung von Kontraindikationen eine Therapie mit Östrogen-Gestagen-Präparaten, wie z. B. mit der oben genannten Kombination, angezeigt. Die Östrogendosis sollte nach Möglichkeit 1 mg nicht übersteigen, und als Gestagen sollte Levonorgestrel gewählt werden, weil dieses als Gestagen eine androgene Partialwirkung besitzt.

Therapie mit Tibolon

Tibolon ist ein synthetisches Steroid, das nach oraler Gabe schnell in 3 Metabolite verstoffwechselt wird (Handelsname: Liviella). Es wird sowohl am Androgenrezeptor (D4-Isomer) und am Progesteronrezeptor (D4-Isomer) als auch am Östrogenrezeptor (3α-OH-Tibolon, 3β-OH-Tibolon) wirksam (De Gooyer et al. 2003b). Dadurch entfaltet es sowohl östrogene und gestagene als auch androgene Wirkungen. Es senkt den SHBG-Spiegel und erhöht das freie Testosteron (Doeren et al. 2001). Das lässt positive Effekte auf die sexuelle Appetenz und Erregung erwarten.

Im Klimakterium verringern sich die Serumendorphinspiegel signifikant. Das zieht depressive Verstimmungen nach sich. Tibolon hebt die Serumendorphinspiegel und verbessert signifikant die Stimmung bei Frauen mit klimakterischen Symptomen. In einer doppelblinden Cross-over-Studie mit 256 postmenopausalen Frauen wurde dies mit 2,5 mg/Tag Tibolon vs. Placebo statistisch gesichert (Tax et al. 1997).

Klinische Studien bestätigen die deutliche Wirkung von Tibolon hinsichtlich der Verbesserung der sexuellen Phantasien, der sexuellen Appetenz und sexuellen Erregung und der sexuellen Befriedigung (Palacios et al. 1995; Laan et al. 2001; Doeren et al. 2001).

In einer einjährigen, placebokontrollierten Studie wurden 28 Frauen nach der Menopause mittels Fragebogen zu ihrer Sexualität befragt. Dabei wurden 10 spezifische Aspekte jeweils nach drei, sechs oder zwölf Monaten der Behandlung bewertet und auf einer Skala von -3 (deutlich weniger) bis +3 (deutlich gebessert) eingetragen. Tibolon konnte zeigen, dass sich das sexuelle Verlangen bereits nach drei Monaten der Behandlung deutlich gebessert hat und dieser Effekt bis zum Ende der Therapie anhielt, während mit Placebo kein positiver Effekt nachweisbar war. Der positive Effekt von Tibolon, nachweisbar auch bei Hitzewallungen, Schweißausbrüchen, vaginaler Trockenheit, wird auch der

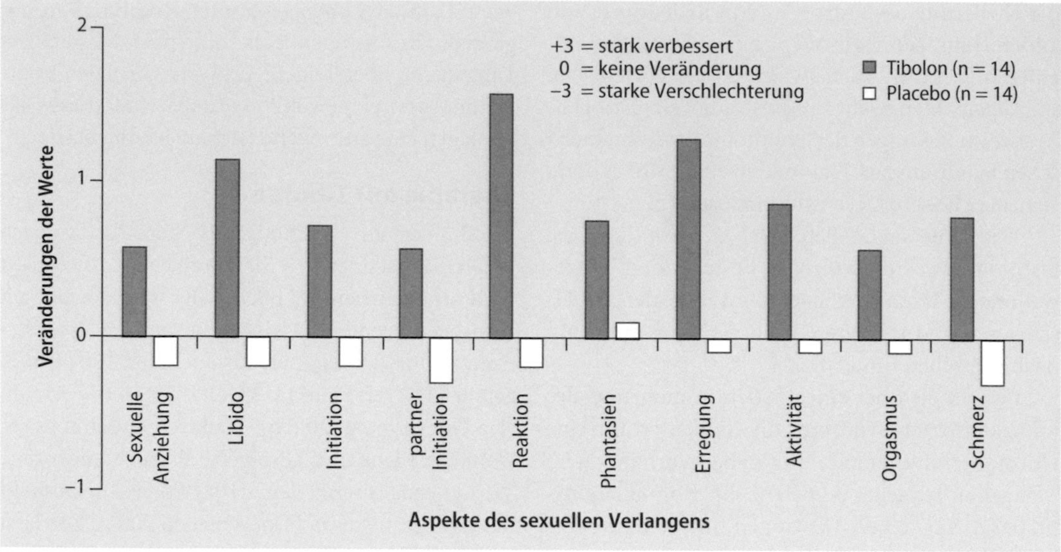

4

● **Abb. 4.23** Wirkung von Tibolon auf die sexuelle Funktion. (Aus Ahrendt u. Friedrich 2013c; Originaldaten in Castello-Branco et al. 2000)

androgenen Wirkung zugeschrieben (● Abb. 4.23; Palacios et al.1995).

> **Merke**
>
> Tibolon führt zu einer deutlichen Verbesserung der sexuellen Appetenz und Erregung, des Orgasmus und der Befriedigung bei Frauen im Klimakterium und nach der Menopause.

In einer randomisierten, doppelblinden Crossover-Studie wurden wurden von Lann et al. (2001) die Auswirkungen einer 3-monatigen Behandlung mit Tibolon vs. Placebo auf die sexuelle Funktion untersucht. Gemessen wurde die vaginale Durchblutung, das sexuelle Verlangen und die Erregbarkeit sowie der Einfluss auf klimakterische Symptome von prämenopausalen und postmenopausalen Frauen (n = 38).

Die vaginale Durchblutung wurde gemessen mit einem vaginalen Photoplethysmographen während einer erotischen Stimulation durch Phantasien und Filme. Die Probandinnen füllten Fragebögen aus und führten täglich Tagebücher.

Unter Tibolon war eine deutliche Erhöhung der vaginalen Pulsamplitude (VPA) gegenüber Baseline festzustellen. Diese Effekte waren unter der Vor-

stellung sexueller Phantasien größer als durch die Darstellung erotischer Filme (Laan et al. 2001).

Im Rahmen einer größeren Studie bei postmenopausalen Frauen untersuchten Rymer et al. (1994) die Auswirkungen von Tibolon auf vaginale Symptome in einem Zeitraum von 2 Jahren. 46 Frauen erhielten Tibolon, und 45 Frauen dienten als Kontrollgruppe. Die Daten wurden mittels Fragebogen mit einem Rating erhoben: Sexueller Genuss auf einer Skala von 1 (keine Freude) bis 4 (viel Freude) und Libido auf einer Skala von 1 (kein Interesse) bis 4 (kein Interesse).

In der Gruppe der Tibolonpatientinnen wurden signifikante Verbesserungen der Libido (p<0,05) und des sexuellen Genusses gemessen (p<0,001). In der Kontrollgruppe war keine Veränderung aufgetreten.

Nathorst-Böös et al. (1997) haben die Auswirkungen von Tibolon vs. E_2/NETA auf die Sexualität bei 437 postmenopausalen Frauen in einer doppelblinden Vergleichsstudie untersucht. Die Studie lief über 48 Wochen. Zur Verifizierung der sexuellen Appetenz wurde die McCoy Sex Scale eingesetzt. Nach 4 Wochen ergaben sich signifikant bessere Ergebnisse bezüglich Häufigkeit, Lust, Erregung, Befriedigung, Scheidentrockenheit und Schmerz für die Patientinnen der Tibolongruppe (● Abb. 4.24).

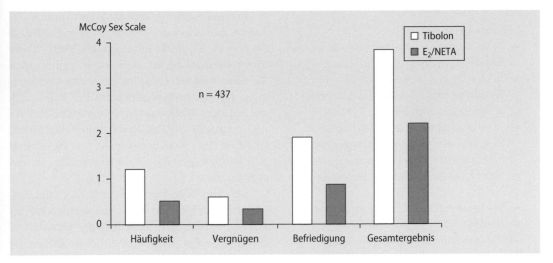

◘ Abb. 4.24 Einfluss von Tibolon vs. E_2/NETA (17-β-Östradiol 2 mg/Tag/Norethisteronacetat 1 mg/Tag) auf die Sexualität der Frau (p<0,05). (Nach Nathorst-Böös et al. 1997)

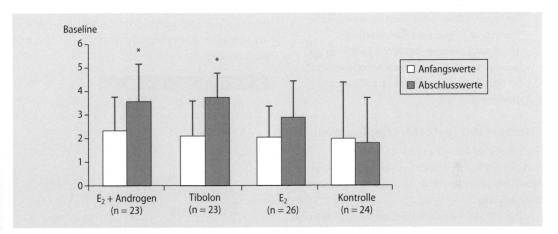

◘ Abb. 4.25 Auswirkungen von Östrogen/Androgen und Tibolon auf die Orgasmusfrequenz bei postmenopausalen Frauen. (Nach Castello-Branco et al. 2000)

In die Studie von Castelo-Branco et al. (2000) wurden 120 oophorektomierte Frauen eingeschlossen. 96 dieser Patientinnen hielten das 1-Jahres-Follow-up ein. Die Patientinnen wurden einer von 4 Gruppen zugeordnet:
— A (n=23) erhielten 4 mg Östradiolvalerat plus 200 mg Dihydroandrosterone-Enanthate monatlich intramuskulär;
— E_2 (n=26) erhielt 50 µg/Tag transdermal 17-β-Östradiol kontinuierlich;
— T (n=23) erhielten 2,5 mg/Tag Tibolon;
— C (n=24) Kontrollgruppe.

Die Probandinnen mit Tibolon hatten eine größere Steigerung der sexuellen Ansprechbarkeit und der Zahl der Orgasmen als die Patientinnen mit einer Östrogenersatztherapie (◘ Abb. 4.25). Es fanden sich dagegen keine Unterschiede bezüglich der allgemeinen sexuellen Befriedigung und des sexuellen Interesses (Castelo-Branco 2000).

Da Tibolon auch am Östrogenrezeptor wirksam ist, beseitigt es die Symptome des klimakterischen Syndroms und verbessert die Lubrikation. Unter dieser Behandlung treten deutlich weniger Dyspareunien auf (Palacios et al. 1995).

4

> **Effekte von Tibolon**
> - Tibolon verbessert die allgemeine Stimmung von postmenopausalen Frauen.
> - Tibolon steigert die sexuelle Appetenz und steigert das sexuelle Verlangen bei postmenopausalen Frauen.
> - Tibolon verstärkt die sexuellen Phantasien und verbessert die sexuelle Erregbarkeit bei postmeonopausalen Frauen.
> - Tibolon verbessert die vaginale Lubrikation.
> - Tibolon steigert das sexuelle Vergnügen.
> - Tibolon steigert die Koitusfrequenz.
> - Tibolon erhöht die sexuelle Befriedigung und das sexuelle Wohlbefinden.

> **❯** Bei der Therapie mit Östrogenen, Östrogen-Gestagen-Kombinationspräparaten und Tibolon ist immer eine Nutzen-Risiko-Abwägung entsprechend den Leitlinien zur Hormontherapie der Deutschen Gesellschaft für Gynäkologie und Geburtshilfe vorzunehmen.

Therapie mit Testosteronpräparaten

Testosteronpräparate zeigen starke Effekte hinsichtlich der Verbesserung der sexuellen Appetenz, der sexuellen Phantasien, der sexuellen Erregung und Befriedigung.

Jedoch steht in Deutschland zurzeit **kein Testosteron-Präparat für Frauen** zur Verfügung, das eine Zulassung zur Behandlung des Androgenmangelsyndroms oder bei Verminderung der sexuellen Appetenz hat. Das bis vor einiger Zeit erhältliche Testosteronpflaster (Intrinsa) mit dieser Indikation ist wieder (scheinbar nicht aus fachlichen, sondern aus wirtschaftlichen Gründen) vom Markt genommen worden. Dieses Testosteronpflaster, das 300 µg/Tag natürliches Testosteron pro Tag abgab, hatte eine Zulassung für Frauen mit HSDD nach chirurgischer Menopause (Zustand nach Hysterektomie und Oophorektomie beidseits). Die Konzentration an freiem Testosteron im Serum entspricht genau der Konzentration, die durch beidseitige Ovarektomie nicht mehr gebildet werden kann.

In zwei Studien (Intimate I und Intimate II) wurde die Wirksamkeit dieser Therapie belegt (Simon et al. 2005; Buster et al. 2005). Unter dieser Behandlung ist es zu einer signifikanten Verbesserung der sexuellen Appetenz und Erregung gekommen, und gleichermaßen haben sich die mit dem Libidomangel vorhandenen Probleme verringert. Für Frauen mit natürlicher Menopause im Alter zwischen dem 40. und 70. Lebensjahr wurden ähnliche Ergebnisse erzielt (Shifren et al. 2005).

Mit dem Testosteronpflaster konnte eine Verbesserung der Libido postmenopausaler Frauen erreicht werden. Die Sicherheit der Testosterontherapie bezüglich gesundheitlicher Risiken ist gut. Studien mit diesem Pflaster für Störungen der sexuellen Appetenz bei Frauen mit natürlicher Menopause waren bereits mit Erfolg abgeschlossen, wurden aber nicht zur Zulassung eingereicht. Viele Frauen mit einer Verminderung oder einem Verlust der sexuellen Appetenz haben von dieser Therapie profitiert.

> **Merke**
>
> In Ermangelung eines zugelassenen Präparates werden von einigen Apotheken individuelle Testosteronformulierungen angefertigt, u. a.:
> - Testosteron-Gel 0,3% (Herstellung Einhorn-Apotheke Hamburg, PZN: 8272497, Produktinformation),
> - Testosteron-Gel 8 mg (Herstellung Rondell-Apotheke München, Produktinformation, Zusammensetzung: Testosteron 267 mg, Vitamin F Liposomen 5,00 g, Gelgrundlage ad 50,00 g).

Die Effektivität bezüglich der Beseitigung der Appetenzstörung wird durch ärztliche Kollegen berichtet. Die Behandlung geschieht im Off-Lable Use. Die Anwendung sollte sich an die Zulassungskriterien des Testosteronpflasters orientieren.

Mit der Patientin müssen in einem aufklärenden Gespräch Nutzen und Risiken einer Off-lable-use-Behandlung mit Testosteron besprochen und dieses Gespräch dokumentiert werden. Ebenso sollten vor dem Beginn einer Androgentherapie andere ursächliche Probleme abgeklärt werden: bestehende Krankheiten, Nebenwirkungen von Medikamenten, Depressionen, Partnerschaftskonflikte, u. a.

Darüber hinaus muss auf mögliche androgene Nebenwirkungen (Akne, Seborrhö, Hirsutismus, Virilisierung) hingewiesen werden. Da diese Nebenwirkungen jedoch dosisabhängig sind, sind sie bei Anwendung von geeigneten Formulierungen mit entsprechender Dosis weitestgehend vermeidbar.

Hinweise für Stoffwechselnebenwirkungen oder negative Auswirkungen auf das Endometrium oder eine Erhöhung des Mammakarzinomrisikos gibt es derzeit nicht (Rabe et al. 2014).

Therapie mit Östrogen-Androgen-Kombinationspräparaten

Östrogen-Androgen-Kombinationspräparate stehen in Deutschland nicht zur Verfügung.

Cardozo et al. (1998) berichten in einer Studie über die erfolgreiche Anwendung von subkutanen Hormonimplantaten bei 120 prä- und postmenopausalen Frauen. 67 Frauen nach der Menopause erhielten 286 Implantate mit 50 mg Östradiol und Testosteron 100 mg in 4- bis 12-monatigen Abständen über einen Zeitraum von bis zu 4 Jahren. 67% der Frauen berichteten über positive Effekte auf die sexuelle Appetenz.

Auch in anderen Studien, in denen Testosteronimplantate mit der Gabe von Östradiol kombiniert wurden, wurde von positiven Effekten auf die Libido, die sexuelle Erregung und Befriedigung berichtet (Davis et al. 1995).

Behandlung mit DHEA

In den USA befindet sich DHEA als Nahrungsergänzungsmittel auf dem Markt. In Deutschland ist diese Substanz über internationale Apotheken oder als Rezeptur beziehbar. Die Effekte von DHEA auf die Verbesserung der sexuellen Appetenz und Erregung bei postmenopausalen Frauen stellt sich jedoch in den vorliegenden Studien unterschiedlich dar. Zugelassene Präparate mit DHEA gibt es derzeit in Deutschland nicht. Mancherorts werden Behandlungen über Individualrezepte (oral oder vaginal), meist über internationale Rezepte, realisiert.

- **Orale Therapie**

Es liegen 8 randomisierten Studien der oralen Behandlung von Störungen der sexuellen Appetenz und Erregung bei postmenopausalen Frauen mit oraler Gabe von DHEA vor (Wolf et al. 1997; Baulieu et al. 2000; Hackbert u. Heiman 2002; Schmidt et al. 2005; Kritz-Silverstein et al. 2008; Panjari et al. 2009; Morales et al. 1994; Mortola u. Yen 1990). Einige der Studien zeigten einen positiven Effekt von DHEA-Behandlung auf die sexuelle Funktion (Baulieu et al. 2000, Hackbert u. Heiman 2002; Schmidt et al. 2005), während andere keinen Nutzen zeigten (Wolf et al. 1997; Kritz-Silverstein et al. 2008; Panjari et al. 2009; Morales et al. 1994; Mortola u. Yen 1990).

In den Studien von Baulieu et al. (2000) sowie Hackbert u. Heiman (2002) wurden supraphysiologische Dosen an DHEA und diese nur über eine kurze Zeitdauer verabreicht. In der Studie von Baulieu et al. (2000) wurden die Daten mit nichtvalidierten Erhebungsbögen bei älteren postmenopausalen Frauen gewonnen, die von 25% der Teilnehmerinnen unkorrekt ausgefüllt wurden. Andere Studien waren ebenfalls in ihrer Aussage durch kleine Stichprobengrößen, kurze Behandlungsdauer, supraphysiologische Dosierungen und nicht validierte Erhebungsmethoden begrenzt (Wolf et al. 1997; Morales et al. 1994; Mortola u. Yen 1990).

In der Studie von Davis et al. (2005), in die 1.423 Frauen im Alter von 18–75 Jahren einbezogen waren, stellte sich eine positive Korrelation zum DHEAS-Serumspiegel dar. Es traten Einschränkungen der sexuellen Funktion dann ein, wenn der DHEAS-Spiegel unterhalb der 10. Perzentile des Normbereichs lag.

Pluchino et al. (2008) verabreichten in einer Studie postmenopausalen Frauen 10 mg DHEA/Tag über 52 Wochen. Das führte zu einem Anstieg der β-Endorphinspiegels und des Allopreganolonspiegels. Dagegen fiel der Cortisolspiegel ab.

Eine Doppelblindstudie (Nair et al. 2006) zeigte, dass die exogene Gabe von DHEA keine positiven Effekte auf die Muskelkraft und sonstige Lebensqualität hatte, und sie konstatierten, dass DHEA als Anti-Aging-Mittel nicht wirksam ist.

Arlt et al. publizierten im Jahr 2000 Daten einer doppelblinden, placebokontrollierten, randomisierten Cross-over-Studie an 24 Frauen mit einer adrenalen Insuffizienz. Unter der Einnahme von 50 mg DHEA/Tag verbesserten sich bei diesen Frauen das allgemeine Wohlbefinden sowie die Scores für Depression, Angst und ihre physikalischen Korrelate signifikant. Außerdem erhöhten sich das sexuelle Interesse und die sexuelle Zufriedenheit. Die Gabe von 50 mg DHEA hatte jedoch keinen Einfluss auf die kognitive Leistung.

In der randomisierten placebokontrollierten Studie von Panjari et al. (2000) wurden diese Ergebnisse jedoch nicht bestätigt. Sie verabreichten 93 Frauen 50 mg DHEA oder Placebo. 85 Frauen (91%) wurden in die 26-wöchigen Wirksamkeitsanalyse einbezogen. Dabei traten keine signifikanten Unterschiede zwischen den DHEA- und der Placebogruppe hinsichtlich der Veränderungen in der Sabbatsberg Sexual Self-Rating Scale (SSS) auf.

Hackbert u. Heiman führten im Jahr 2002 ein randomisiertes, doppelblindes Cross-over-Experiment durch, in dem sie 16 sexuell aktiven postmenopausalen Frauen 300 mg DHEA oral verabreichten und gegen Placebo testeten. 60 min nach Einnahme wurden den Teilnehmerinnen erotische Videosequenzen gezeigt. Zur Verifizierung wurden Laboruntersuchungen durchgeführt und die subjektiven und sexuellen sowie affektiven Reaktionen mittels Video aufgezeichnet. Die Konzentration von DHEAS erhöht sich 2-5-fach bei allen 16 Frauen. Die Frauen der DHEA-Gruppe zeigten signifikant stärkere psychische ($p<0{,}016$) und physische ($p<0{,}036$) sexuelle Erregung beim Erotikvideo im Vergleich zu Placebo. Die vaginale Pulsamplitude (VPA) und das vaginale Blutvolumen (VBV) zeigte in beiden Gruppen einen signifikanten Anstieg ($p<0{,}001$).

Weitere Studien sind notwendig, um einen gesicherten Beweis dafür zu haben, ob orales DHEA zur Behandlung einer verminderten sexuellen Appetenz eingesetzt werden kann.

Einzelne Apotheken fertigen eigene DHEA-Kapseln an, u. a. die Einhorn-Apotheke in Hamburg:
- 10 mg (PZN 08272500),
- 25 mg (PZN 08271047),
- 50 mg (PZN 08271753).

Die Anwendung ist »off-lable«. Mit der Patientin müssen in einem aufklärenden Gespräch Nutzen und Risiken einer Off-lable-use-Behandlung mit DHEA besprochen und dieses Gespräch dokumentiert werden.

Die orale Gabe von DHEA als Mittel zur Steigerung der Libido hat sich in der ärztlichen Praxis in der Breite nicht durchgesetzt.

■ **Vaginale Therapie**

Die vaginale Applikation von DHEA wurde in Studien zur Behandlung der vaginalen Atrophie bei postmenopausalen Frauen eingesetzt. Labrie et al. (2009b) haben in einer prospektiven, randomisierten, placebokontrollierten Doppelblindstudie 216 postmenopausale Frauen, die über vaginale Trockenheit und Dyspareunie mit Irritationen klagten, über 12 Wochen täglich mit DHEA vaginal behandelt. Die Studienteilnehmerinnen führten sich abends intravaginal entweder ein Placebo oder ein DHEA-Ovulum ein, welches entweder 0,25% DHEA (3,25 mg) oder 0,5% DHEA (6,6 mg) oder 1,0% DHEA (13 mg DHEA) enthielt.

Bei allen 3 Dosierungen traten innerhalb der 3-monatigen Behandlungszeit signifikante Verbesserungen ($p<0{,}0001$) der Superfizialzellen und Parabasalzellen der Mukosa und des pH-Wertes der Vagina vs. Placebo auf. Es verbesserten sich die vaginale Sekretion und die epitheliale Dicke der Mukosa.

Dieselbe Arbeitsgruppe (Labrie et al. 2009b) stellte bei der vaginalen Anwendung von DHEA-Ovula auch eine zeit- und dosisabhängige Verbesserung der sexuellen Dysfunktion fest. Innerhalb der 12-wöchigen Anwendung trat eine Steigerung der Lust- und Erregungsparameter auf. Die Steigerung betrug bei einer Formulierung von 1% DHEA-Ovula (13 mg DHEA) 68% ($p = 0{,}006$) für die sexuelle Appetenz, 39% ($p = 0{,}0014$) für die sexuelle Erregung und 75% ($p = 0{,}047$) für den Orgasmus, jeweils vs. Placebo.

Diese Daten deuten darauf hin, dass die lokale vaginale Verabreichung von DHEA positive Effekte auf die sexuelle Dysfunktion mit vaginaler Atrophie ausüben kann.

Ospemifene

Zur Behandlung einer durch eine vulvovaginalen Atrophie (VVA) bedingte Dyspareunie steht seit 2013 in den USA Ospemifene (Präparatename Osphena) zur Verfügung. Ospemifene ist ein neuer

Wirkstoff aus der Gruppe der SERM (selektive Östrogenrezeptormodulatoren). Derzeit ist er nur in den USA erhältlich. Ein Antrag auf Zulassung ist bei der Europäischen Arzneimittelagentur EMA eingereicht – die Zulassung in Europa wird 2015 erwartet.

Ospemifen ist in den USA zugelassen zur Behandlung mittlerer bis schwerer Formen der postmenopausalen VVA-assoziierten Dyspareunie. Ospemifen hat gewebsselektive östrogenagonistische und -antagonistische Effekte, mit agonistischen Effekten am Endometrium, wo es durch eine Förderung der Zellreifung zu einer Verbesserung des vaginalen Epithels führt. In einer placebokontrollierten klinischen Studie (Portman et al. 2013) konnte dies nachgewiesen werden. Es kam zu einem statistisch signifikanten Abfall der parabasalen Zellen um 40,2% (Placebo 0%, p<0,0001), einem Anstieg der superfiziellen Zellen um 12,3% (Placebo 1,7%, p<0,0001) sowie einem Abfall des vaginalen pH-Wertes um 0,94 (Placebo –0,07, p<0,0001). Ebenfalls statistisch signifikant war hier ein Abfall des Scores der von den Patientinnen als »most bothersome symptome« (MBS) berichteten Dyspareunie um 1,5 (p = 0,0001).

Es handelt sich um Tabletten zu 60 mg zur täglichen oralen Anwendung (1 Tbl./Tag).

Kontraindikationen sind u. a. unklare, abnormale genitale Blutungen, unbekannte oder suspekte östrogenabhängige Neoplasien, aktive VTE (venöse Thromboembolie) oder pulmonale Embolien (s. Beipackzettel).

Alternative Methoden

Als **pflanzliche Medikation** steht mit **Macabido** ein Nahrungsergänzungsmittel zur Verfügung, das für Männer und Frauen unterschiedlich zusammengesetzt ist. Das Präparat für Frauen enthält 900 mg Maca-Extrakt, das sowohl aus schwarzen, roten wie gelben Knollen stammt. Außerdem enthält es Extrakte aus Ginseng, Ginkgo, Damiana, Ingwer, Lavendel, Passionsblume, Avena sativa sowie Gelée Royale, L-Arginin, L-Tyrosin, Niacinamid, Coral Calcium und Bioperine.

Die Indikationen für dieses Nahrungsergänzungsmittel sind die Verbesserung von allgemeiner körperlicher Leistungsfähigkeit und sexueller Appetenz.

In einer randomisierten Studie (Jansen u. Fauteck 2013a) wurde bei 120 Personen (65 Frauen und 55 Männer) im Alter von 35–55 Jahren Macabido untersucht gegen Maca (900 mg Maca-Extrakt) und gegen Placebo untersucht. Gemessen wurden die sexuellen Zufriedenheit, die sexuelle Appetenz und das körperlichen Befinden mit standardisierten Fragebögen nach Klentze (2001).

> Sowohl die sexuelle Appetenz als auch die sexuelle Zufriedenheit verbesserten sich signifikant unter Macabido gegenüber Placebo. Diese Ergebnisse bedürfen noch einer Bestätigung durch große randomisierte Studien.

Patientinnen der eigenen gynäkologischen und sexualmedizinischen Sprechstunde berichten auch immer wieder von diesbezüglich positiven Effekten. Die Einnahme erfolgt täglich. Da es sich um ein Nahrungsergänzungsmittel handelt, bestehen keine Einschränkungen hinsichtlich des Alters. Es ist weder ausschließlich für das Klimakterium noch für andere spezielle Indikationen vorgesehen. Es ist bei Frauen, bei denen Kontraindikationen für Hormontherapien bestehen, sowie bei Patientinnen mit einem Mammakarzinom sehr gut anwendbar.

4.6.6 Individuelle Therapieoptionen

Die Angabe individueller Therapieoptionen geschieht entsprechend der »Typisierung sexueller Störungen bei Frauen in der Peri- und Postmenopause – nach Kriterien der gynäkologischen Praxis« (Starke u. Ahrendt 2009).

Typ I

Ausgeprägte Symptome des klimakterischen Syndroms (Hitzewallungen, Schweißausbrüche u. a.) und Verlust der sexuellen Appetenz und trockene Scheide mit Dyspareunie mit großem Leidensdruck (HSDD).

- **Therapie**
- Hormonersatztherapie
  - mit Tibolon oder
  - mit Östrogen-Gestagen-Kombinationspräparaten, darin Gestagen mit androgener

4

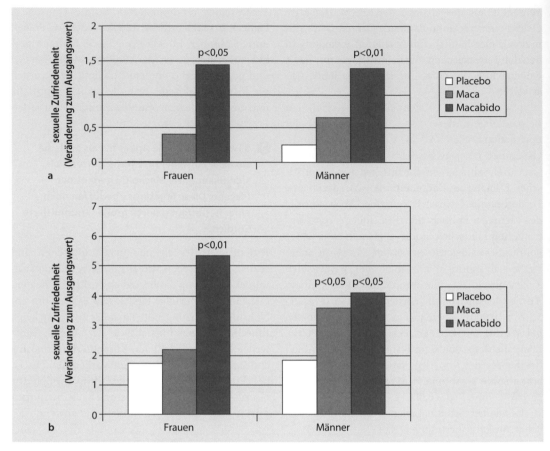

◘ Abb. 4.26a, b Veränderungen der sexuellen Zufriedenheit (**a**) und die Libido (**b**) bezogen auf die Ausgangswerte bei Frauen und Männern, die 8 Wochen mit Placebo, Maca oder Macabido behandelt wurden. Positive Werte zeigen eine Verbesserung an (p-Werte beziehen sich auf den Vergleich mit Placebo). (Adaptiert nach Jansen u. Fauteck 2013b)

Partialwirkung: Östradiolvalerat 1 mg plus 0,04 mg Levonorgestrel
— Lokale Östrogentherapie der Scheide und Vulva:
  – Vaginalcreme mit 0,5 mg oder 1 mg Östriol: 1. Woche: 1-mal täglich, danach jeden 2. Tag, später 2-mal pro Woche
  – Vaginalovula mit 0,5 mg oder 1,0 mg Östriol: 2 Wochen jeden 2. Tag, dann 2-mal pro Woche
  – Vaginaltabletten mit 25 µg Östradiol: 2-mal pro Woche
  – Östradiolvaginalring mit 2 mg Östradiol für 3 Monate
— Sexualberatung
  – Patientin mit dem Partner

— Verbesserung der Kommunikation, Ermutigung zur Wiederaufnahme der sexuellen Beziehung

Typ II

Ausgeprägte Symptome des klimakterischen Syndroms (Hitzewallungen, Schweißausbrüche u. a.), dazu Seborrhö, Akne und Haarausfall und Verlust der Libido ohne Leidensdruck (kein HSDD).

▪ **Therapie**
— Hormonersatztherapie mit Östrogen-Gestagen-Kombinationspräparat, darin ein Gestagen mit antiandrogener Partialwirkung: Östradiolvalerat 1 mg plus Dienogest 2 mg
— Gynäkologische Beratung

Typ III

Leichte Symptome des klimakterischen Syndroms und abrupter Verlust der sexuellen Appetenz nach gynäkologischer Operation (Hysterektomie mit Adnexektomie), dadurch großer Leidensdruck (HSDD).

- **Therapie**
- Tibolon
- Östradiol
  - Östradiolgel transdermal (Dosierung nach Symptomen): täglich 1-mal auftragen oder
  - Östradiolpflaster (Dosierung nach Symptomen): je nach Hersteller 1-mal oder 2-mal pro Woche kleben oder
  - Östradiol 1 mg oral: täglich 1 Tablette
- Sexualberatung: Patientin allein, ggf. mit Partner

Typ IV

Keine klimakterischen Beschwerden und keine wesentliche Verminderung der Libido – jedoch trockene Scheide und Dyspareunie

- **Therapie**
- Lokale Östrogentherapie der Scheide und Vulva:
  - Vaginalcreme mit 0,5 mg oder 1 mg Östriol: 1. Woche: 1-mal täglich, danach jeden 2. Tag, später 2-mal pro Woche
  - Vaginalovula mit 0,5 mg oder 1,0 mg Östriol: 2 Wochen jeden 2. Tag, dann 2-mal pro Woche
  - Vaginaltabletten mit 25 µg Östradiol: 2-mal pro Woche
  - Östradiolvaginalring mit 2 mg Östradiol für 3 Monate
- Lokale Zusatzbehandlung der Scheide und Vulva:
  - Gleitgels oder Cremes auf Wasserbasis oder Silikonbasis: zum unmittelbaren Gebrauch vor dem Koitus anzuwenden
  - Befeuchtungsmittel mit Hyaluronsäure zur dauerhaften Verbesserung der Feuchtigkeit und Lubrikation der Scheide: 1. Woche: tägliches Auftragen, dann 2-mal pro Woche
- Gynäkologische Beratung und Sexualberatung der Patientin

Typ V

Leichte klimakterischen Beschwerden und Verminderung der Libido – trockene Scheide und Dyspareunie.

- **Therapie**
- Lokale Östrogentherapie der Scheide und Vulva:
  - Vaginalcreme mit 0,5 mg oder 1 mg Östriol: 1. Woche: 1-mal täglich, danach jeden 2. Tag, später 2-mal pro Woche
  - Vaginalovula mit 0,5 mg oder 1,0 mg Östriol: 2 Wochen jeden 2. Tag, dann 2-mal pro Woche
  - Vaginaltabletten mit 25 µg Östradiol: 2-mal pro Woche
  - Östradiolvaginalring mit 2 mg Östradiol für 3 Monate
- Lokale Zusatzbehandlung der Scheide und Vulva:
  - Gleitgels oder Cremes auf Wasserbasis oder Silikonbasis: zum unmittelbaren Gebrauch vor dem Koitus anzuwenden
  - Befeuchtungsmittel mit Hyaluronsäure zur dauerhaften Verbesserung der Feuchtigkeit und Lubrikation der Scheide: 1. Woche: tägliches Auftragen, dann 2-mal pro Woche
- Gabe von Macabido
- Gynäkologische Beratung und Sexualberatung der Patientin

Gynäkologische Erkrankungen und deren Auswirkungen auf die Sexualität

H.-J. Ahrendt, S.D. Costa, C. Friedrich, I. Berek

H.-J. Ahrendt, C. Friedrich (Hrsg.), *Sexualmedizin in der Gynäkologie*,
DOI 10.1007/978-3-642-42060-3_5, © Springer-Verlag Berlin Heidelberg 2015

Alle gynäkologischen Erkrankungen und Operationen können mit Einschränkungen der Sexualität verbunden sein: mit Störungen der sexuellen Appetenz, der sexuellen Erregung und des Orgasmus. Oder sie führen zu einer verminderten Lubrikation und bedingen Penetrationsprobleme und eine Dyspareunie.

Solche Störungen können auftreten
- bei entzündlichen Genitalerkrankungen (Vulvovaginitis, Adnexitis u. a.),
- bei sexuell übertragbaren Krankheiten (insbesondere Gonorrhö, Lues, HPV-assoziierte Erkrankungen),
- bei chronischem Unterbauchschmerz,
- bei Endometriose,
- bei Descensus uteri et vaginae, Belastungsharninkontinenz, überaktiver Blase (OAB), Harninkontinenz,
- bei Karzinomen der Brust und der Genitalien.

Bei den Erkrankungen der Brust und des Genitale sind unmittelbar die primären und sekundären Sexualorgane betroffen. Damit ist eine unmittelbare Auswirkung auf die Sexualität gegeben:
- **1. Die Erkrankung** selbst beeinträchtigt primär die sexuellen Funktionsabläufe (Appetenz, Erregung, Orgasmus) durch Schmerzen, Abnahme der Leistungsfähigkeit, u. a. oder führt sekundär durch Angst und psychische Beeinflussung zur Ablehnung sexueller Kontakte.
- **2. Die Therapie** (Operation, Chemotherapie, Radiatio, Hormontherapie) beeinflusst primär die sexuellen Funktionsabläufe (Appetenz, Erregung, Orgasmus) oder führt sekundär zu Lubrikationsstörungen, Missempfindungen oder Schmerzen.

Diese Beeinflussung kann auf 4 Ebenen stattfinden (◘ Tab. 5.1).

5.1   Sexualität nach gynäkologischen Operationen

H.-J. Ahrendt, S.D. Costa, C. Friedrich

5.1.1   Sexualität nach Hysterektomie ohne Ovarektomie

Die Hysterektomie (HE) kann negative Auswirkungen auf die gesamte Beckenfunktion und damit auf die Sexualität haben (Mokate et al. 2006):
- durch Zerstörung der lokalen Nervenversorgung.
- durch Zerstörung der anatomischen Verhältnisse.

Andererseits führt eine radikale Hysterektomie zur Veränderung des vaginalen Blutflusses, aber nicht zwangsläufig zur Beeinträchtigung der psychologischen Erregung (Maas et al. 2004) Bei gleichzeitiger Ovarektomie tritt abrupt eine Reduktion der Bildung von Östrogenen, Progesteron und Testosteron ein, was sich unmittelbar negativ auf die sexuelle Appetenz und Erregung auswirkt.

◘ **Tab. 5.1** Beeinflussung der Sexualität durch gynäkologische Erkrankungen

Vaskuläre Ebene	Durch eine Verminderung der Durchblutung von Scheide und Klitoris kann eine Verringerung der sexuellen Erregung und der Lubrikation der Scheide eintreten.
Neuronale Ebene	Durch Störungen auf spinaler Ebene oder peripherer Nerven können sowohl sensorisch-sensible Beeinträchtigungen eintreten als auch Einschränkungen der Wahrnehmung taktiler Reize. Dies kann Störungen der Erregung und des Orgasmus bedingen.
Muskuläre Ebene	Durch Beeinträchtigungen der glatten und quergestreiften Muskulatur des Beckenbodens können Störungen von sexuellen Reaktionen auftreten.
Hormonelle Ebene	Sexualsteroide (Östrogene, Progesteron, Androgene) sind für die Funktion der Sexualorgane verantwortlich und modulieren die sexuellen Reaktionen. Ein Verlust dieser Hormone beeinträchtigt die Erregungsabläufe und das sexuelle Empfinden.

Bei der einfachen Hysterektomie ohne Ovarektomie ist dies nicht der Fall. Trotzdem kann eine Hysterektomie die Frau und auch deren Partner psychologisch beeinträchtigen und sekundär sexuelle Störungen verursachen.

■ **Dyspareunie**

Schmerzen beim Geschlechtsverkehr in Folge einer Hysterektomie sind selten. Sie können bedingt sein durch eine starke Verkürzung der Scheide oder durch postoperative Adhäsionen.

Über diese Möglichkeit muss präoperativ gesprochen werden. Auch sollte vor der Operation die Sexualanamnese erhoben werden, um postoperativ geäußerte Probleme gewichten zu können (Tunuguntla u. Gousse 2006; Hartmann et al. 2004; Rhodes et al. 1999; Goetsch 2005).

■ **Vaginale Trockenheit**

Eine vaginale Trockenheit mit Lubrikationsstörungen ist nach einer einfachen Hysterektomie ohne Oophorektomie nicht zu erwarten. Präoperativ sollte nach bereits bestehenden Lubrikationsstörungen gefragt werden (Rhodes et al. 1999).

5.1.2 Totale Hysterektomie vs. subtotale Hysterektomie

Über die Bedeutung der Cervix uteri für den Orgasmus haben bereits Masters und Johnson geschrieben.

Einige kleinere nicht randomisierte Studien haben einen Vorteil der subtotalen abdominalen Hysterektomie für die Sexualfunktion beschrieben (Kilkku et al. 1983; Poad u. Arnold 1994) Andere Studien hatten unterschiedliche Beurteilungskriterien für die Krankheitsdefinition und geben inkonsistente Ergebnisse wieder (Grimes 1999; Roussis et al. 2004; Thakar et al. 2004).

Thakar et al. (2004) fanden im Vergleich von Frauen mit totaler Hysterektomie (HE) vs. subtotale Hysterektomie (HE) keine Unterschiede hinsichtlich der Stärke der Lubrikation. Die vaginale Lubrikation ist demnach nicht abhängig vom Vorhandensein der Cervix uteri. Patientinnen beider Gruppen berichteten von einer ausreichenden Feuchtigkeit der Scheide (Thakar et al. 2004). In dieser Studie gaben die Frauen in beiden Gruppen

nach 6 Monaten eine Reduktion der inneren Dyspareunie an. Dieser Zustand bestand auch noch 12 Monate nach der Operation. Patientinnen mit äußerer Dyspareunie berichteten 6 Monate nach der Operation von einer Verbesserung und 12 Monate nach der Operation von einer Verschlechterung.

In einer retrospektiven Untersuchung mit 125 Frauen mit vaginaler totaler Hysterektomie, abdominaler totaler Hysterektomie und abdominaler suprazervikaler Hysterektomie fanden sich keine Unterschiede hinsichtlich der Beurteilung und Verarbeitung des Körperformbildes: 25% der Frauen empfanden eine Verschlechterung und 46% eine Verbesserung des Selbst- und Körperbildes. 10% fühlten einen Verlust der Weiblichkeit und 70% gaben keine Veränderungen an (Roussis et al. 2004).

> **Bezüglich des sexuellen Verhaltens und Erlebens gab es zwischen den Frauen mit totaler HE und subtotaler HE keine signifikanten Unterschiede hinsichtlich der Koitushäufigkeit und dem Ergreifen der Initiative zum Geschlechtsverkehr und bezüglich der Intensität und Häufigkeit der Orgasmen und dem Sexualverhalten zum Partner.**

Auch in einer großen prospektiven randomisierten Studie von Roovers et al. (2003) wurde das sexuelle Wohlbefinden bei Frauen nach vaginaler totaler HE, abdominaler totaler HE und abdominaler subtotaler HE verglichen und keine Unterschiede gefunden.

Mehrere Studien (Rhodes et al. 1999; Goetsch 2005; Carlson et al. 1994; Roovers et al. 2003; Thakar et al. 2004) zugrunde legend kann geschlussfolgert werden, dass sich beide Operationsverfahren hinsichtlich ihrer Auswirkungen auf die Sexualität nicht unterscheiden.

Es wurde bisher postuliert, dass das Entfernen der Cervix uteri die Nervenenden des uterovaginalen Plexus zerstört und damit negative Auswirkungen auf den Orgasmus zeigt. Frühere Studien gaben Hinweise dafür, dass eine Hysterektomie die Häufigkeit und Intensität des Orgasmus beeinträchtigt (Kilkku et al. 1983; Hasson 1993; Grimes 1999). Neuere Studien belegen dies jedoch nicht (Rhodes et al. 1999; Goetsch 2005).

Goetsch (2005) konstatierte in seiner Studie, dass es denkbar wäre, dass die Hysterektomie Aus-

5

◫ **Tab. 5.2** Einfluss der Ovarektomie beidseits auf die Androgenspiegel der Frau. (Nach Lobo 2001).

	Fortpflanzungsfähige Frauen	Frauen in der natürlichen Menopause		Frauen in einer chirurgisch bedingten Menopause	
Testosteron (pg/ml)[a, b]	400±30	200±20	(↓ 50%)	100±20	(↓ 575%)
DHEA (pg/ml)[b]	4200±210	1979±430	(↓ 53%)	1260±360	(↓ 70%)

[a] Nachweisgrenze = 20 pg/ml.
[b] 1 ng/dl = 10 pg/ml.

wirkungen auf den Ort des Empfindens des Orgasmus habe. Ein Wechsel des Ortes des Orgasmuserlebens könne einhergehen mit einer verminderten sexuellen Erregung und einer verminderten Intensität des Orgasmus (Goetsch 2005).

5.1.3 Vergleich Hysterektomie vs. Endometriumablation

In 2 prospektiven randomisierten Studien (Alexander et al. 1996; Bhattacharya et al. 1996) wurde die Auswirkungen der Hysterektomie vs. Endometriumablation auf das Blutungsverhalten und die Sexualfunktion untersucht und keine Unterschiede hinsichtlich des sexuellen Erlebens festgestellt.

> **Merke**
>
> Es kann gesagt werden, dass eine Hysterektomie i. Allg. zu keiner wesentlichen Beeinträchtigung der sexuellen Appetenz, der Erregung und des Orgasmus führt, auch unabhängig von der Operationsmethode (abdominal oder vaginal, total oder suprazervikal) (Thakar et al. 2002; Roovers et al. 2003; Gimbel et al. 2003; Roussis et al. 2004).

Die prospektive Maryland-Studie (Rhodes et al. 1999; Roovers et al. 2003) hat sogar eine Verbesserung der Sexualität von präoperativ vs. 24 Monate postoperativ in folgenden Merkmalen gezeigt:
– sexuelle Aktivität 71% vs. 77%,
– Orgasmus 92% vs. 95%,
– Dyspareunie 19% vs. 5%.

Präoperativ gab es sicher eine starke Beeinträchtigung durch die Grundkrankheit: Uterus myomatosus mit Schmerzen und Hypermenorrhö, Zusatzblutungen u. a. Diese hemmenden Faktoren entfallen postoperativ.

5.1.4 Sexualität nach Ovarektomie

Das zunehmende Alter, die Menopause und sinkende Östradiolspiegel gehen mit zunehmenden sexuellen Problemen einher (Castelo-Branco et al. 2003). Das Zusammenspiel von Testosteron und Östrogenen ist verantwortlich für die sexuelle Appetenz, die sexuelle Erregung und den Orgasmus. Außerdem bewirken die Östrogene eine Verdickung der vaginalen Schleimhaut, des zirkulierenden vaginalen Blutflusses und der vaginalen Gesundheit (Davis et al. 2004).

Einige Studien verweisen auf einen Zusammenhang zwischen einer Hysterektomie und einem vorzeitigen Erschöpfen der Ovarfunktion – andere Studien nicht (Siddle et al. 1987; Ravn et al. 1995; Watson et al. 1995).

Eine Hysterektomie mit bilateraler Oophorektomie geht signifikant mit einem Abfall der weiblichen Hormone (Östrogene, Progesteron) und einem Abfall der Androgene (Testosteron, DHEA) einher. Der Testosteronspiegel sinkt in kurzer Zeit um 75% ab und das Serum-DHEA um 70% (◫ Tab. 5.2). Das führt unmittelbar zu Verminderung des vaginalen Blutflusses, der vaginalen Taktilität und Stimulierbarkeit, zur Verminderung der sexuellen Appetenz und Erregbarkeit (Goetsch 2005; Davis et al. 2004; Guay et al. 2004a, 2004b; Lobo 2001; ◫ Abb. 5.1).

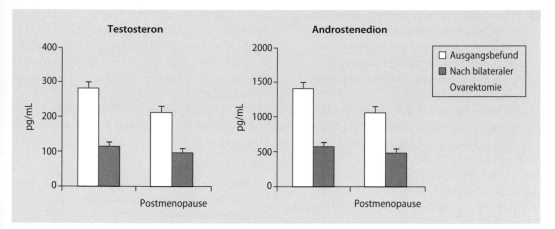

Abb. 5.1 Einfluss der Ovarektomie beidseits auf die Androgenspiegel der Frau. (Nach Lobo 2001)

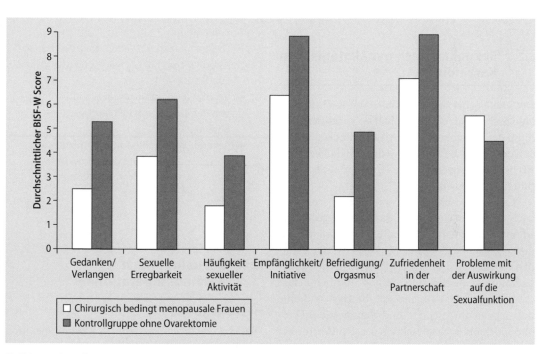

Abb. 5.2 Sexuelle Funktion bei Frauen mit und ohne Ovarektomie. (Nach Mazer et al. 2000)

Eine kleine, aber signifikante Zahl an Frauen mit chirurgischer Menopause, die trotz einer Östrogen-Gestagen-Ersatztherapie (HRT) einen Verlust der sexuellen Appetenz beklagen, profitieren von einer Testosteronsubstitution (Arlt 2006).

In einer Studie von Mazer et al. (2000) wurden 225 gesunde Frauen ohne Ovarektomie verglichen mit 104 ovarektomierten Frauen hinsichtlich der Auswirkungen des Eingriffs auf die Sexualität. In beiden Gruppen waren die Frauen zwischen 20 und 55 Jahren alt. In der Normalpopulation (Frauen ohne Ovarektomie) waren 83,1% prä- oder perimenopausal und 16,9% postmenopausal. Mittels des Kurzindex zur Sexualfunktion bei Frauen (Brief Index of Sexual Function in Women, BISF-W) wurde die Sexualfunktion erfasst. ◘ Abb. 5.2 gibt die Daten der Frauen, die zum Zeitpunkt der Erhebung einen Partner hatten, wieder.

> **Es darf jedoch nicht vergessen werden, dass einige Frauen trotz einer HRT unter dem Verlust des Uterus und der Ovarien leiden und psychosomatische oder depressive Symptome entwickeln (Mokate et al. 2005).**

In einer retrospektiven Untersuchung mit 125 Frauen mit vaginaler totaler Hysterektomie, abdominaler totaler Hysterektomie und abdominaler subtotaler Hysterektomie fanden sich keine Unterschiede hinsichtlich der Beurteilung und Verarbeitung des Körperformbildes: 25% der Frauen empfanden eine Verschlechterung und 46% eine Verbesserung des Selbst- und Körperbildes. 10% fühlten einen Verlust der Weiblichkeit, und 70% gaben keine Veränderungen an (Roussis et al. 2004).

5.2   Sexualität nach gynäkologischen Karzinomen

Der Umfang der operativen Intervention bei gynäkologischen Karzinomen richtet sich nach dem Stadium der Erkrankung. Die Art und Radikalität der chirurgischen Behandlung von gynäkologischen Krebserkrankungen beeinflussen die sexuelle Funktion und die Lebensqualität.

Gynäkologische Krebsoperationen müssen auch unter dem Gesichtspunkt geplant werden, inwieweit die Lebensqualität, die Leistungsfähigkeit, die Fertilität und die Sexualität erhalten bleiben können. Nicht selten erfolgen gynäkologische Krebsoperationen als Radikaloperation und beinhalten entsprechend dem Organbefall die Hysterektomie mit Scheidenmanschette und Parametrien, Lymphonodektomie, Netzresektion u. a. Die Zerstörung von vaskulären und nervalen Strukturen kann hierbei erheblich sein. Damit ist eine Beeinträchtigung von neurovaskulären und neuromuskulären Funktionen sehr wahrscheinlich. Es kann auch eine Verkürzung der Scheide resultieren. Dazu kommt es zu Beeinträchtigungen durch eine Strahlentherapie oder Chemotherapie. Die meist notwendige Ovarektomie bedeutet den abrupten Verlust ovarieller Hormone (Östrogene, Progesteron, Testosteron (Simon et al. 2005; Sonboonporn et al. 2005).

Neuere Operationsverfahren wie Laparoskopie, Sentinel-Lymphknotenoperation und robotergestützte Operationsverfahren (Carter et al. 2013) sowie v. a. die totale mesometriale Resektion (TMMR) beim Zervixkarzinom (Höckel et al. 2003) führen zu einer Verminderung des Operationsrisikos und zu einer Reduktion nervaler und vaskulärer Zerstörungen.

Die Folgen einer solchen Krebstherapie auf die Sexualität der Patientin sind in der ▶ Übersicht dargestellt.

Mögliche Therapiefolgen von gynäkologischem Krebs auf die Sexualität von Frauen
- Minderung oder Verlust der sexuellen Appetenz, der sexuellen Erregung, der Orgasmusfähigkeit und der Befriedigung
- Dyspareunie durch Verkürzung/Verengung/Atrophisierung der Scheide und mangelnde Lubrikation
- Verlust/Verminderung der Wahrnehmung von Berührung und taktilen sexuellen Stimuli
- Sekundäre Beeinflussung der Sexualität durch Veränderungen des Körperformbildes, Schmerzen, Narben, Blasenentleerungsstörungen, Inkontinenz u. a.

5.2.1   Sexualität nach Karzinomoperationen

Hysterektomie

Die Hysterektomie bei einer Karzinomoperation beinhaltet nicht selten auch die Mitentfernung einer Scheidenmanschette. Dadurch, und erst recht bei zusätzlicher postoperativer lokaler Radiatio des Scheidenstumpfes kann sich die Scheidenlänge deutlich verkürzen. Das schließt nicht aus, dass dies beim Geschlechtsverkehr berücksichtigt werden muss und eine spezielle Technik angewandt werden muss. Oft sind Patientinnen infolge einer Krebsoperation stärker in ihrer körperlichen Leistungsfähigkeit eingeschränkt, was sich auf die Sexualität limitierend auswirken kann (Casey et al. 2011; Wenzel et al. 2009; Katz 2007).

◻ **Tab. 5.3** Auswirkungen der radikalen Hysterektomie auf die Sexualität	
Auswirkung	**Häufigkeit**
Verminderung des taktilen sexuellen Empfindens in den Labien	71%
Verminderung der sexuellen Appetenz	25–57%
Beschwerden durch Verkürzung der Vagina	25–26%
Verminderung der vaginalen Lubrikation	10–26%
Auftreten von Dyspareunie	18%

Radikale Hysterektomie

Die radikale Hysterektomie wird häufig durchgeführt zur Behandlung des Zervixkarzinoms. Bei der radikalen Hysterektomie werden neben der Entfernung des Uterus mit einer Scheidenmanschette je nach technischem Vorgehen auch Anteile des Parametriums und pelvine paraaortale Lymphknoten mit entfernt. Durch Verletzung kleinerer Nervenfasern und kleiner Blutgefäße (Vrzackova et al. 2010), die insbesondere auch die Scheide versorgen, kann es zu Einschränkungen des sexuellen Empfindens und der sexuellen Erregung und des Orgasmus kommen (◻ Tab. 5.3; Bergmark et al. 1999; Jensen et al. 2004a, b; Pieterse et al. 2006).

Die Entfernung der Parametrien und weiterer Strukturen des Beckenbindegewebes kann zur Denervierung des umgebenden Gewebes (Harnblase, Damm) führen und eine Inkontinenz nach sich ziehen. Das schränkt das weibliche Selbstwertgefühl stark ein und belastet die körperliche und sexuelle Intimität erheblich (Landoni et al. 2001; Brotto et al. 2008; Ditto et al. 2009; Ceccaroni et al. 2012).

In einer multizentrischen Studie mit 173 Frauen mit Zervixkarzinomfrühstadien, die sich einer Radikaloperation mit Lymphonodektomie unterzogen, wurde 6 Monate nach der Operation signifikant häufig über eine kürzere Scheide, über Dyspareunien und Penetrationsprobleme, über Libidoprobleme und Orgasmusstörungen berichtet. 2 Jahre nach der Operation wurde nur noch über Probleme der sexuellen Appetenz und Lubrikation geklagt (Jensen et al. 2004a, b).

In der Studie von Song et al. (2012) mit 105 Frauen mit Zervixkarzinomfrühstadien wurden die Auswirkungen der Radikalität der Operation (Konisation vs. Radikaloperation) auf die Sexualität mittels des Female Sexual Function Index (FSFI) untersucht. Die Frauen mit einer Konisation hatten einen Score von 30,72±3,39 und damit keine sexuelle Dysfunktion. Frauen mit einer Radikaloperation hatten einen Score von 22,40±4,09 und wiesen damit eine sexuelle Dysfunktion auf.

In jüngster Zeit ermöglichen verbesserte, insbesondere laparoskopische Operationstechniken ein gefäß- und nervenschonendes Vorgehen mit weniger postoperativen Komplikationen (Blasen- und Stuhlinkontinenz). Das bedeutet auch weniger Einschränkungen hinsichtlich der vaginalen Durchblutung und Lubrikation und hinsichtlich der Möglichkeit der sexuellen Erregbarkeit (Ceccaroni et al. 2012; de Kroon et al. 2010; Ditto et al. 2011; Espino-Strebel et al. 2010; Pieterse et al. 2008). Die totale mesometriale Resektion (TMMR) beim Zervixkarzinom (Höckel et al. 2003) und andere nervenschonende Radikaloperationen wirken sich im Vergleich zur herkömmlichen Radikaloperation weniger negativ auf die Sexualität aus (Ceccaroni et al. 2012).

Bilaterale Salpingo-Oophorektomie

Bei der bilateralen Salpingo-Oophorektomie werden sowohl die Tuben als auch die Ovarien entfernt. Dies ist ein Standardteil der chirurgischen Behandlung vieler gynäkologischer Krebserkrankungen, insbesondere des Ovarialkarzinoms und des Endometriumkarzinoms.

> ❯ **Die Folge ist das abrupte Ende der Bildung von Östrogenen und Androgenen unabhängig vom Menopausenstatus (Finch et al. 2011; Hughes et al. 1991).**

Das abrupte Auftreten von Symptomen des klimakterischen Syndroms, insbesondere von Hitzewallungen, Schweißausbrüchen, Schlafstörungen, Reizbarkeit, emotionaler Labilität und Leistungsmangel, bedingt durch eine Oophorektomie, ist oft wesentlich intensiver und belastender als bei der natürlichen Menopause. Die »chirurgische Menopause« führt in kurzer Zeit zur vaginalen Trockenheit und mangelnder Lubrikation mit Dyspareunie und hoher Anfälligkeit für Harnwegsinfektionen. Das bedeutet in hohem Maße Einbußen in der Lebensqualität (Schover 2008; Vrzackova et al. 2010; Crandall et al. 2004; Ganz et al. 2003; Gupta et al. 2006; Harris et al. 2002).

Zur Therapie werden hier nichthormonelle Feuchtigkeitscremes und -gele empfohlen, um der Atrophie zu begegnen und eine zufriedenstellende Lubrikation zu ermöglichen (North American Menopause Society 2007). Insbesondere bei Patientinnen mit hormonrezeptorpositiven Mamma- oder Endometriumkarzinomen sollte nichthormonalen Präparaten der Vorzug gegeben werden (Biglia et al. 2003; Ganz et al. 1999b). Nichthormonale Feuchtigkeitscremes und -gele helfen, die Hydratation zu verbessern und die Elastizität der Scheidenschleimhaut aufrecht zu erhalten (s. auch ▶ Kap. 9).

Vulvachirurgie

Eine **Vulvektomie** wird zur Behandlung des Vulvakarzinoms durchgeführt. Da es sich meist um ältere Patientinnen handelt, können Begleiterkrankungen die Genesung, das Wohlbefinden, die Leistungsfähigkeit und Sexualität postoperativ erheblich beeinflussen.

Die Behandlung der VIN (vulväre intraepitheliale Neoplasie) und des Vulvakarzinoms reichen je nach dem Stadium von einer lokalen Vulvaexzision bis zur radikalen Vulvektomie, dem Entfernen der gesamten Vulva, der regionale Lymphknoten und in einigen Fällen auch der Klitoris. Die Radikalität der Operation, das Alter der Patientin und die allgemeinen Lebensumstände bedingen individuell unterschiedliche Probleme hinsichtlich der Krankheitsbewältigung und der Lebensqualität, des Umganges mit der optischen Veränderung der Vulva und der veränderten sexuellen Funktion (Likes et al. 2007).

Folge der Vulvektomie kann u. a. auch eine Verengung des Introitus vaginae sein. Das kann die Penetration erschweren oder gar unmöglich machen. Sensibilitätsstörungen oder gar Verlust der Sensibilität führen teilweise zu erheblichen Einschränkungen der sexuellen Erregung und der Fähigkeit der Frau, einen Orgasmus zu erreichen. Eine mangelnde Lubrikation beim Geschlechtsverkehr und Dyspareunie sind die Folge (Audette u. Waterman 2010; Andersen u. Hacker 1983; Burke et al. 1990; Hacker et al. 1981).

In einer neueren Langzeitbeobachtungsstudie fanden Hazewinkel et al. (2012), dass die Art der Radikaloperation (radikale lokale Exzision mit inguinaler Lymphknotendissektion, radikale Vulvektomie, radikale lokale Exzision mit oder ohne Sentinel-Lymphknotendissektion) keinen Einfluss auf langfristige sexuelle Funktionseinschränkungen bei Frauen hat. Der Female Sexual Function Index (FSFI) wies keine Unterschiede zwischen den Operationsverfahren aus.

5.2.2 Auswirkungen der adjuvanten Chemotherapie auf die Sexualität

Das chirurgische Vorgehen zeigt weniger Risiko für die Lebensqualität als die zusätzlichen Behandlungsmethoden (Chemotherapie und Radiatio) (Greimel et al. 2009; Liavaag et al. 2008).

Als unerwünschte Nebenwirkungen der adjuvanten Therapie sind insbesondere bei bestimmten Chemotherapeutika oft Übelkeit, Erbrechen, Diarrhö und Entzündungen der Schleimhäute und der Scheide zu beklagen (Krychman et al. 2004). Das beeinträchtigt das Allgemeinbefinden und die körperliche Leistungsfähigkeit erheblich und vermindert auch das Bedürfnis nach sexueller Intimität beträchtlich (Krychman et al. 2006; Barakat et al. 2009). Die Art und Intensität der Auswirkungen der adjuvanten Therapie auf die Sexualität sind bei vielen Krebsarten identisch, hängen aber letztlich von der Art und Dauer der individuellen Therapie ab (s. unten).

> **❯ Zusätzlich vorhandene allgemeine Angst der Karzinompatientinnen und depressive Verstimmungen (Ferrell et al. 2003; Kamer et al. 2007; Norton et al. 2004) oder gar Begleiterkrankungen (Simonelli et al. 2008) reduzieren das Bedürfnis nach Sexualität zeitweise komplett.**

Die adjuvante Chemotherapie ist häufig mit einer vorzeitigen Ovarialinsuffizienz, mit einem Absinken der Sexualsteroide und sekundär mit einem Rückgang der sexuellen Appetenz, der sexuellen Erregung und Befriedigung verbunden (Avis et al. 2004). Die Symptome entsprechen denen einer prämaturen Menopause (Krychman u. Millheiser 2013). Die Follikel und Oozyten werden geschädigt, die ovarielle Blutversorgung ist gestört, ovarielle Fibrosen bilden sich. Diese Effekte hängen ab von

- der Art der Chemotherapeutika,
- der Dauer der Anwendung und
- der kumulativen Dosis der Therapie.

Stark belastend sind der Haarausfall auf dem Kopf und/oder dem Körper (Schamhaare, Wimpern, u. a.). Das bedingt ebenfalls Veränderungen des Körperformbildes und zieht ästhetische Probleme nach sich (Ahrendt et al. 2010).

Die Chemotherapie ist häufig begleitet von Magen-Darm-Problemen (Übelkeit, Erbrechen, Diarrhö) und Neuropathien, bedingen damit stark belastende Krankheitssymptome und wirken sich nachhaltig negativ auf das Wohlbefinden und die körperliche Leistungsfähigkeit aus (Alexander et al. 1996).

❯ Die Chemotherapeutika haben das Potenzial zur Verringerung der Lustgefühle durch Veränderungen der Sensibilität in den Händen und Füßen sowie im Becken- und Klitorisbereich.

5.2.3 Auswirkungen der Strahlentherapie auf die Sexualität

Die Strahlentherapie wird häufig angewandt bei Karzinomen der Cervix uteri und des Corpus uteri.

> **Merke**
>
> Durch die Radiatio des kleinen Beckens können sexuelle Funktionsstörungen auftreten, da neben dem Karzinomgewebe auch gesunde Areale beeinträchtigt werden.

Diese Veränderungen und Schädigungen sind abhängig vom bestrahlten Bereich und der Gesamtdosis: Hautveränderungen, Lymphödeme, Haarausfall und Vaginalstenosen können die Folge sein. Das führt häufig zu Dyspareunien und zu Penetrationsproblemen oder in Einzelfällen gar zur Unmöglichkeit der Penetration. Auch Fertilitäts-

störungen können die Folge sein (Krychman u. Millheiser 2013).

In einer retrospektiven Analyse von Rodrigues et al. (2012) hatten von 179 Zervixkarzinompatientinnen 38% eine vaginale Stenose.

Jensen et al. (2003) beschrieben bei Frauen mit lokal fortgeschrittenen, rezidivierenden oder persistierenden Zervixkarzinomen eine höhere Zahl sexueller Funktionsstörungen und eine größere Unzufriedenheit mit der Sexualität während der ersten 2 Jahre nach der Bestrahlung:

- 80% hatten gar kein oder nur ein geringes sexuelles Interesse,
- 35% hatten eine vaginale Trockenheit/ mangelnde Lubrikation,
- 55% hatten eine leichte bis schwere Dyspareunie,
- 50% hatten eine verkürzte Scheide,
- 45% der sexuell aktiven Patientinnen waren nie oder nur gelegentlich zu vollständigem Geschlechtsverkehr in der Lage,
- 63% der Patientinnen, die vor der Erkrankung sexuell aktiv waren, wollen auch weiterhin Geschlechtsverkehr durchführen, jedoch mit reduzierter Frequenz.

Sie fanden jedoch keine Korrelationen zwischen der Dosis der Radiatio und der sexuellen Funktionsstörung.

Die alleinige chirurgische Therapie gynäkologischer Karzinome ist mit weniger Störung der sexuellen Funktion belastet als die Kombination der Operation mit der Radiotherapie (Frumovitz et al. 2005).

Die Radiotherapie (RT) kann sich auf die Darm- und Blasenfunktion auswirken: Inkontinenz, Harnwegsinfekte, Diarrhö und vaginale und rektale Schmerzen beeinträchtigen das Wohlbefinden, die körperlich Attraktivität und die Sexualität. Oft wird dies von Gefühlen der Scham und des Verlustes weiblicher Attraktivität begleitet (Katz et al. 2001; Katz 2009; Nout et al. 2011; White 2008).

In der PORTEC-1-Studie (Nout et al. 2011), einer Längsschnittstudie über 15 Jahre, wurden u. a. die gesundheitlichen Effekte der postoperativen Radiatio nach Endometriumkarzinom vs. Therapie bei nicht mit Radiatio nachbehandelten Patientinnen beurteilt. Hinsichtlich der Überlebenszeit bestand in keiner Gruppe ein signifikanter Vorteil, hinsichtlich der allgemeinen Lebensqualität und der Sexualität hatten die Radiatiopatientinnen signifikante Nachteile. Patientinnen mit postoperativer Radiatio berichteten über langfristige Darm- und Blasensymptome mit negativen Auswirkungen auf die gesundheitsbezogene Lebensqualität, verbunden mit vermehrter vaginaler Trockenheit und Dyspareunie und weniger sexuellem Genuss.

5.2.4 Allgemeine Faktoren

Bei der Beurteilung der sexuellen Funktion der Karzinompatientinnen müssen auch andere die Sexualität beeinflussende Faktoren, wie das Alter und der allgemeine Gesundheitszustand der Patientin oder das Vorhandensein bzw. Nichtvorhandensein eines Partners berücksichtigt werden. Daraus resultieren in den Studien teilweise erhebliche Schwankungen bezüglich der Häufigkeit von sexuellen Aktivitäten:

- 10–50% bei älteren (Postmenopause) Patientinnen mit Ovarialkarzinom (Matulonis et al. 2008; Carmack et al. 2004),
- 77–81% bei jüngeren (Prämenopause) Patientinnen mit Ovarialkarzinom (Greenwald u. McCorkle 2008).

Auch wenn es eine unterschiedliche Altersgewichtung gibt, heißt das nicht, dass die älteren Patientinnen weniger sexuelles Interesse haben. Oft haben diese Frauen keinen Partner mehr oder ältere Partner mit gesundheitlichen Problemen (kardiovaskulären Erkrankungen u. a.) oder/und mit erektiler Dysfunktion (Greimel et al. 2009; Carmack et al. 2004).

In einer Studie von Hawkins et al. (2009) berichteten 76% der Partner von Karzinompatientinnen (Mamma- oder Genitalkarzinom) von negativen Auswirkungen auf die Beziehung. 59% der Patientinnen und 79% der männlichen Partner beklagten, seltener oder gar keine Intimität oder gar keinen Sex zu haben. Diese Ergebnisse stehen in Zusammenhang mit dem Stadium der Erkrankung, der Fürsorgenotwendigkeit und dem pflegerischen Aufwand. Die Partnerin wird als Patient gesehen.

> ❯ Aus einer Sexualbeziehung, aus einer gleichberechtigten Partnerschaft wird eine Patientenbeziehung (Hawkins et al. 2009).

Diese Auswirkungen sind umso größer, je stärker schon vor der Krebsdiagnose Probleme in der Partnerschaft bestanden (Bines et al. 1996).

Bei einer Infektion mit dem humanen Papillomavirus (HPV) sind entsprechende Karzinome (Rektum-, Vulva-, Scheiden- und Zervixkarzinom) besonders stark mit einer Zunahme von Depression, Angst und Wut und sexuellen Funktionsstörungen verbunden.

5.3 Psychosexuelle Interventionen bei gynäkologischen Krebspatientinnen

C. Friedrich , H.-J. Ahrendt

Die Sexualmedizin und Psychoonkologie bietet verschiedene Möglichkeiten der psychosexuellen Begleitung (Carter et al. 2013):

- Kriseninterventionen zur Beschleunigung der Rückkehr der sexuellen Aktivität (Capone et al. 1979).
- Langfristige Interventionen (12 Wochen) zeigen gute Effekte zur Verbesserung der sexuellen Funktion (Caldwell et al. 2003).
- Kurzzeitige Beratungen mit Psychologen und Sexualmedizinern zeigen eine positive Wirkung auf die Bewältigung der Krankheit und Verbesserung der Lebensqualität bei neu diagnostizierten Erkrankungen (Powell et al. 2008).
- Psychoedukuative Interventionen verbessern das Wissen und vermindern damit die Angst vor der sexuellen Aktivität u. a.
- Anleitung zur Anwendung von Dilatatoren (Robinson et al. 1999).
- Achtsamkeitstraining kann die Wahrnehmung von Erregung fördern und damit die sexuellen Reaktionen positiv beeinflussen (Brotto et al. 2008).

5.4   Prävention von postoperativen Sexualstörungen

C. Friedrich , H.-J. Ahrendt

Die Ausführungen wurden modifiziert nach Mokate et al. (2006).

Der primäre präoperative Prädiktor zur Prävention einer postoperativen Sexualstörung schließt ein die Beratung hinsichtlich
— sexueller Dysfunktion,
— Depression,
— gestörter Beziehung,
— Mangel an Unterstützung.

Eine präoperative Depression ist postoperativ assoziiert mit einer nur reduzierten Verbesserung der Sexualfunktion und einer nur reduzierten Symptomlinderung in Bezug auf (Rhodes et al. 1999; Hartmann et al. 2004; Kjerulff et al. 2000):
— Unzufriedenheit mit der Operationsindikation,
— Unzufriedenheit mit dem Operationsergebnis,
— Änderung der Wahrnehmung des Selbst- und Körperbildes,
— physische und hormonelle Veränderung.

Die präoperative Sexualberatung sollte deshalb Folgendes einschließen:
— Beratung zu Art und Umfang der Operation
— Vor- und Nachteile der geplanten Operation,
— psychologische Vorbereitung auf die Operation,
— Exploration der Beziehung,
— Psychotherapie (wenn nötig).

Dieses Beratungsgespräch erfordert Erfahrung und Geschick. In diesem Beratungsgespräch müssen oft auch Mythen über die Sexualität und die Operation abgebaut werden.

Eine effektive Beratung kann sinnvoll vorgefertigte Aufklärungsmaterialien ergänzen:
— den Operationsaufklärungsbogen,
— visuelle Aufklärungsmaterialien.

Außerdem erscheint es wichtig, wenn möglich, den Partner in das vorbereitende Gespräch mit einzubeziehen.

Die Patientin muss präoperativ auch auf diese Seite der Behandlung hingewiesen werden und postoperativ über lange Zeit diesbezüglich begleitet werden. Die Dyspareunie ist meist gut behandelbar (► Abschn. 3.6) Die Möglichkeit einer Hormonersatztherapie hängt von der Art der Erkrankung, dem Beschwerdebild und den Wünschen der Patientin ab. Die Durchführung weiterer Maßnahmen muss individuell unter Abwägen von Nutzen und Risiken entschieden werden.

5.5   Sexualität bei urogynäkologischen Erkrankungen und Operationen

I. Berek

5.5.1   Sexualität bei Inkontinenz und/oder Deszensus

Ein Descensus uteri et vaginae bzw. eine Belastungsharninkontinenz oder eine überaktive Blase (OAB) sind Probleme, die die meisten Frauen im Laufe ihres Lebens meist stark belasten. Die daraus resultierenden Probleme und Einschränkungen wirken sich nachhaltig negativ auf das allgemeine Wohlbefinden und die Sexualität der Frau aus.

Etwa 15–35% der Gesamtbevölkerung leiden an einer Harninkontinenz unterschiedlichen Schweregrades. Etwa doppelt so viele Frauen wie Männer sind dabei betroffen (Petri u. Kölbl 2013a).

Der weibliche Beckenboden ist ein kompliziertes Netzwerk aus Muskeln, Binde- und Fettgewebe sowie zahlreichen Nerven- und Gefäßgeflechten. Nicht nur vaginale Geburten sondern auch altersbedingte Veränderungen können zu einer Beckenbodenschwäche mit konsekutiven Senkungszuständen führen. Die Schwangerschaft selbst spielt dabei eine wichtige Rolle, denn auch bei Frauen nach Kaiserschnittentbindungen werden Senkungen beobachtet. Weiterhin zählen das zunehmende Alter, genetische Faktoren, Fettleibigkeit, schwere körperliche Arbeit und Obstipation zu prädisponierenden Faktoren.

Patientinnen mit einem Prolaps berichten oft über unspezifische Symptome. Ein Druckgefühl in der Scheide sowie Drangsymptomatik oder störende Empfindungen beim Sport werden häufig angegeben. Symptome wie Inkontinenz, Blasenent-

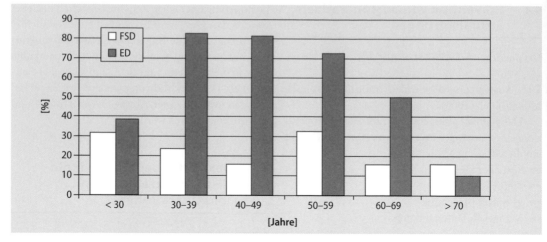

◘ Abb. 5.3 Therapiebedarf bei weiblicher und männlicher sexueller Dysfunktion bei bestehender Harnblaseninkontinenz (FSD = »female sexual dysfunction«, ED = erektile Dysfunktion). (Aus Korda et al. 2007)

leerungsstörungen und Dyspareunie und eine daraus möglicherweise resultierende Minderung der sexuellen Appetenz sind überdurchschnittlich häufig mit einem Deszensus vergesellschaftet.

Die weibliche Sexualität ist ein komplexes und multifaktorielles Geschehen. Viele, auch manchmal kleine Einflüsse können dieses System in ein Ungleichgewicht bringen und damit das allgemeine Wohlbefinden empfindlich stören.

Die Epidemiologie und Risikofaktoren der weiblichen sexuellen Funktionsstörungen in Zusammenhang mit einem Descensus vaginae et uteri sind bisher wenig erforscht (Korda et al. 2007). Es existieren lediglich kleinere Studien oder Stichproben zur Prävalenz der sexuellen Dysfunktion bei harninkontinenten Frauen. Rogers et al. berichteten bereits 2001 über eine verminderte Libido, über Erregungs- und Orgasmusstörungen sowie von Dyspareunien bei 46% der harninkontinenten Frauen (Rogers et al. 2001).

Sexuelle Aktivität kann einerseits zu Problemen im Harntrakt (Infektionen, Irritationen) führen oder diese verschlechtern, andererseits können Funktionsstörungen wie Drangsymptomatik oder Inkontinenz zu sexueller Dysfunktion führen.

Begleitende Probleme wie Harnwegsinfekte, aber auch Pruritus sowie Brennen im Genitalbereich und Infektionen bei ständigem Urinverlust werden von allen Frauen als sehr belastend empfun-

den. Insbesondere Frauen nach der Menopause klagen gehäuft über Beschwerden, da sie durch die vaginale Atrophie unter einer trockenen Scheide und damit mangelnder Lubrikation leiden. Darüber hinaus sind diese Frauen durch ein Schamgefühl belastet, u. a. begründet durch die Angst vor Urinverlust beim Geschlechtsverkehr oder der Angst, der urinöse Foetor könnte in der Öffentlichkeit bemerkt werden. Das führt zu abnehmendem Wohlbefinden, zur Beeinflussung des Selbstbewusstseins bis hin zur Störung in der Körperbildwahrnehmung. Das bedingt sekundär einen nachhaltig negativen Einfluss auf die Libido und das Sexualleben. Auch depressive Verstimmungen bis zur kompletten Isolation werden immer wieder beschrieben.

Korda et al. (2007) konnten in einer Studie an über 4.000 Frauen bei 46,5% der inkontinenten Frauen eine sexuelle Funktionsstörung gegenüber 38,0% in der gesamten Population aufzeigen (◘ Abb. 5.3). In den Altersgruppen 50–59 Jahre, 60–69 und >70 Jahre konnten allerdings keine signifikanten Unterschiede der inkontinenten vs. der kontinenten Frauen hinsichtlich sexueller Funktionsstörungen nachgewiesen werden (◘ Abb. 5.4).

Mit steigendem Body-Mass-Index (BMI) sowie der Anzahl der Geburten stiegen einerseits die Prävalenz der Inkontinenz und andererseits die Inkontinenzrate in Kombination mit Problemen im sexuellen Bereich. Auch Diabetes mellitus und

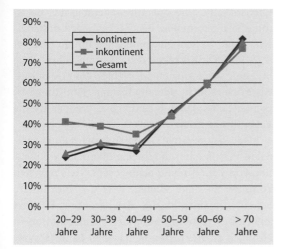

☐ **Abb. 5.4** Prävalenz der »female sexual dysfunction« (FSD) bei Frauen mit und ohne Harninkontinenz (Aus Korda et al. 2007)

Depressionen hatten einen signifikanten Einfluss (Korda et al. 2007).

Salonia et al. (2004) untersuchten an 227 Frauen den Zusammenhang zwischen Inkontinenz und sexueller Dysfunktion.

- 34% der inkontinenten Frauen berichteten über eine verminderte sexuelle Appetenz,
- 23% von einer Erregungsstörung,
- 11% litten an einer Orgasmusstörung, und
- 44% klagten über Schmerzen im genitalen Bereich beim Verkehr.

Eine enge Korrelation bestand zudem zwischen vermindertem sexuellem Lustempfinden und der Harninkontinenz. Das steht möglicherweise mit der Angst vor einer Inkontinenzepisode während des Geschlechtsverkehrs in Zusammenhang und endet in einem Vermeidungsverhalten. Auch der postmenopausale Abfall der Serumspiegel der Östrogene und der Androgene tragen zum verminderten sexuellen Interesse bei (Berman et al. 1999).

Die überaktive Blase (»over-active bladder«; OAB) mit konsekutiver Inkontinenz übt laut Chen et al. (2013) einen besonders negativen Einfluss auf das weibliche Sexualleben aus.

❯ Sexuelle Probleme und Probleme mit Blase und/oder Inkontinenz scheinen eng miteinander verbunden zu sein.

Beeinträchtigungen in der Erregung, im allgemeinen sexuellen Erleben, der Lubrikation, aber auch in der Orgasmusfähigkeit sowie erhöhte Raten an Dyspareunie werden immer wieder im Zusammenhang mit der Inkontinenz beschrieben. Dabei scheinen jüngere Frauen eher von dieser Problematik betroffen zu sein als ältere (Chen et al. 2013; Aslan et al. 2005).

Vor allem als sehr störend wird der ungewollte Urinverlust während des Geschlechtsverkehrs empfunden. Die »koitale Inkontinenz« lässt sich nochmals in eine Inkontinenz während der Penetration und während des Orgasmus unterteilen. Zwischen 10 und 67% der inkontinenten Patientinnen scheinen hiervon betroffen zu sein, wobei besonders die Frauen mit einer Belastungsinkontinenz prädisponiert sind (Serati et al. 2009; Jha et al. 2012). Serati et al. veröffentlichten 2008 eine Studie, in der in 89% der Frauen mit Urinverlust beim Verkehr an einer Belastungsinkontinenz litten und nur 33% der Patientinnen mit überaktiver Blase von einem Urinverlust während des Verkehrs berichteten (Serati et al. 2008).

Die Therapie mit Anticholinergika bei der überaktiven Blase scheint einen signifikanten Einfluss auf die Verbesserung der Sexualität zu haben. Zudem verbessert die lokale bzw. systemische Therapie mit Östrogenen die verschiedenen Zeichen und Symptome der genitalen Atrophie mit gleichzeitigem Vorteil für die Beschwerden im Urogenitaltrakt einerseits und für die Sexualfunktion andererseits (Graziottin et al. 2005).

Die Studienlage hinsichtlich des Einflusses eines Genitalprolapses auf das Sexualleben ist sehr divergent. Fashokun et al. (2013) untersuchten an heterosexuellen Frauen über 40 Jahren den Einfluss von Beckenbodenfunktionsstörungen auf das Sexualleben. Es fanden sich keine Unterschiede in Bezug auf die sexuelle Aktivität im Vergleich zu einer Kontrollgruppe. Handa et al. (2004) beschrieben hingegen bei Frauen mit Inkontinenz, nicht jedoch mit einem Deszensus einen negativen Einfluss auf die Sexualität. Im Gegensatz dazu benannten Barber et al. (2008) in ihrem untersuchten Kollektiv eher den Prolaps als die Inkontinenz als Auslöser für sexuelle Inaktivität. Allerdings wurden in dieser Studie keine validierten Fragebögen genutzt, und ein Vergleich zu einer Kontrollgruppe fand nicht statt (Barber et al. 2002).

Sicherlich spielen die Art und der Grad der Senkung eine entscheidende Rolle. In der urogynäkologischen Sprechstunde äußern Frauen mit einer diskreten Senkung oft keine oder nur wenige Probleme.

Es kommt häufiger vor, dass sich Patientinnen mit geringgradiger Inkontinenz und sehr hohem Leidendruck vorstellen. Auch dahinter können Probleme im Sexualleben stecken, die primär den Leidensdruck hervorrufen. Hier können u. U. durch wenige Mittel und/oder allein durch aufklärende Gespräche eine Entlastung der Patientin und eine Verbesserung ihres Wohlbefindens erreicht werden.

Die meisten Autoren sind sich allerdings einig, dass der Therapiebedarf und die Prävalenz von sexuellen Funktionsstörungen in Verbindung mit Inkontinenz und/oder Deszensus deutlich höher sind als bei Frauen ohne urogynäkologische Problematik (Chen et al. 2013; Jha et al. 2012; Salonia et al. 2004; Aslan et al. 2005; Barber et al. 2002; Özel et al. 2006).

5.5.2 Sexualität nach urogynäkologischen Operationen

Eine operative Therapie der Harninkontinenz und des Descensus vaginae et uteri bedürfen einer strengen Indikationsstellung. Zunächst sollten alle konservativen Möglichkeiten ausgeschöpft sein und ein hoher Leidensdruck der Patientin bestehen. Zudem muss der Operateur Nutzen und Risiken abwägen und diese ausführlich mit der Patientin besprechen.

Eine Senkung des Genitales oder/und eine Harninkontinenz, die keine oder kaum Beschwerden macht oder keinen Leidensdruck erzeugt, sollte nicht operativ korrigiert werden, da die Patientin davon nicht profitieren wird.

Die Sexualfunktion ist ein großer Bestandteil des allgemeinen Wohlbefindens. Einige Frauen unterziehen sich einer Inkontinenzoperationen mit der Hoffnung, dass sich sexuelle Probleme dadurch in jedem Fall verbessern.

> **Jede Operation führt zu einer Störung eines funktionellen Systems, was neue Probleme bedingen kann. So kann die Operation eines Descensus vaginae et uteri eine Inkontinenz verschlechtern.**

Ebenso kann eine operative Therapie der Belastungsharninkontinenz den Beckenboden destabilisieren und zu Senkungsproblemen führen (Petri et al. 2013b). Die Korrektur eines Defektes führt häufig im Laufe von Monaten oder Jahren zum Deszensus eines bisher nicht operativ therapierten Kompartiments. Es ist daher unabdingbar, präoperativ die Patientinnen nach ihrem Sexualleben zu befragen.

Die postoperative Dyspareunie nach einer vaginalen Plastik kann durch eine übermäßige Resektion von Scheidenhaut bedingt sein. Viele Arbeiten kommen zu dem Schluss, dass v. a. die hintere Scheiden-Damm-Plastik den größten Einfluss auf eine Verschlechterung der Sexualfunktion in Hinblick auf Dyspareunie ausüben kann (David-Montefiori et al. 2007; Nieminen et al. 2003; Sze et al. 1997; Francis et al. 1961).

Die Kolposuspension nach Burch und die Implantation der TVT-Schlingen sind hinsichtlich ihrer Erfolgsrate gleichwertige Operationen. Bei den retropubischen Schlingen kommt es vermehrt zu Blasenverletzungen und Drangbeschwerden oder Obstruktionen, Erosionen und Schmerzen sowie neurologischen Symptomen findet man häufiger nach Implantationen von transobturatorischen Schlingen (Richter et al. 2010). Hinsichtlich der postoperativen Verbesserung oder Verschlechterung der Sexualfunktion im Vergleich der transvaginalen vs. die transobturatorische Schlinge konnten Sentilhes et al. (2009) keine Unterschiede feststellen. So ist es möglich, dass nach erfolgreicher operativer Therapie einer Belastungsinkontinenz ein De-novo-Urge oder eine postoperative Dyspareunie auftreten. Serati et al. (2009) gaben auch zu bedenken, dass eine suburethrale Schlinge zur Gewebefibrosierung beiträgt und die Elastizität der vorderen Vaginalwand einschränken kann.

> **Merke**
>
> Ein sorgfältiges detailliertes Aufklärungsgespräch mit der Patientin über Risiko und Nutzen dieser Operationen hat daher höchsten Stellenwert.

Jha et al. (2012) konnten in ihrem Review über den Einfluss der Inkontinenzoperationen auf die Sexualfunktion eine signifikante Reduktion der koitalen

Inkontinenz nachweisen. Weitere signifikante Assoziationen waren durch die Heterogenität der 162 untersuchten Studien nicht möglich. Es besteht ein großer Mangel an gut designten randomisierten, kontrollierten klinischen Studien in diesem Bereich, denn der Gebrauch von nicht validierten Mitteln zur Untersuchung der Sexualfunktion kann nicht verlässlich die Veränderung in der Sexualität der Patientinnen nach Inkontinenzoperationen wie Einlage einer TVT-Schlinge beschreiben (Jha et al. 2012).

Auch wenn der transvaginale Einsatz von synthetischen Netzen häufig ein postoperativ gutes Ergebnis bei schweren Senkungszuständen liefert, werden neben den »üblichen« Netzkomplikationen auch Störungen im Sexualerleben und zunehmende Dyspareunie beschrieben (Liang et al. 2012). Eine optimale anatomische Korrektur oder Überkorrektur geht häufig mit einem Verlust der Funktionalität einher. So konnten Altman et al. (2009) auch 1 Jahr nach transvaginaler Mesh-Einlage bei gutem postoperativem Ergebnis eine deutliche Verschlechterung im Sexualleben nachweisen.

Nach der aktuellen Studienlage werden Netzimplantationen in der primären vaginalen Deszensuschirurgie nicht empfohlen. Höhere Komplikations- und Reoperationsraten sind belegt. Zu postoperativen Komplikationen zählen v. a. Netzerosionen, durch Schrumpfung bedingte Schmerzen und Dyspareunie. Letztere Komplikation wird mit Raten von 14–24% angegeben (Petri et al. 2013c). Vor allem die Schrumpfungsprozesse führen zu einer extrem starren Scheidenwand und damit zum Verlust der beim Geschlechtsverkehr notwenigen Elastizität der Scheide.

> ❯ **Die lokale Östrogenisierung der Scheide gehört zur Standardbehandlung in der Urogynäkologie.**

Sie bewirkt nicht nur eine Verbesserung der Atrophie und der damit verbundenen Beschwerden, sondern erleichtert durch die Gewebeproliferation auch die operative Präparation und die postoperative Wundheilung. Darüber hinaus wird die vaginale Lubrikation gesteigert und Dyspareunien vorgebeugt.

Schlussfolgerung Urogynäkologische Probleme können bei Frauen zu einer Reihe von Sexualstörungen führen. Andererseits ist nicht jede Sexualstörung äquivalent mit einer Inkontinenz und einem Deszensus verbunden. Vor jeder operativen Therapie sollten alle konservativen Möglichkeiten ausgeschöpft sein, da jede Operation auch zu neuen Problemen oder Einschränkungen führen kann. Grundvoraussetzung ist ein offenes, ausführliches Gespräch mit der Patientin über Nutzen und Risiken jeder operativen Intervention.

Auf Netze sollte v. a. in der Primärsituation verzichtet werden. Beim Einsatz von Kunstmaterial ist eine dauerhafte lokale Östrogenisierung der Scheide eine Conditio sine qua non. Sie dient der Verbesserung der Proliferation des Vaginalepithels, um die für den Geschlechtsverkehr unabdingbare Elastizität der Scheide zu erhalten. Sie fördert die Lubrikation und vermeidet Erosionen des Scheidenepithels.

Mammakarzinom und Sexualität

S.D. Costa, H.-J. Ahrendt, C. Friedrich

H.-J. Ahrendt, C. Friedrich (Hrsg.), *Sexualmedizin in der Gynäkologie*,
DOI 10.1007/978-3-642-42060-3_6, © Springer-Verlag Berlin Heidelberg 2015

6.1 Sexuelle Störungen beim Mammakarzinom

Die Diagnose »Brustkrebs« wird von den meisten Frauen als lebensbedrohlich empfunden. Sie löst eine Vielzahl von psychischen Reaktionen aus, die Störungen der Partnerschaft und des Sexuallebens nach sich ziehen können: Angst, Aggression, Vereinsamung, Depression, erhöhte Selbstbezugnahme (Beier et al. 2005). Die Stärke der Beeinträchtigung hängt teilweise auch vom Stadium der Therapie und der Krankheitsbewältigung ab (◻ Abb. 6.1). Die Beeinträchtigungen sind jedoch auch in nicht unerheblichem Maße durch die Persönlichkeitsstruktur der betroffenen Frau und ihr soziales Umfeld geprägt.

Erste Gedanken nach Ertasten eines Tumors in der Brust und erst recht die Gewissheit, dass es sich um ein Karzinom handelt, drehen sich einerseits um das Überleben und andererseits um Art und Umfang der anstehenden Therapien (Operation, Chemotherapie, Radiatio, Hormontherapie) und deren Auswirkungen auf die Fraulichkeit und die körperliche Leistungsfähigkeit.

> **Die Diagnose Mammakarzinom wird oft als existenzielle Bedrohung erlebt.**

Die Brust ist ein starkes Symbol der Weiblichkeit. Sie gehört zur körperlichen Attraktivität und Integrität der gesunden Frau. Außerdem ist sie ein Sexualorgan und dient nicht nur dem Stillen eines Kindes. Eine Operation mit den entstehenden, evtl. entstellenden Narben oder gar dem Verlust einer Brust löst bei Frauen große Ängste aus und erschüttert sie häufig massiv in ihrem weiblichen Selbstbewusstsein. Dazu kommt die Angst vor dem Verlust der Fertilität (Trautmann et al. 2001; Ditz 2007).

Neben der Auseinandersetzung mit der Diagnose Mammakarzinom und den zu erwartenden therapeutischen Maßnahmen rückt das »Körper- und sexuelle Selbstkonzept« (Ditz 2007) in den Mittelpunkt der Betrachtung und des Erlebens der Frau.

Definition
Körperbild

Unter Körperbild versteht man »das eigene Konzept oder Bild über die Größe, Form und Gestalt des eigenen Körpers und die damit verbundenen Gefühle. Es umfasst die Wahrnehmungskomponente einerseits und die Körpereinstellungs- und Bewertungskomponente andererseits« (Ditz 2007).

Daraus leitet sich das Gefühl der eigenen Attraktivität ab, das unmittelbare Auswirkungen auf die Verhaltens- und Gefühlsebene der Sexualität hat, u. a. durch Einschränkungen des erotischen Potenzials wegen Minderwertigkeitsgefühlen. Eine Zusammenfassung der sexuellen Störungen bei Mammakarzinompatientinnen zeigt die ▸ Übersicht

◻ Abb. 6.1 Stadien der Krankheitsbewältigung. (Nach Gyllensköld 1980)

Stadien der Krankheitsbewältigung bei Krebs

1. Schock und Verleugnung (Nicht-wahrhaben-Wollen)
2. Aggression, Zorn, Wut
3. Depression
4. Verhandeln mit dem Schicksal
5. Akzeptanz und Annehmen

Sexuelle Störungen bei Mammakarzinompatientinnen
- Psychosexuelle Probleme
  - Abnahme der sexuellen Appetenz
  - Abnahme der Erregung
  - Abnahme der sexuellen Befriedigung
- Körperliche Probleme
  - Trockene Scheide: Dyspareunie
  - Schmerzen durch Narben und Radiatio
  - Übelkeit, Erbrechen, Leistungsabfall bei Chemotherapie
  - Beschwerden durch ein Lymphödem

In der psychischen Verarbeitung der Krebserkrankung durch die Frau und ihren Auswirkungen auf die Sexualität gibt es individuell eine große Variabilität (Lamb u. Sheldon 1994; Trautmann et al. 2001; Weijmar Schulz 1990; van de Wiel et al. 2013).

Sexualstörungen bei Mammakarzinompatientinnen sind abhängig
- vom Lebensalter,
- vom Vorhandensein einer Partnerschaft und eines aktiven Sexuallebens,
- vom Stadium der Erkrankung,
- von der Art und dem Umfang der Operation,
- von der Chemotherapie und der Radiatio,
- von der Hormonbehandlung.

> **Sexuelle Störungen primär durch ein Mammakarzinom stellen eher eine Ausnahme dar. Sie treten erst bei einem fortgeschrittenen Stadium der Erkrankung mit Befall der axillären Lymphknoten und/oder Metastasierung und entsprechenden körperlichen Beschwerden und Einschränkungen auf. Die Sexualprobleme bei Frauen mit Mammakarzinom können somatischen Ursprungs (therapiebedingt) und psychosomatischen Ursprungs (Angst, Veränderung des Körperformbildes, Partnerprobleme) sein.**

Körperlich-sexuelles Missempfinden und das Gefühl einer geringen eigenen Attraktivität sind bei Brustkrebspatientinnen mit Problemen in der Partnerschaft (mit dem Partner über Gefühle zu sprechen) und der Sexualität (Störungen der sexuellen Appetenz) assoziiert. Frauen, für die Sexualität stets eine große Rolle spielte, verspüren seltener und weniger starke Auswirkungen auf ihre Sexualität nach der Diagnosestellung und der Therapie (Trautmann et al. 2001).

In einer Studie mit 190 Frauen wurde die Prävalenz des Auftretens einer sexuellen Dysfunktion untersucht bei jungen niederländischen Frauen (≤45 Jahre), bei denen innerhalb der letzten 6 Jahre ein Mammakarzinom diagnostiziert wurde (Kedde u. van de Wiel 2013). Es wurde die Beziehung zwischen dem Auftreten einer sexuellen Dysfunktion und den Behandlungsmethoden sowie den behandlungsabhängigen Beschwerden beurteilt. Die Daten wurden durch einen Internet-basierten Fragebogen erhoben. Ergebnisse:

- 64% der Frauen, die sich noch in Behandlung waren, hatten eine sexuelle Dysfunktion, vs. 45%, bei denen die Therapie abgeschlossen war.
- Sexuelle Dysfunktionen waren häufiger im Vergleich zur Vergleichsgruppe der Nichterkrankten.

2 Jahre nach der CPM (»contralateral prophylactic mastectomy«) war das allgemeine Wohlbefinden der Patientinnen ähnlich der Vergleichsgruppe. Es gab auch keine Unterschiede hinsichtlich der Kategorien Angst und Depression. Mehr als die Hälfte der Mammakarzinompatientinnen hatte jedoch 2 Jahre nach der Therapie Probleme mit dem Körperformbild. Sie waren unzufrieden mit ihrem Aussehen, den Narben, ihrer Weiblichkeit und allgemeinen körperlichen Attraktivität.

Eine intime Beziehung hatten von diesen Patientinnen
- 82% vor der CPM (»contralateral prophylactic mastectomy«),
- 77% 6 Monate nach der CPM,
- 79% 2 Jahre nach der CPM.

Blober et al. (2013) untersuchten in einer prospektiven Studie den Verlauf psychosozialer Aspekte, der Sexualität und des Körperbildes von 304 sexuell aktiven Frauen mit DCIS (duktales Carcinoma in situ) zu 3 Zeitpunkten (Zeitpunkt der Diagnose, nach 9 und nach 18 Monaten) und kamen zu überraschenden Ergebnissen:
- Die sexuellen Funktionen waren bei allen Frauen mit DCIS sehr ähnlich.
- Die sexuellen Funktionen und das Empfinden des Körperbildes veränderten sich nicht im Verlauf der 18 Monate der Studie.
- Es bestanden keine Unterschiede zwischen Patientinnen, bei denen eine brusterhaltende Operation durchgeführt worden war, und solchen, bei denen eine Mastektomie erfolgte (s. auch ▶ Abschn. 6.2).
- Die DCIS-Patientinnen hatten bezüglich der Sexualität und des Empfindens des Körperformbildes keine nachhaltig negativen Auswirkungen.

6.2   Auswirkungen der Therapie

6.2.1   Auswirkungen der Operation

Eine radikale Mastektomie wirkt sich wesentlich tiefgreifender auf den Verarbeitungsprozess aus als eine brusterhaltende Operation.

Auswirkungen der Operation bei Mammakarzinom auf die Sexualität
- Veränderung des Körperformbildes
- Ästhetische Beeinträchtigung: Angst vor Verlust femininer Ausstrahlung
- Narbenschmerzen: Sensibilitätsstörungen, Taubheit, Berührungsschmerz

---

Die Veränderung des Körperformbildes bedarf in der Regel eines langen Anpassungsprozesses an eine veränderte Selbstwahrnehmung und ein verändertes Selbstbild.

Bei den meisten Patientinnen steht die Brustrekonstruktion, wenn sie erfahren, dass eine Mastektomie erforderlich ist, nicht im Vordergrund. Einer der häufigsten Sätze, den man in der Beratungssituation hört, lautet: »Wie ich später aussehe, interessiert mich nicht, ich will doch nur überleben, Herr Doktor!«

❯❯ **Das Gespräch über Brustrekonstruktionsmöglichkeiten muss jedoch primär, vor Beginn der therapeutischen Maßnahmen, geführt werden, ohne die Patientin dazu zu drängen.**

Auch im Fall einer Ablehnung rekonstruktiver Maßnahmen stellen sich Patientinnen später erneut vor, nach Abschluss der Primärtherapie (Operation, adjuvanter Therapie und Bestrahlung) und sprechen selbst die Brustrekonstruktion an (Penman et al. 1986; Carver et al. 1998; Ganz et al. 1999a, b; Anderson et al. 1994; Trautmann et al. 2001; Ditz 2007).

Frauen mit einer starken Störung des Körperformbildes vermeiden sehr häufig sexuelle Zärtlichkeiten. Sie leiden oft unter einer Abnahme der sexuellen Appetenz und Erregung. Es wird auch eine Umorientierung der erogenen Zonen weg von der Brust beschrieben (Penman et al. 1986; Carver et al.

1998; Ganz et al. 1999a, b; Anderson et al. 1994; Trautmann et al. 2001; Ditz 2007).

Anderen Frauen gelingt es dagegen besser, mit dieser Situation zurecht zu kommen. Sie haben meist befriedigende sexuelle Begegnungen (Kemeny et al. 1988; Wellisch et al. 1989; Thors et al. 2001).

Eine Mammarekonstruktion kann positive Auswirkungen auf das Körperempfinden und die Sexualität haben (Ditz 2007), muss es aber nicht zwangsläufig (Yurek et al. 2000; Rowland et al. 2000). Dies steht wahrscheinlich auch in Zusammenhang mit der Art und dem Gelingen einer solchen rekonstruktiven Operation. Sich verbessernde technische Möglichkeiten und sich verfeinere Operationstechniken tragen zu immer besseren Operationsergebnissen bei.

Wissenschaftliche Daten zur Sexualität bei Patientinnen mit »gelungener« im Vergleich zu »weniger gut gelungenen« Rekonstruktion fehlen. Nach eigener klinischer Erfahrung scheint bedeutsamer zu sein, wie die Patientin selbst das Operationsergebnis beurteilt.

6.2.2   Auswirkungen der Chemotherapie

Die Sexualität scheint während der Chemotherapie ein Thema von untergeordneter Bedeutung zu sein. Dies gilt für Ärzte als auch für die betreuenden Krankenschwestern und die Patientinnen in gleichem Maße. In der Studie von Taylor et al. (2013) gaben 8 von 52 befragten Chemotherapiepatientinnen (15%) Beeinträchtigungen ihres Sexuallebens an. Allerdings waren v. a. ältere Frauen nicht bereit, den Fragebogen mit Themen zur Sexualität auszufüllen, weil sie angaben, das sei »nun nicht wichtig«. In keiner von 208 Konsultationen, die dokumentiert wurden, wurde das Thema Sexualität angesprochen, auch nicht von den 15% Frauen, die in den Fragebögen sich unzufrieden mit der eigenen Sexualität äußerten. Die Behandler (Ärzte und Pflegende) gaben an, dass sie über keine Expertise im Gespräch zum Thema Sexualität verfügen würden, und sie nahmen an, dass älteren Patientinnen ein solches Thema peinlich sei.

In einer größer angelegten Untersuchung an 534 Frauen mit Mammakarzinom wurde eine signifikant höhere Rate an sexueller Beeinträchtigung (»changes in sexual feelings«, »changes in sexual relationships«) bei Patientinnen unter der Chemotherapie im Vergleich zu Patientinnen ohne Chemotherapie angegeben (Hwang et al 2013). Allerdings waren diese Unterschiede auf die Zeit während der Chemotherapie beschränkt, und sie waren nach 1 bzw. 3 Jahren nicht mehr nachweisbar.

Die negativen Auswirkungen einer Chemotherapie werden auch in anderen Studien bestätigt. Sie scheinen chemotherapiespezifisch und von der Operationsmethode (Brusterhaltung versus Mastektomie) unabhängig zu sein (Ganz et al. 2004).

Besonders beeinträchtigend ist für die Patientin die Zeit an den Tagen der Infusionen mit ihren unmittelbaren Auswirkungen auf das Wohlbefinden und die Leistungsfähigkeit. Nachhaltig negativ erlebt die Patientin den Haarausfall. Die Chemotherapie wirkt sich primär mindernd auf die sexuelle Appetenz und Erregung aus (Ditz 2007; Arora et al. 2001; Rogers u. Kristjanson 2002).

> **Auswirkungen der Chemotherapie auf die Sexualität**
> - Abfall der körperlichen Leistungsfähigkeit
> - Anämie, Müdigkeit
> - Übelkeit, Erbrechen
> - Haarverlust
> - Verlust der Fertilität
> - Trockene Scheide: verminderte Lubrikation, Dyspareunie
> - Abnahme der sexuellen Appetenz und Erregung und des Orgasmus

6.2.3 Auswirkungen der Bestrahlung

Die Bestrahlung stellt eine erhebliche körperliche Belastung mit einer starken Beeinträchtigung der körperlichen Leistungsfähigkeit dar. Obwohl es sich um eine lokale Bestrahlung der Brust bzw. der Thoraxwand handelt, berichten viele Patientinnen von einer zunehmenden Müdigkeit und allgemein abnehmenden Leistungsfähigkeit, die mit der Dauer der Bestrahlung zunimmt. Nach wenigen Wochen bilden sich diese Beschwerden zurück.

> **Körperliche Auswirkungen der Bestrahlung**
> - Körperlich zehrende Belastung
> - Hautveränderungen: Rötung, Sensibilitätsstörung, Schmerzen
> - Ästhetische Beeinträchtigung

6.2.4 Auswirkungen der adjuvanten endokrinen Therapie

Bei allen Patienten mit einem hormonrezeptorpositiven Mammakarzinom ist die medikamentöse Unterdrückung bzw. die Ausschaltung der ovariellen Funktion indiziert.

Bei Patienten unter 40 Jahren sind GnRH-Analoga (Zoladex) plus Östrogenrezeptormodulatoren (Tamoxifen) oder im späteren Lebensalter Östrogenrezeptormodulatoren (Tamoxifen) oder/und Aromatasehemmer über mindestens 5 Jahre indiziert. Es wird damit bewusst eine chronische Östrogenmangelsituation hergestellt, die der Postmenopause entspricht. Das bedeutet, dass sich sowohl die Symptome des akuten klimakterischen Syndroms einstellen (Hitzewallungen, Schweißausbrüche, Schlafstörungen, depressive Verstimmungen, Gelenkschmerzen, trockene Scheide u. a.) als auch die Folgen eines chronischen Östrogenmangels möglich sind (Osteoporose, Hypertonie, Arteriosklerose, Dysurie, Harninkontinenz, u. a.) (Mortimer et al. 1999; Goodwin et al. 1999 und ▢ Abb. 6.2). Das ist für Frauen im prämenopausalen Alter besonders belastend. Gleichsam führt diese Therapie zu funktionellen Sexualstörungen und Schmerzen beim Geschlechtsverkehr (Ditz 2007).

> **Auswirkungen der adjuvanten endokrinen Therapie auf die Sexualität**
> - Hitzewallungen, Schweißausbrüche
> - Schlafstörungen
> - Abnahme der sexuellen Appetenz und Erregung
> - Trockene Scheide:
>   - Mangelnde Lubrikation
>   - Dyspareunie

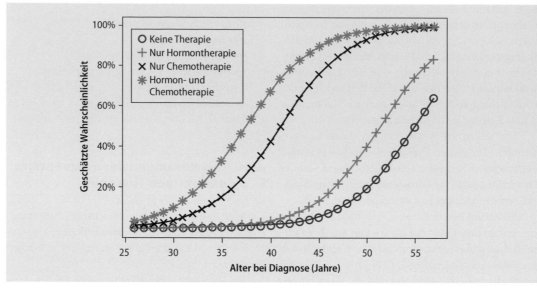

Abb. 6.2 Zeitpunkt des Auftretens von Östrogenmangelsymptomen in Abhängigkeit von der Art der Therapie und des Zeitpunktes des Beginns dieser Therapie. (Adaptiert nach Goodwin et al. 1999)

6.3 Beschwerdebilder unter und nach der Therapie

Die Auswirkungen der Erkrankung bzw. der Therapie auf das sexuelle Verhalten und Erleben sind individuell sehr unterschiedlich. Lotze fand 1992 in einer Studie folgende Situation bei den Patientinnen:

- 85% hatten Angst vor Berührung der operierten Brust,
- 75% hatten Angst vor Berührung der gesunden Brust,
- 40% hatten Angst vor Geschlechtsverkehr,
- 50% hatten eine verminderte Appetenz und ein beeinträchtigtes Orgasmuserleben.

Bei Barni u. Mondin (1997) gaben 50 beschwerdefreie und sexuell aktive Frauen 1 Jahr nach der Operation und abgeschlossener Chemotherapie und/oder Radiatio folgende Beschwerden an:

- 46% Ausbleiben des sexuellen Verlangens,
- 48% verminderte sexuelle Appetenz,
- 44% mangelnde sexuelle Befriedigung,
- 42% mangelnde Lubrikation,
- 38% Dyspareunie.

Aus der eigenen praktischen Erfahrung in der gynäkologischen Praxis existieren Patientinnengruppen mit individuell unterschiedlichen Verarbeitungsprofilen.

6.3.1 Auswirkungen des Mammakarzinoms und der Therapie auf die Sexualität

Gruppe A.

Patientinnen, …

- für die Sexualität schon immer einen hohen Stellenwert hat (hohe Libidoausgangssituation),
- die die Erkrankung schnell und positiv verarbeiten,
- die in der Krankheit eine Chance sehen.

Folge: (fast) keine Beeinträchtigung von Partnerschaft und Sexualität.

▪ **Fallbeispiel**

Eine Patientin aus dieser Gruppe berichtet wie folgt:
J.W., 45 Jahre: »Natürlich ist man geschockt, wenn man die Diagnose Brustkrebs erhält, aber

dann hatte ich das Gefühl, nichts verpassen zu dürfen, alles auskosten zu müssen – top Sexualleben …

Nach der OP bekam ich dank Professor C. schönere Brüste, und der Krankheitsverlauf erwies sich als positiv für mich – keine Beeinträchtigungen im Sexualleben, wenn man natürlich die unpässlichen Tage im Krankenhaus nicht mitzählt.«

Gruppe B

Patientinnen, …

- für die Sexualität wichtig ist, aber nicht im Vordergrund steht,
- die durch die Diagnose geschockt sind und sie nur langsam verarbeiten,
- die Angst haben, sich vor dem Spiegel zu betrachten,
- die sich zutiefst als Frau »gekränkt« fühlen.

Folgen: Isolation, Angst vor körperlicher Berührung, Zärtlichkeit und Sexualität, Verlust von Libido und Erregung.

- **Fallbeispiel**

Eine Patientin aus Gruppe B berichtet wie folgt:

T.H., 52 Jahre: »Obwohl mein Mann sehr fürsorglich war und ich mit ihm über alles reden konnte, war ich nicht in der Lage, mich ohne Haare zu zeigen. Wenn ich ins Bad ging, schloss ich mich ein. Ich hatte den Eindruck, ich habe meine Weiblichkeit verloren und sah einfach nur krank aus. Mein Mann fühlte sich ausgeschlossen. Er machte mir immer wieder klar, dass er mich liebt – mit und ohne Haare. Doch ich kapselte mich ein.

Dies wirkte sich auch auf das Sexualleben aus. Ich ertrug nur wenig Zärtlichkeit und hielt meinen Mann auf Abstand. Ich hatte meine weibliche Attraktivität verloren.«

Gruppe C

Patientinnen, …

- für die Sexualität noch nie (oder nicht mehr) eine wesentliche Bedeutung hatte,
- und bei denen zum Zeitpunkt der Erkrankung kein aktives Sexualleben mehr bestand,
- die sich durch die Operation oder Chemotherapie und Radiatio als Frau nicht wesentlich beeinträchtigt sehen.

Folge: keine diesbezüglich nachteilige Beeinflussung.

- **Fallbeispiel**

Eine Patientin aus Gruppe C berichtet:

S.S., 42 Jahre: »Meinen ›neuen‹ Körper akzeptierte ich relativ schnell und hatte auch keine Angst oder Scheu meinem Ehemann so zu begegnen. Mein Ehepartner und ich hatten auch vor der Brustkrebserkrankung kein sehr aktives Sexualleben, aber wir leben damit gut. In der Partnerschaft und im Sexualleben hat sich im Vergleich zu vor der Erkrankung keine Veränderung ergeben. Kommunikation und Zärtlichkeit dagegen waren mir zu der Zeit der Erkrankung schon sehr wichtig.«

6.3.2 Krankheitsbewältigung in der Partnerschaft

Sexualität setzt die emotionale Intimität als motivierenden Faktor für die Ansprechbarkeit auf sexuelle Reize voraus (s. Reaktionszyklus nach Rosemary Basson; Basson 2006).

Die Bewältigung der krankheitsbedingten Probleme steht in engem Zusammenhang mit Intaktheit einer bestehenden Beziehung. All das gilt auch für Frauen, die an einem Mammakarzinom erkrankt sind. Einige spezifische Aspekte sind jedoch zu erwähnen.

»Die Wahrscheinlichkeit, nach einer Brustkrebserkrankung sexuelle Probleme zu entwickeln, ist erhöht bei Patientinnen,

- die noch nicht oder nicht mehr in einer festen Partnerschaft leben,
- die erst seit kurzem in einer neuen Partnerschaft leben,
- die häufig wechselnde Sexualkontakte pflegen,
- mit einer sexuellen Vorgeschichte, die traumatisch oder extrem belastend erlebt wurde,
- bei denen bereits in der Vorgeschichte Sexualstörungen aufgetreten sind« (aus Ditz 2007).

Frauen, die in einer festen Beziehung leben, haben wesentlich weniger Anpassungsstörungen und auch weniger sexuelle Probleme. Aber auch in einer solchen Beziehung können sich Strategien der Tabuisierung, des Ignorierens und des Vermeidens entwickeln. Kommunikationsprobleme und Sprachlosigkeit können die Folge sein.

6.3.3 Ärztliche Beratung

In Deutschland besteht im Vergleich zu anderen Ländern eine besondere Situation, weil Frauenärzte maßgeblich an der Diagnostik, Behandlung und Nachsorge von Patientinnen mit Brustkrebs beteiligt sind. Wenn man bedenkt, dass Frauenärzte über ein Spezialwissen zu allen Aspekten der Brustkrebserkrankung verfügen und die notwendige Expertise in Ultraschalldiagnostik, Operationstechniken, systemischen Therapien und Endokrinologie besitzen, können Patientinnen von einer Person über die meiste Zeit ihrer chronisch verlaufenden Erkrankung betreut werden. Damit besteht die Chance einer dauerhaften persönlichen und individuellen Begleitung und Hilfestellung über viele Jahre, sodass der Frauenarzt die Bezugsperson für eine an Brustkrebs erkrankte Frau darstellt.

Der Frauenarzt ist in dieser schwierigen Phase auch als Sexualberater gefragt. Wichtig für die ärztliche und psychische Betreuung der Patientin ist, sie im entsprechenden Stadium ihrer Krankheitsbewältigung abzuholen und sie mit ihren Problemen und Beschwerden individuell zu beraten. Dabei sollte der Arzt aktiv und mit klarer Sprache die Gespräche eröffnen und damit zur Enttabuisierung beitragen.

> **Merke**
>
> Je eher mit der Sexualberatung begonnen wird, desto größer ist die Chance, die Entstehung sexueller Störungen zu vermeiden.

❯ **Oft muss der Frauenarzt eigene Widerstände überwinden, weil eine Sexualberatung bei einer schweren Erkrankung als primär nicht wichtig erachtet wird oder Unsicherheiten wegen der Kompetenz bestehen.**

Der behandelnde Frauenarzt sollte der Patientin jederzeit für Gespräche zur Verfügung stehen. Dabei sollte der Partner von Anfang mit einbezogen werden. Der Vorteil einer partnerschaftlichen Krankheitsbewältigung liegt im Nutzen gemeinsamer Synergien unter Ausnutzung des Beziehungsaspektes dyadischer Bewältigung (Ditz 2007; Northouse et al. 2001).

> **Option 1**
>
> Die Patientin sollte ermutigt werden,
> - ihre Brust selbst im Spiegel zu betrachten,
> - sich betrachten zu lassen,
> - ihre Narbe selbst zu berühren,
> - sich berühren zu lassen.

> **Option 2**
>
> Das Paar sollte ermutigt werden,
> - sich bewusst Zeit für einander zu nehmen,
> - bewusst die Kommunikation zu suchen,
> - Zärtlichkeiten, wie Streicheln, Kuscheln, Küssen, in den Vordergrund zu stellen,
> - sich bewusst zu genießen,
> - Sexualität ungezwungen zuzulassen.

Außer den Medikamenten zur Behandlung der zugrunde liegenden Brustkrebserkrankung sind in allen Stadien supportive, unterstützende medikamentöse Therapien indiziert und einzusetzen. Dabei sind mögliche Interaktionen von Medikamenten mit der Krebserkrankung und gleichzeitig die Lebensqualität der Patientin zu beachten. Gelegentlich sind schwierige Entscheidungen zu fällen und sie gemeinsam mit der Patientin zu vertreten, wenn zwischen dem Risiko eines früheren Rezidives und der Lebensqualität der Patientin mit hohem Leidensdruck und ansonsten therapieresistenter Symptomatik abgewogen werden muss. Bestes Beispiel ist der Einsatz bestimmter Hormontherapien zur Bekämpfung quälender, nicht anders zu behebender klimakterischer Symptome.

6.3.4 Medikamentöse Therapie

Die medikamentöse Therapie verfolgt 2 Ziele:
- die Behandlung der Symptome des klimakterischen Syndroms und
- die Behandlung der vulvovaginalen Atrophie.

Behandlung der Symptome des Östrogenmangels

Die systemische Hormonersatztherapie ist bei Mammakarzinom-Patientinnen entsprechend den Leitlinien kontraindiziert, da sie das Risiko des Auftretens von Rezidiven erhöht (Holmberg u. Anderson 2004; Hickey et al. 2008). Das trifft für hormonrezeptorpositive und -negative Mammakarzinome wie auch unter der Therapie mit Tamoxifen zu (von Wahlde u. Kiesel 2014). In der Literatur werden verschiedene Therapievorschläge zur Behandlung von Hitzewellen und Schweißausbrüchen gemacht, u. a. Gabapentin 900 mg/Tag, Venlaflaxin 150 mg, Vitamin E 800 IU/Tag (Biglia et al. 2009). Insbesondere mit Venlaflaxin wurde in diesen Studien eine Reduktion der Hitzewallungen von bis zu 50% erreicht.

Da es sich bei Venlaflaxin um einen Serotonin-Noradrenanalin-Wiederaufnahmehemmer zur Behandlung von Depressionen handelt, ist eine Therapie von Hitzewallungen ein »off-lable use«. Diese Substanzen dürfen nur unter Abwägen von Nutzen und Risiken und Aufklärung der Patientin (Dokumentation!) verordnet werden. Dies trifft für alle in ◘ Tab. 6.1 angegebenen Wirkstoffe zu.

Die Arbeitsgemeinschaft Gynäkologische Onkologie (AGO) der DGGG empfiehlt u. a. folgende Wirkstoffe (von Wahlde u. Kiesel 2014):
- Serotoninwiederaufnahmehemmer (SSRI) und Serotonin-Noradrenalin-Wiederaufnahmehemmer (SNRI): vor allem Venlaflaxin
- Gabapentin (Mammakarzinompatientinnen unter Tamoxifen),
- Clonidin (Mammakarzinompatientinnen unter Tamoxifen).

Von den pflanzlichen Präparaten wird die Traubensilberkerze (Cimicifuga racemosa), nicht aber Rotklee, Johanniskraut oder Sojaprodukte empfohlen (von Wahlde u. Kiesel 2014).

Behandlung der vulvovaginalen Atrophie

Die vaginale Therapie mit Östrogenen ist derzeit bei Mammakarzinompatientinnen ebenfalls kontraindiziert. Allerdings wird dies in der Literatur kontrovers diskutiert. Dabei gehen die Meinungen v. a. dahingehend auseinander, wie viel des vaginal applizierten Östrogens resorbiert wird, ob die damit erzielten Serumspiegel eine effektive Höhe erreichen und ob die vaginale Gabe von Östriol gegenüber Östradiol eine weniger starke Belastung darstellt.

In Deutschland ist eine vaginale Östrogenbehandlung möglich als
- Vaginaltablette,
- Vaginalring,
- Vaginalcreme,
- Vaginalovulum.

Als Östrogene enthalten diese Präparate Östradiol, Östriol. Die systemische Absorption ist bei der Applikation einer Vaginaltablette mit 25 µg Östradiol so gering, dass weiterhin geringe Serumöstradiolspiegel von <14 pg/ml bestanden (Mettler 1991). Auch bei Einlage des Vaginalringes werden nur geringe Mengen des Östradiols systemisch wirksam. Es bestand diesbezüglich kein Unterschied im Vergleich mit östradiolhaltigen Vaginaltabletten (Weisberg et al. 2005).

Die vermehrte Anwendung von Aromatasehemmern bei hormonrezeptorpositiven Mammakarzinompatientinnen nach der Menopause führt zu einer Zunahme der Vaginalatrophie mit Lubrikationsstörungen und Dyspareunie sowie zu Pruritus und rezidivierenden Zystitiden. Bei den Patientinnen, die mit Aromatasehemmern behandelt werden, liegen die Serumöstradiolspiegel ≤10 pmol/l. Unter Tamoxifen werden nicht die Östradiolrezeptoren blockiert, sondern die Produktion von Östradiol (Moegele et al. 2012).

Loibl et al. (2011) wiederum halten eine vaginale Östradiolbehandlung von rezeptorpositiven Mammakarzinompatientinnen unter endokriner Therapie mit einem Aromatasehemmer für kontraindiziert, da die Serumöstradiolspiegel nach lokaler Applikation innerhalb von 2 Wochen auf ein signifikantes Niveau ansteigen. Ponzone et al. (2005) befürworten dagegen eine vaginale Östradiolbehandlung bei Frauen mit starken Beschwerden und starken Einschränkungen der Lebensqualität.

Bei der Behandlung der vaginalen Atrophie sind die vaginalen Östrogenpräparate den nichthormonalen Präparaten stark überlegen (Suckling et al. 2003/2005). Biglia et al. (2003) unterstreichen dies in einer Vergleichsstudie zwischen vaginalem

◙ **Tab. 6.1** Nichthormonelle Behandlung von Hitzewallungen und Schweißausbrüchen bei Patieninnen mit Mammakarzinom. (Adaptiert nach Biglia et al. 2009)

Studie (Jahr)	Behandlung	Auswahl	Dauer	Ergebnisse	Nebenwirkungen
Loprinzi et al. (2000)	Venlafaxin 37,5 mg/Tag, 75 mg/Tag oder 150 mg/Tag	191 postmenopausale Frauen	4 Wochen	Rerduktion der Hitzewallungen um 25% vs. 27% bei Placebo	Mundtrockenheit Obstipation
Pandya et al. (2000)	Clonidin 0,1 mg/Tag	194 postmenopausale Frauen	8 Wochen	Reduktion der Hitzewallungen um 38% vs. 24% mit Placebo	Mundtrockenheit Schlafstörungen
Loprinzi et al. (2002)	Fluoxetin 20 mg/Tag	81 Frauen mit Mammakarzinom	4 Wochen	Reduktion der Hitzewallungen um 50% vs. 36% mit Placebo	Keine Nebenwirkungen angegeben
Guttuso et al. (2003)	Gabapentin 900 mg/Tag	59 postmenopausale Frauen	12 Wochen	Reduktion der Frequenz der Hitzewallungen um 45%	Schwindel Müdigkeit
Evans et al. (2005)	Venlafaxin 75 mg/Tag	80 postmenopausale Frauen	12 Wochen	Reduktion der Hitzewallungen um 51% vs. 15% mit Placebo	Mundtrockenheit Schlafstörung Appetitmangel
Pandya et al. (2005)	Gabapentin 300 mg/Tag oder 900 mg/Tag	420 Frauen mit Mammakarzinom	8 Wochen	Reduktion der Hitzewallungen um 31% (300 mg) und 46% (900 mg)	Keine Nebenwirkungen angegeben
Biglia et al. (2009)	Gabapentin 900 mg/Tag oder Vitamin E 800 IU/Tag	115 Frauen mit Mammakarzinom	12 Wochen	Reduktion der Hitzewallungen um 67% (bei Gabapentin) und 57% (bei Vitamin E)	Mundtrockenheit Schwindel Müdigkeit
Bordeleau et al. (2010)	Venlafaxin 37,5 mg/Tag für 1 Woche, dann 75 mg/Tag für 3 Wochen vs. Gabapentin 300 mg täglich für 3 Tage, dann 300 mg 2× tgl. für 3 Tage, dann 300 mg 3× tgl. für 22 Tage	66 Frauen mit Mammakarzinom	4 Wochen	Reduktion der Hitzewallungen um 66% in beiden Armen	Schwindel depressive Stimmungsschwankungen
Loprinzi et al. (2000)	Venlafaxin 37,5 mg/Tag, 75 mg/Tag oder 150 mg/Tag	191 postmenopausale Frauen	4 Wochen	Reduktion der Hitzewallungen um 37%, 61% und 61% in den 3 Behandlungsarmen vs. 27% mit Placebo	Mundtrockenheit Obstipation

Studie (Jahr)	Behandlung	Auswahl	Dauer	Ergebnisse	Nebenwirkungen
Pandya et al. (2000)	Clonidin 0,1 mg/Tag	194 post-menopausale Frauen	8 Wochen	Reduktion der Hitzewallungen um 8% vs. 24% mit Placebo	Mundtrockenheit Schlafstörungen
Loprinzi et al. (2002)	Fluoxetin 20 mg/Tag	81 Frauen mit Mammakarzinom	4 Wochen	Rerduktion der Hitzewallungen um 25% vs. 27% bei Placebo	Keine Nebenwirkungen angegeben

◻ **Tab. 6.1** (Fortsetzung)

Östriol (0,25 mg 2-mal pro Woche) und einer hormonfreien Feuchtigkeitscreme. Die Serum-östrogenspiegel waren nicht signifikant erhöht gewesen. Die Effekte lagen signifikant auf der Seite des lokalen Östrogenpräparates.Auch Hickey et al. (2008) geben den vaginalen Östrogenen gegenüber Feuchtigkeitscremes den Vorzug.

> **Merke**
>
> Die vaginale Östrogentherapie ist laut Leitlinie bei Mammakarzinompatientinnen kontraindiziert (von Wahlde u. Kiesel 2014).

Unter Würdigung der Schwere der vulvovaginalen Beschwerden der Patientin und dem damit verbundenen hohen gesundheitlichen Leidensdruck ist unter Abwägung aller Nutzen- und Risikofaktoren und der Kenntnis der Studienlage (nur geringe systemische Resorption) im Einzelfall eine niedrig dosierte Östrogentherapie anwendbar. Bevorzugt bietet sich dann Östriol an.

> **Option 3**
> **Therapie der trockenen Scheide und der Dyspareunie**
> - Gleitmittel auf Wasserbasis
> - Gleitmittel auf Silikonbasis
> - Weitere Details s. ◻ Tab. 6.1

> **Option 4**
> **Therapie klimakterischer Beschwerden (Hitzewellen, Schweißausbrüche, u. a.)**
> - 2-mal 2,5 mg/Tag Trockenextrakt aus Cimicifugawurzelstock (Remifemin)
> - Venlafaxin 37,5 mg
> - Gabapentin
> - Clonidin
> - Weitere Optionen s. ◻ Tab. 6.1

Behandlung bei Störung der sexuellen Appetenz

Treten unter der Therapie mit Aromatasehemmern Beeinträchtigungen der sexuellen Appetenz auf, ist die Anwendung von **Bupropion** eine interessante Möglichkeit. Bupropion ist ein potenter selektiver Dopaminwiederaufnahmehemmer und beeinflusst den Noradrenalinstoffwechsel. Damit greift es ein in das sexuelle Appetenz- und Belohnungssystem.

Bupropionhydrochlorid ist in Deutschland als Antidepressivum zugelassen. Im Gegensatz zu anderen Antidepressiva inhibiert es nicht die sexuelle Funktion, sondern führt zu einer Verbesserung der sexuellen Appetenz. Dies konnte in plazebokontrollierten Studien nachgewiesen werden. In einer 8-wöchigen Studie mit 20 Mammakarzinompatientinnen, die nach einer Chemotherapie entweder mit Tamoxifen oder einem Aromatasehemmer behandelt wurden, führte die Therapie mit 150 mg Bupropion/Tag zu einer signifikanten Verbesserung der sexuellen Appetenz, der sexuellen Erregung, der

Lubrikation und des Orgasmus (Arizona Sexual Experience Scale) (Mathias et al. 2006).

Schlussfolgerung Neue Forschungsergebnisse sowie die interdisziplinäre Zusammenarbeit in Brustzentren und Tumorboards führen dazu, dass zunehmend gezielt, individualisiert, stadiengerecht und meist organerhaltend operiert werden kann. Die Patientinnen werden i. Allg. umfassend über das Stadium und das Ausmaß der Erkrankung sowie über die Möglichkeiten der Therapie und die Heilungschancen aufgeklärt. Sie werden zunehmend in die Entscheidungsfindung über die geeigneten Therapieschritte mit einbezogen. Dies erhöht in großem Maße die Compliance, wirkt angstabbauend und vermindert dadurch präventiv oft nachhaltige psychische Belastungen, partnerschaftliche Probleme und sexuelle Frustrationen.

Alle Behandlungsschritte müssen begleitet werden von einer Enttabuisierung. Der Patientin muss vermittelt werden, dass sie alle Probleme und Sorgen die Sexualität und Partnerschaft betreffend ansprechen kann. Nach Möglichkeit sollte in allen Phasen der Nachsorge auch der Mann mit einbezogen werden.Tab. 6.1 Nichthormonelle Behandlung von Hitzewallungen und Schweißausbrüchen bei Patieninnen mit Mammakarzinom. (Adaptiert nach Biglia et al. 2009)

Transsexualität

H.-J. Ahrendt, C. Friedrich

H.-J. Ahrendt, C. Friedrich (Hrsg.), *Sexualmedizin in der Gynäkologie*,
DOI 10.1007/978-3-642-42060-3_7, © Springer-Verlag Berlin Heidelberg 2015

Entwicklungsgeschichtlich werden zwei verschiedene Formen »geschlechtlicher Übergänge« unterschieden (Sigusch et al. 1979):

- Menschen, deren körperliches Geschlecht unklar ist. Es handelt sich um Störungen der Geschlechtsdifferenzierung, um Hermaphroditen,
- Menschen, deren körperliches Geschehen eindeutig ist, die aber soziale oder soziokulturelle Verhaltensweisen des anderen Geschlechts zeigen: Es handelt sich hier um Transsexuelle.

Transsexualität ist die schwerste Form der Geschlechtsidentitätsstörung. Sie ist von der WHO als Krankheit definiert und im ICD 9 und 10 entsprechend verankert:

- Störung der Geschlechtsidentität: F69,
- Transsexualismus: F64.0.

Die 4. Fassung des »Diagnostic and Statistical Manual of Mental Disorders« (DSM-IV) (Saß et al. 1996) verwendet anstelle des Begriffes »Transsexualismus« nur noch den Begriff »Geschlechtsidentitätsstörungen« (Nummer 302.85 für Adoleszente und Erwachsene bzw. 302.6 für Kinder).

Definition

Transsexualismus (F 64.0) nach ICD-10

Es besteht der Wunsch, als Angehöriger des anderen Geschlechtes zu leben und anerkannt zu werden. Dieser Wunsch geht meist mit dem Gefühl des Unbehagens oder der Nichtzugehörigkeit zum eigenen Geschlecht einher. Es besteht der Wunsch nach hormoneller und chirurgischer Behandlung, um den eigenen Körper dem bevorzugten Geschlecht so weit wie möglich anzugleichen (Beier et al. 2005).

Transsexuelle …

- haben die innere Gewissheit, dem Geschlecht anzugehören, welches ihnen körperlich nicht gegeben ist,
- fühlen sich gefangen im falschen Körper,
- streben die perfekte Imitation aller Reaktions-, Ausdrucks- und Verhaltensweisen des begehrten Geschlechts an,
- streben meist beharrlich eine Geschlechtsumwandlung an (Sigusch et al. 1979).

7.1   Ätiologie

Störungen der Geschlechtsidentität können sich schon in frühester Kindheit manifestieren. Die Umwelt nimmt diese Kinder unter dem Gesichtspunkt von Geschlechtsstereotypien als diskordant in ihrem Verhalten wahr. Deshalb wurde anfänglich davon ausgegangen, dass es sich nach schwerer Traumatisierung im Kindesalter um »Rettungsphantasien« des Kindes handelt (Meyenburg 2003).

Die Ursachen für dieses Phänomen sind bislang weitestgehend unbekannt. Nachweise für eine hormonelle oder genetische Störung sind durch die neurobiologische Forschung bislang nicht gefunden worden (Zucker u. Bradley 1995). Verschiedene Befunde sprechen jedoch für eine frühe somatische Fixierung der gestörten Geschlechtsidentität (Zhou et al. 1995; Kipnis u. Diamond 1998; Wisniewski et al. 2000; Bosinski 2000, 2006, 2009; Wallien et al. 2008).

Es gibt zahlreiche wissenschaftliche Hypothesen und Befunde zu »genetischen, neuroendokrinologischen, neurofunktionellen und neurostrukturellen Bedingungen der Geschlechtentwicklung, die eine neurobiologische Beeinflussung der Geschlechtsinkongruenz und Geschlechtsdysphorie« vermuten lassen (Nieder et al. 2011).

Die Häufigkeit des Auftretens wird je nach Erhebungsmodus und Definition unterschiedlich beschrieben. Osburg u. Weitze (1993) ermittelten aufgrund einer Erhebung zu den stattgegebenen Anträgen nach Vornamens- und Personenstandsänderung gemäß Transsexuellen-Gesetz eine Mindestzahl von 1:42.000 bis 1:48.000 in Deutschland bezogen auf die erwachsene Wohnbevölkerung:

- Mann-zu-Frau-Transsexualität: 1:36.000 bis 1:42.000,
- Frau-zu-Mann-Transsexualität: 1:94.000 bis 1:104.000.
- Das Verhältnis betroffener biologischer Männer (MtF) zu biologischen Frauen (FtM) beträgt nach Angaben von Garrels et al (2000) etwa 1,5:1.

7.2 Diagnostik

7.2.1 Diagnostische Leitlinien

❯ Zu den diagnostische Merkmalen für eine Geschlechtsidentitätsstörung bei Jugendlichen und Erwachsenen nach DSM-IV (302.85) gehört, dass die transsexuelle Identität bei der betroffenen Person anhaltend mindestens seit 2 Jahren besteht.

Diese Identitätsstörung darf nicht Symptom einer anderen psychischen Störung oder psychiatrischen Erkrankung, z. B. einer Schizophrenie, sein. Eine genetische Veränderung oder Anomalie der Geschlechtschromosomen muss ausgeschlossen sein. Die Kriterien sind lt. DMS-IV (Saß et al. 1996):

- A. Es besteht ein starkes und andauerndes Zugehörigkeitsgefühl zum anderen Geschlecht (d. h. nicht lediglich das Verlangen nach irgendwelchen kulturellen Vorteilen, die als mit der Zugehörigkeit zum anderen Geschlecht verbunden empfunden werden). [...]
- B. Es besteht ein anhaltendes Unbehagen im Geburtsgeschlecht oder ein Gefühl bei der Person, dass die Geschlechtsrolle dieses Geschlechts für sie nicht die richtige ist.
- C. es liegt keine Intersexualität vor.
- D. Das Störungsbild verursacht in klinisch bedeutsamer Weise Leiden oder Beeinträchtigung in sozialen, beruflichen oder anderen wichtigen Funktionsbereichen.

Transsexualität ist i. d. R. zunächst eine vom Patienten selbst gestellte Diagnose.

> **Merke**
>
> Transsexualität ist damit eine Ausschlussdiagnose.

Diagnostische Schritte
1. Anamnese
2. Körperliche Untersuchung
3. Bestimmung der Hormone
4. Genetik
5. Psychiatrische Differentialdiagnostik
6. Psychologisch-sexualmedizinische Begutachtung

7.2.2 Anamnese

> **Merke**
>
> Da es sich i. d. R. um die komplette Lebensgeschichte des Patienten handelt, also sehr umfangreich ist, sollten die Patienten gebeten werden, diese in schriftlicher Form zu erstellen und vorzulegen.

Kindheit und Pubertät

In der Literatur wird anamnestisch die primäre und sekundäre Transsexualität beschrieben (Meyenburg 2003). Beim der eigenen Klientel reichen die Anfänge andersgeschlechtlichen Erlebens immer bis in die Kindheit zurück. Bereits in der Kindheit zeigen die meisten Transsexuellen die Verhaltensweisen und Empfindungen, die gemeinhin dem anderen Geschlecht zugeordnet werden. Am häufigsten erinnerlich ist das beharrliche Begehren nach »cross dressing« (Ahrendt 2010). Mit der Ausbildung der sekundären Geschlechtsmerkmale in der Pubertät wie Peniswachstum und Bartwuchs bzw. Brustentwicklung und Menstruation kommen die Transidenten in erhebliche Konflikte. Diese körperlichen Veränderungen werden abgelehnt oder gar mit Ekel betrachtet (Sigusch et al. 1979).

Sexualität

Vor Jahrzenten schien es fast ein einhelliges Bild an sexueller Orientierung unter den Transsexuellen zu geben. Das hat sich in den letzten Jahren verändert, auch unter dem Gesichtspunkt, dass sich die Patienten in einem zunehmend jüngeren Alter in der Praxis vorstellen. So gibt es durchaus transsexuelle Frauen mit männlichem Geschlecht, die sich als lesbisch verstehen, und transsexuelle Frauen mit männlichem Geschlecht, die sich als homosexuell erleben. Auch wechseln die Transsexuellen während des Behandlungsprozesses oder danach durchaus auch ihre sexuelle Orientierung (Meyenburg 2003).

Ebenso individuell unterschiedlich sind die sexuelle Appetenz und das sexuelle Verhalten. Einige Transidenten spüren überhaupt kein sexuelles Verlangen, andere besitzen dagegen eine starke Libido und haben auch ein ausgeprägtes Sexualleben.

Wiederum andere verfügen über eine gute sexuelle Appetenz und praktizieren hin und wieder Selbstbefriedigung. Sie vermeiden aber partnerschaftliche Sexualität, da sie körperliche Berührungen und Zärtlichkeiten insbesondere unter Einbeziehung der Genitalien und der sekundären Geschlechtsteile ablehnen.

Innerhalb ihrer sexuellen Phantasien nehmen die Transidenten stets die gewünschte Geschlechterrolle ein (Ahrendt 2010).

Gegenwärtige Lebenssituation, Partnerschaft und Familie

Genauso vielfältig sind die zwischenmenschlichen Beziehungen zu den Eltern und der Herkunftsfamilie. Einige werden von ihren Eltern verstoßen und isoliert, andere werden nach meist anfänglichen Konflikten im Prozess der Selbstfindung begleitet und unterstützt.

Einige Transidenten gehen Scheinehen ein, können letztlich aber dem psychischen Druck nicht standhalten und outen sich spät. Die meisten dieser Ehen zerbrechen schließlich.

Die Transidenten stammen aus allen sozialen und Bildungsschichten (Ahrendt 2010).

7.2.3 Körperliche Untersuchung

Eine komplette gynäkologische bzw. urologisch/andrologische Untersuchung einschließlich Vaginalsonographie ist für die Erstellung der Diagnose und für die Therapie unabdingbar. Sie dient u. a. dem Ausschluss eines Intersexsyndroms und stellt eine körperliche Ausgangsvoraussetzung für die spätere Therapie dar. Oft wird insbesondere die gynäkologische Untersuchung von Frau-zu-Mann-Transsexuellen abgelehnt.

> **❯ Deshalb sind vorbereitende Gespräche über die Art und Notwendigkeit dieser Untersuchung mit den Patienten wichtig und eine behutsame Durchführung der körperlichen Untersuchung erforderlich.**

7.2.4 Endokrinologische Untersuchung

Die in der ▶ Übersicht gelisteten Hormone sollten zur Festigung der Diagnose und zum Ausschluss von hormonbedingten Erkrankungen (Intersexualität, adrenogenitales Syndrom, AGS) bestimmt werden.

Hormonbestimmung
- LH (luteinisierendes Hormon)
- FSH (follikelstimulierendes Hormon)
- Prolactin
- TSH (thyroideastimulierendes Hormon)
- Östradiol, Testosteron, Androstendion, DHEAS (Dehydroepiandrostendion-Sulfat)
- T_3 (Trijodthyronin), MAK (mikrosomale Antikörper)
- SHBG (sexualhormonbindendes Globulin)
- ACTH*-Stimulationstest (Synacthen-Test) zum Ausschluss eines adrenogenitalen Syndroms (AGS)

*ACTH = adrenokortikotropes Hormon

Im Fall einer Transsexualität zeigen sich keine vom körperlichen Geschlecht abweichenden Hormonwerte. Auch die endokrinologische Untersuchung entspricht voll dem körperlich sichtbaren Geschlecht.

7.2.5 Klinisch-psychiatrische und psychologische Untersuchung

Für die entsprechende Diagnostik und letztlich auch psychologische Begleitung ist die Zusammenarbeit mit einem Sexualmediziner oder einem sexualtherapeutisch erfahrenen Psychologen erforderlich.

Die Untersuchungen zielen ab auf (Becker et al. 1997):

- die Struktur der Persönlichkeit und ihrer Defizite,
- das psychosoziale Gefüge,
- vorhandene Minderbegabungen,
- Ängste und Neurosen,
- Paraphilien,
- Süchte und Abhängigkeiten,
- mögliche Suizidgedanken.

Dies muss gutachterlich niedergeschrieben werden.

7.2.6 Differenzialdiagnostik

> Sexualmediziner, Endokrinologen, Psychologen oder Psychiater müssen zur differenzialdiagnostischen Untersuchungen hinzugezogen werden.

Differenzialdiagnostisch muss Folgendes ausgeschlossen werden (Bosinski 2003):

- psychotische Verkennung der Geschlechtsidentität,
- eine schwere Persönlichkeitsstörung,
- eine passagere Störung der Geschlechtsidentität (Adoleszentenkrise),
- vorübergehendes Unbehagen und eine Nichtkonformität mit der gängigen Geschlechterrollenerwartung,
- Probleme mit der geschlechtlichen Identität in der Coming-out-Phase bei homosexueller Orientierung,
- Transvestitismus oder fetischistischer Transvestitismus (ICD-10: F65.1; DSM-IV 303.2),
- Intersexualität.

7.2.7 Humangenetische Untersuchung

Die genetische Untersuchung steht gleich am Anfang der Diagnostik. Sie dient dem Ausschluss einer Intersexualität und anderer Chromosomenanomalien. Beim Transsexuellen entsprechen die Ergebnisse in vollem Umfang dem körperlich sichtbaren Geschlecht.

7.2.8 Alltagstest

Der Alltagstest erstreckt sich über 1 Jahr. Er dient dem Herausfinden, ob sich der Patient in der neuen, gewünschten Geschlechterrolle wohlfühlt und in dieser neuen Identität leben kann. Der Alltagstest enthält somit sowohl diagnostische als auch therapeutische Anteile. Erst nach diesem Jahr können medizinische Maßnahmen eingeleitet werden.

7.2.9 Zusammenfassende Diagnosestellung

Transsexuelle sind Personen mit phänotypisch eindeutigem Geschlecht. Sie haben keine Abweichungen anatomisch, chromosomal und endokrinologisch gegenüber ihrem körperlichen Geschlecht. Es gibt klinisch nichts Fassbares. Transsexualität ist eine Ausschlussdiagnose (Ahrendt 2010).

Für die Erstellung der Diagnose müssen die in der ▸ Übersicht gelisteten Kriterien erfüllt sein (Becker et al. 1997).

Kriterien zur Erstellung der Diagnose Transsexualität (nach Becker et al. 1997)

- Es muss eine tiefgreifende und dauerhafte gegengeschlechtliche Identifikation seit mindestens 3 Jahren bestehen.
- Es muss ein permanentes Unbehagen vorhanden sein bezüglich der biologischen Geschlechtszugehörigkeit und dem Zwang, in dieser Geschlechterrolle leben zu müssen.
- Es muss ein klinisch relevanter Leidensdruck mit einer relevanten Beeinträchtigung im familiären, sozialen und beruflichen Bereich bestehen.
- Es muss ein permanentes psychisches und körperliches Unbehagen mit großem Leidensdruck bestehen.

7.3 Ziele der Transsexuellen

Ziele der Transsexuellen
- Änderung des Vornamens
- Änderung des Personenstandes
- Gegengeschlechtliche Hormonbehandlung
- Geschlechtskorrigierende Operation

Nicht alle Transidenten wünschen, alle Schritte zu gehen. Es müssen deshalb die genauen Ziele und Zukunftsvorstellungen der Betroffenen erhoben werden. Im Verlauf der sexualmedizinischen Betreuung können sich aber durchaus die Wünsche der Patienten hinsichtlich des Betreuungs- und Behandlungsprozedere verändern.

Die diagnostischen und therapeutischen Schritte sowie deren zeitliche Abfolge sind im Gesetz über die Änderung der Vornamen und die Feststellung der Geschlechtszugehörigkeit in besonderen Fällen vom 10.09.1980 (Transsexuellen-Gesetz), geändert am 20.07.2007, festgehalten. Dieses Gesetz trifft nur zu für deutsche Staatsangehörige nach dem Grundgesetz.

7.3.1 Vornamensänderung

Ein Antrag auf Namensänderung kann an das Sozialgericht unter den in der ▶ Übersicht dargestellten Voraussetzungen gestellt werden.

Voraussetzung für die Änderung des Vornamens
- Ein mindestens 3-jähriges Drängen und Begehren, dem anderen Geschlecht anzugehören.
- Vorliegen eines Gutachtens durch Sexualmediziner/Psychologe
- Differenzialdiagnostik durch Psychiater
- 18-monatige psychologische/psychotherapeutische Betreuung

7.3.2 Änderung des Personenstandes

Die Änderung des Personenstandes im Personalausweis und allen amtlichen Dokumenten, z. B. von männlich auf weiblich, wird nach Änderung der Gesetzeslage meist in Zusammenhang mit der Änderung des Vornamens vollzogen. Danach ist es jetzt nicht mehr notwendig, dass die geschlechtsangleichenden Operationen bereits erfolgt sind bzw. eine dauernde Zeugungsunfähigkeit besteht. Es ist ebenso keine Voraussetzung mehr, nicht verheiratet zu sein. Das war nach dem ursprünglichen Transsexuellengesetz (TSG) »Gesetz über die Änderung der Vornamen und die Feststellung der Geschlechtszugehörigkeit in besonderen Fällen« von 1980 eine unabdingbare Voraussetzung. Das Bundesverfassungsgericht erklärte jedoch am 28. Januar 2011 diesen Teil des Transsexuellengesetzes für verfassungswidrig.

»Eine Frau oder ein Mann muss sich künftig nicht mehr einer geschlechtsangleichenden Operation unterziehen, um die personenstandsrechtliche Anerkennung im empfundenen Geschlecht zu erhalten«. Es sei, so sagten die höchsten deutschen Richter, unzumutbar, von einem Transsexuellen zu verlangen, »dass er sich derartigen risikoreichen, mit möglicherweise dauerhaften gesundheitlichen Schädigungen und Beeinträchtigungen verbundenen Operationen unterzieht, wenn sie medizinisch nicht indiziert sind, um damit die Ernsthaftigkeit und Dauerhaftigkeit seiner Transsexualität unter Beweis zu stellen«.

❯ Voraussetzungen für eine Änderung des Personenstandes ist, dass die Vornamensänderung erfolgt ist.

7.4 Therapie

Die Wünsche und Anforderungen der Patienten an die Therapie sind individuell sehr unterschiedlich. Nicht alle wünschen für sich eine Maximallösung.

Behandlungsoptionen
- Hormontherapie
- Transformationsoperation
- Stimmbandoperation

- Haarentfernung mittels Laser u. a.
- Kosmetische Behandlungen
- Psychologische/psychotherapeutische Begleitung

7.4.1 Psychologische/psycho-therapeutische Betreuung

Der Patient wird in dieser Zeit psychologische/psychotherapeutisch betreut. Die Psychotherapie nimmt dabei gegenüber dem Patienten eine neutrale Position ein. Sie will ihn weder von seinen Vorstellungen und Wünschen abbringen, noch will sie diese Wünsche befördern. Sie soll die individuellen Probleme des Patienten lösen helfen und dabei auch gleichzeitig die Diagnose sichern helfen (Beier et al. 2005). Diese Therapie muss sich über mindestens 18 Monate hinziehen.

7.4.2 Hormontherapie

Die beiden wichtigsten Ziele der Hormontherapie bei Erwachsenen sind:
- Unterdrückung der genetisch bedingten, endogenen Hormonspiegel mit dem Ziel der Unterdrückung der genuinen sekundären Geschlechtsmerkmale,
- Ersatz der endogen gebildeten Hormone durch Verabreichung von gegengeschlechtlichen Hormonen nach den Prinzipien der Hormonersatztherapie bzw. entsprechend der Behandlung von Patienten mit Hypogonadismus mit dem Ziel der Ausbildung der sekundären Geschlechtsmerkmale des gewünschten Geschlechtes.

Die durch die gegengeschlechtliche Hormontherapie erreichten körperlichen und psychischen Veränderungen führen meist recht schnell zu einer Verbesserung des psychischen Wohlbefindens, der Motivation und Leistungsfähigkeit der Betroffenen.

> **Die Serumhormonspiegel sollten sich unter der Therapie stets im physiologischen Bereich befinden.**

Mit dem Patienten müssen die Möglichkeiten der Hormonbehandlung, die Therapieeffekte und auch die möglichen Risiken einer Hormonbehandlung eingehend besprochen werden. Insbesondere muss auf die Irreversibilität verschiedener Auswirkungen wie Stimmbruch, zunehmende Behaarung (Bartwuchs u. a.) oder Atrophie der Hoden hingewiesen werden. Ebenso müssen die Standards der Hormontherapie bezüglich der Risiken und Kontraindikationen für eine Thromboembolie und der hepatischen Belastung beachtet werden.

Voraussetzungen für die Hormontherapie
- Der Patient lebt seit 1 Jahr in der gewünschten Geschlechterrolle (Alltagstest).
- Der Arzt kennt den Patienten mindestens ½ Jahr
- Der Arzt hat die 3 folgenden diagnostischen Kriterien geprüft
  - Dauerhaftigkeit des Wunsches nach neuer Geschlechtsidentität,
  - Lebbarkeit der gewünschten Geschlechterrolle,
  - realistische Beurteilung der Möglichkeit einer hormonellen Therapie.

Hormontherapie bei Mann-Frau-Transsexualität (MtF)

Das Ziel der Hormonbehandlung ist das Erreichen einer Feminisierung. Dazu werden Östrogene und Antiandrogene in individuell angepasster Dosierung verabreicht.

Ziele der Hormonbehandlung bei MtF
- Gynäkomastie
- Weibliche Körperproportionen: feminine Fettverteilung, Veränderung der Muskelmasse
- Feminine Veränderung von Haut und Haaren
- Feminines Fühlen
- Hodenatrophie mit Verlust von Erektion und Ejakulation

Die Ziele der Therapie bei MtF-Transsexualität sind die Unterdrückung der sekundären Geschlechtsmerkmale und das Erzielen der sekundären Geschlechtsmerkmale des gewünschten Geschlechts.

Erwünschte Effekte

– Unterdrückung des muskulären Körperbaus
– Entwicklung weiblicher Brüste
– Ausprägung weiblicher Proportionen
– Erreichen eines femininen Habitus
– Verminderung eines kantigen maskulinen Gesichtes
– Unterdrückung des Bartwuchses
– Unterdrückung der Körperbehaarung
– Verbesserung der Stimmlage
– Feminines Fühlen und Verhalten.

■ **Therapie**

Bei der Mann-zu-Frau-Transsexualität ist die Gabe von Östrogenen erforderlich, um die gewünschten sekundären Geschlechtsmerkmale wie Brustwachstum und weibliche Proportionen, aber auch weiblich-weiche Gesichtszüge auszubilden. Ebenso bewirkt das Hormon ein feminines Fühlen und Verhalten.

Die Gabe von Antiandrogenen ist notwendig, um die männlichen sekundären Geschlechtsmerkmale zu unterdrücken.

Östrogen Bei der Auswahl des Östrogens sollte man ausschließlich auf Östradiol zurückgreifen. Die Gabe von Ethinylöstradiol und seinen Kombinationen ist wegen des erhöhten Risikos an venösen Thromboembolien verlassen worden.

❯ **Es sollte ausschließlich Östradiol oder Östradiolvalerat oral oder transdermal (Pflaster, Gel) verwendet werden.**

Die Standarddosierung beträgt beim Pflaster 100 µg/24 h Östradiol (2 Pflaster pro Woche), beim Gel 4 mg/Tag (4 Hübe/Tag) und bei der oralen Gabe 4–6 mg Östradiolvalerat/Tag (2- bis 3-mal 1 Tbl./Tag). Entsprechend den Effekten auf die Feminisierung kann unter Berücksichtigung der Kontraindikationen eine individuelle Dosisveränderung vorgenommen werden.

Nicht selten versuchen die Patienten durch erhöhte Selbstmedikation schnellere und bessere Ef-

fekte der Ausprägung weiblicher Konturen zu erreichen. Durch regelmäßige Kontrollen der E_2-Serumspiegel kann dies in der Sprechstunde kontrolliert und gesteuert werden (Coleman et al. 2011).

Bei der Metabolisierung und Pharmakokinetik der Steroidhormone bestehen Unterschiede zwischen Männern und Frauen. Die Halbwertszeit der Östrogene beträgt bei Frauen 16,5 h, bei Männern dagegen nur 10,2 h. Ebenso unterscheidet sich die Metabolisierung der Östrogene. Bei Frauen wird überwiegend der Ring C des Steroidmoleküls metabolisiert, bei Männern dagegen Ring A. Bei Männern wird damit überwiegend in Richtung des antiproliferativen 2-Hydroxy- und 2-Methoxy-Östron und Östradiol metabolisiert (Oettel et al. 2002).

Antiandrogene Zur antiandrogenen Therapie hat sich in Deutschland das Gestagen Cyproteronacetat (CPA) durchgesetzt. Es steht als Tablette zu 10 mg und 50 mg für die tägliche Einnahme zur Verfügung (Androcur). In der Regel reicht 1 Tbl. zu 50 mg Cyproteronacetat (CPA) aus, um eine Unterdrückung der Behaarung und des muskulösen Körperbaus zu erreichen. Individuelle Steigerungen bis zu einer Dosis von 100 mg CPA sind möglich, wenn diese Effekte nicht ausreichend eintreten. Hilfreich ist es in diesem Zusammenhang zu fragen, ob noch Erektionen und Ejakulationen auftreten. Eine regelmäßige Kontrolle des Serumtestosterons ist dazu notwendig.

In den USA wird u. a. Spironolacton in Dosen von 100–200 mg zur antiandrogenen Therapie eingesetzt, da CPA dort keine Zulassung hat. Spironolacton wirkt als kompetitiver Antagonist am Mineralokortikoidrezeptor und am Androgenrezeptor. Es kann als Nebeneffekt eine Gynäkomastie bewirken, die als erwünschte Nebenwirkung von der Transgender begrüßt wird. In der eigenen Transgender-Sprechstunde wird Spironolacton nur selten eingesetzt (Coleman et al. 2011). In der Regel werden 10 mg CPA täglich kontinuierlich eingenommen oder 50 mg bis 100 mg CPA rhythmisch über 15 Tage, danach folgen 15 Tage Pause. Dies wird individuell nach den Effekten entschieden.

Der 5-alpha-Reduktase-Inhibitor Finasterid blockiert die Umwandlung von Testosteron in das aktivere, 5-alpha-Dihydrotestosteron und hat da-

◻ **Tab. 7.1** Effekte unter der Östrogen-/Antiandrogentherapie bei FtM-Transgender. (Adaptiert nach Coleman et al. 2011)

Effekt	Wirkungseintritt	Ewarteter maximaler Effekt
Körperfettumverteilung	3–6 Monate	2–5 Jahre
Rückgang der Muskelmasse/Kraft	3–6 Monate	1–2 Jahre
Weniger fettige Haut/weichere Haut	3–6 Monate	Unbekannt
Rückgang der Libido	1–3 Monate	1–2 Jahre
Rückgang spontaner Erektionen	1–3 Monate	3–6 Monate
Männliche sexuelle Dysfunktion	Variabel	Variabel
Brustwachstum	3–6 Monate	2–3 Jahre
Rückgang des Hodenvolumens	3–6 Monate	2–3 Jahre
Rückgang der Spermienproduktion	Variabel	Variabel
Langsameres und ausgedünnteres Körper- und Gesichtshaarwachstum	6–12 Monate	>3 Jahre
Männlicher Haarausfall	Kein Nachwachsen, stoppt Verlust 1–3 Monate	1–2 Jahre

durch eine starke antiandrogene Wirkung. Es wirkt sich darüber hinaus positiv gegen Haarausfall auf dem Kopf und gegen den Haarwuchs am Körper aus (Coleman et al. 2011).

Für eine zusätzliche Gabe von Progesteron oder synthetischen Gestagenen bei Mann-zu-Frau-Transsexuellen liegen derzeit keine gesicherten Daten vor. Unter der Kenntnis der Studienergebnisse der HRT-Studien, dass Östrogen-Gestagen-Kombinationen das Mammakarzinomrisiko erhöhen, kann eine generelle Substitution eines Gestagens in der Therapie von Mann-zu-Frau-Transsexuellen nicht empfohlen werden (van Trotsenburg et al. 2004).

> **Hormonbehandlung bei Mann-Frau-Transsexualität (MtF)**
> ▬ Östrogentherapie
>   – Oral: 2 bis 3 mal 2 mg Östradiolvalerat/Tag (Östradiol Jenapharm: 2 bis 3 mal 1 Tbl./Tag)
>   – Transdermal: 100 μg/Tag Östradiol (Östradot: 2 Pflaster pro Woche)
> ▬ Cyproteronacetat 10 mg/die kontinuierlich, 50 mg oder 100 mg/die je nach Effekt kontinuierlich oder rhythmisch (15 Tage/15 Tage Pause)

Unter dieser Therapie werden in überschaubaren Zeiträumen gute Effekte erzielt (◻ Tab. 7.1).

Hormontherapie bei Frau-zu-Mann-Transsexualität (FtM)

Klinische Studien haben die Wirksamkeit von verschiedenen Androgenen zur Vermännlichung der FtM-transsexuellen Personen nachgewiesen (Gooren 2005; Gooren u. Giltay 2008; Levy et al. 2003; Moore et al. 2003).

Die Therapie entspricht den allgemeinen Kriterien der Hormonersatztherapie von männlichem Hypogonadismus (Bhasin et al. 2006). In klinischen Studien als auch in der eigenen Transgender-Sprechstunde ist die Wirksamkeit von Testosteron zur Vermännlichung der FtM-transsexuellen Personen nachgewiesen. Dazu können entweder parenterale Zubereitungen (1000 mg Testosteronundecaonat, intramuskulär) oder transdermale Zubereitungen (50 mg) verwendet werden.

> **Ziele der Hormonbehandlung bei FtM**
> ▬ Unterdrückung des weiblichen Zyklus einschließlich der Menstruationsblutung
> ▬ Erreichen einer Maskulinisierung

Analog zur Androgentherapie bei Männern mit Hypogonadismus führt die Testosteronbehandlung recht schnell sowohl zu erwünschten als auch von den Patienten nicht erwünschten Effekten (Bolona et al. 2007).

Erwünschte Effekte
- Sistieren der Menstruationsblutung
- Ausbildung eines männlichen Habitus
- Erhöhung der Körpermuskelmasse
- Verringerung der Körperfettmasse
- Veränderungen des Gesichtes (Ausprägung eines »kantigen« Gesichtes)
- Männliche Körperbehaarung
- Eintreten des Bartwuchses
- Vertiefung der Stimme
- »Männliches« Fühlen und Verhalten

Bei den Patienten prägt sich unter der »gegengeschlechtlichen« Hormontherapie recht schnell ein »neues« Fühlen und Denken aus. Sie nehmen sich und die Umwelt anders wahr. Das stärkt erheblich ihr Selbstbewusstsein. Viele dieser Patienten erlebt man zu diesem Zeitpunkt erstmals »glücklich« und zufrieden in der Sprechstunde. Das erhöht die Compliance (Ahrendt 2010).

Die Zunahme der sexuellen Appetenz unter der Testosterontherapie (Halpern et al. 1998) wird dagegen nicht von allen FtM-Transsexuellen als positiv empfunden. Insbesondere die Patienten, die eine sehr niedrige Libidoausgangssituation hatten, bisher keine oder nur wenige partnerschaftliche sexuelle Kontakte hatten bzw. negative sexuelle Erfahrungen haben und Selbststimulation ablehnen, fühlen sich von dem »neuen Drängen« belästigt (Ahrendt 2010). Ebenso verhält es sich mit einer möglichen Steigerung der Aggressivität, die unterschiedlich von den Patienten angegeben wird (Harris et al. 1996; O'Connor et al. 2004).

Nicht erwünschte Effekte
- Klitorishypertrophie
- Acne vulgaris
- Androgenetische Alopezie

Die Klitorishypertrophie tritt zwangsläufig unter der Testosterontherapie auf. Dies ist eine gute Voraussetzung für die operative Gestaltung der Glans penis. Sie wird aber meist als unangenehme und oft auch schmerzhafte »Schwellung« beschrieben (Ahrendt 2010).

Das Sistieren der Menstruationsblutung unter der Testosterontherapie wird nicht bei allen Patienten erreicht. Durch eine zusätzliche Gabe von 1 Tbl. 5 mg Norathisteronacetat lassen sich meist Amenorrhöen erzielen. Diese Medikation steht in Deutschland seit Kurzem jedoch nicht mehr zur Verfügung. Hier kann auf die tägliche orale Gabe von 5 mg Medroxyprogesteronacetat (MPA) ausgewichen werden (Foth u. Ahrendt 2013).

Die von anderen Autoren angegebenen Optionen der parenteralen Gabe von Gonadotropinreleasing-Hormon-Analoga oder Depot-Medroxyprogesteronacetat bzw. einer operativen Endometriumablation scheinen aus eigener klinischer Erfahrung nicht nötig (Ahrendt 2010).

Optionen der Hormontherapie bei Frau-zu-Mann-Transsexualität (FtM)
- Transdermal: 50 mg Testosteron/Tag (Testogel, Androtop Gel), Dosissteigerungen um 25 mg sind möglich
- Intramuskulär: 1000 mg Testosteronundecaonat (Nebido), anfänglich alle 8 Wochen, später alle 10–12 Wochen
- Bei Nichtsistieren der Blutungen: zusätzlich oral 5 mg Medroxyprogesteronacetat (MPA)/Tag

---

▪ **Transdermale Applikation**
Es stehen Beutel mit Gel zu 25 mg und 50 mg Testosteron zur Verfügung. Ein Beutel mit 50 mg, einmal pro Tag aufgetragen, führt zu einem Anstieg des Testosteronspiegels um 8,5 nmol/l. Die transdermale Applikation wird dann angewandt, wenn der Patient diese Form der Applikation wünscht oder aber die Notwendigkeit einer individualisierten Dosisanpassung sinnvoll ist.

Das Stratum corneum der Epidermis wirkt dabei als Speicher, der 24 h lang kontinuierlich Testosteron abgibt. 9–14% Testosteron werden über 24 h absor-

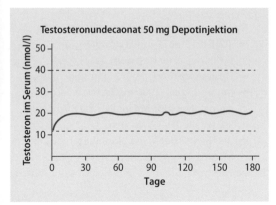

□ Abb. 7.1 Serumhormonspiegel von Testosteron unter der Anwendung von transdermalem Testosteron. (Adaptiert nach Fa. Jenapharm GmbH & Co. KG)

biert. Die empfohlene Anfangsdosis beträgt 50 mg. »Die Testosteronkonzentration im Serum steigt bereits in der ersten Stunde nach dem Auftragen an und erreicht am 2. Anwendungstag einen Steady-State. Die tägliche Schwankungsbreite der Testosteronkonzentration entspricht danach den Veränderungen der endogenen Testosteronspiegel, die im Rahmen des zirkadianen Rhythmus beobachtet werden. Durch perkutane Anwendung werden somit Spitzenkonzentrationen im Blut vermieden, wie sie nach Injektion beobachtet werden« (Fachinformation Jenapharm 2006; □ Abb. 7.1).

Entsprechend der Serumspiegel und der Symptomatik können Dosisanpassungen in Schritten von

25 mg Testosteron erfolgen. Dabei sollte eine Gesamtmenge von 100 mg Testosteron täglich nicht überschritten werden. Jederzeit ist eine individuelle Dosisanpassung, aber auch bei Wunsch ein Abbruch der Therapie möglich.

Als Nachteil könnte die Notwendigkeit der täglichen Anwendung empfunden werden oder auch die Möglichkeit der Übertragung des Testosterons auf Dritte bei engem Hautkontakt.

▪ **Parenterale Applikation**

Für die intramuskuläre Verabreichung steht ein Präparat mit Testosteronundecaonat (Nebido) zur Verfügung. 1 Ampulle/Durchstechflasche mit 4 ml Injektionslösung enthält 1000 mg Testosteronundecaonat. Anfänglich erfolgen die Injektionen alle 8 Wochen, später alle 10–12 Wochen. Es werden hierdurch stabile Serumhormonspiegel erreicht (□ Abb. 7.2), und es bestehen keine supraphysiologischen Testosteronkonzentrationen.

»Bei hypogonadalen Männern wurden nach der ersten intramuskulären Injektion von 1000 mg Testosteronundecaonat mittlere C_{max}-Werte von 38 nmol/l (11 ng/ml) nach 7 Tagen erreicht. Die zweite Injektion erfolgte 6 Wochen nach der ersten; danach wurden maximale Testosteronwerte von ca. 50 nmol/l (15 ng/ml) erreicht. Bei den drei darauf folgenden Injektionen wurde ein gleich bleibendes Dosierungsintervall von 10 Wochen eingehalten. Der Steady-State wurde zwischen der 3. und 5. Injektion erreicht« (Fachinformation Jenapharm 2009).

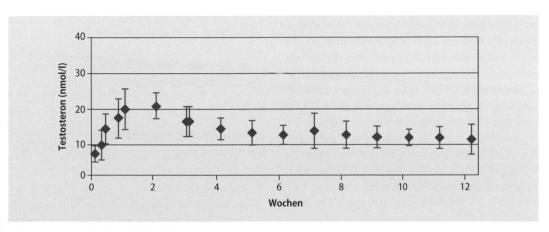

□ Abb. 7.2 Serumhormonspiegel an Testosteron unter der Depotinjektion von 1000 mg Testosteronundecaonat (TU). (Adaptiert nach Fa. Jenapharm GmbH & Co. KG)

◻ Tab. 7.2 Zeitrahmen des Eintretens maskulinisierender Effekte nach Gabe von Testosteron. (Adaptiert nach Hembree et al. 2009)

Effekt	Wirkungseintritt
Seborrhö/Akne	1–6 Monate
Veränderung der Physiognomie des Gesichtes	3–6 Monate
Kopfhaarverlust	6–12 Monate
Tieferwerden der Stimme	3–6 Monate
Zunahme der Muskelmasse	3–6 Monate
Veränderung der Verteilung des Körperfettes und der -proportionen	3–6 Monate
Klitorishypertrophie	3–6 Monate
Vaginale Atrophie	3–6 Monate
Eintreten einer Amenorrhö	3–6 Monate

In der eigenen Transgender-Sprechstunde wird dieser Therapieform der Vorzug gegeben. Die Depotinjektionen sind sehr effektiv, werden von den Patienten gewöhnlich gut toleriert und sind Compliance-fördernd. Die Patienten sind mit der Virilisierung i. d. R. sehr zufrieden. Jacobeit et al. (2007) haben in einer klinischen Studie mit 12 FtM-Transsexuellen belegt, dass schnell normale Serumtestosteronspiegel erreicht werden und dass sich die klinischen und laborchemischen Parameter unter der Therapie im Normbereich bewegen.

Meriggiola et al. (2008) untersuchten in einer Studie die Serumspiegel von Gesamttestosteron, Dihydrotestosteron und Östradiol unter der Anwendung von 1000 mg Testosteronundecaonat.

Es werden zeitlich individuell unterschiedlich, von Alter und Genetik abhängig die in ◻ Tab. 7.2 dargestellten Effekte der Maskulinisierung erreicht.

Es werden schnell konstante Spiegel an Gesamt-T und Dihydrotestosteron (DHT) erzielt. Diese Daten zeigen auch, dass Östradiol eine wichtige Bedeutung im Knochenstoffwechsel hat und dass DHT eine Rolle im Muskelstoffwechsel spielt. Die Studie bestätigt, dass Testosteronundecaonat eine erfolgreiche und sichere Behandlung für FtM-Transidente darstellt.

> **Optionen der Hormontherapie bei FtM**
> - Transdermal: 50 mg Testosteron/Tag (Testogel, Androtop Gel),
> - Dosissteigerungen um 25 mg sind möglich
> - Intramuskulär: 1000 mg Testosteronundecaonat (Nebido), anfänglich alle 8 Wochen, später alle 10–12 Wochen
> - Bei Nichtsistieren der Blutungen: oral 5 mg Medroxyprogesteronacetat (MPA)/Tag

7.4.3 Geschlechtsangleichende Operationen

Nach erfolgter Hormontherapie können geschlechtsangleichende Operationen erfolgen. Dafür haben sich insbesondere für die FtM-Transsexualität Fachkliniken spezialisiert, die u. a. die operationstechnischen Voraussetzungen und Fähigkeiten haben, z. B. ein Penoid herzustellen.

Die Indikation für die Transformationsoperation muss durch 2 anerkannte Gutachter (Sexualmediziner, Psychotherapeuten, Psychiater) gestellt werden.

> **Voraussetzungen für die geschlechtsangleichende Operation**
> - Die Bedingungen für die Hormonbehandlung sind erfüllt.
> - Frühester Zeitpunkt für die Operation ist 1/2 Jahr nach Beginn der Hormontherapie.
> - Der Arzt kennt dann den Patienten 1½ Jahre.
> - Der Patient lebt 1½ Jahre in der gewünschten Geschlechterrolle (Alltagstest).

Transformationsoperation: Mann-zu-Frau

> **Ziele der Operation**
> - Exstirpation der Hoden, Nebenhoden und des Samenstranges
> - Amputation des Penisschaftes

- Schaffung einer kohabitationsfähigen
  Neovagina
- Schaffung einer weiblichen Harnröhren-
  öffnung
- Formen einer Vulva mit großen und kleine
  Labien
- Bilden einer Klitoris
- Mammaaugmentation mittels Implantaten
  (optional)
- Stimmbandoperation (optional)

Postoperativ erfolgt die Einlage von Östrioltampons und einer Penisprothese zum Aufrechterhalten der Länge und Weite der Neovagina. Die Behandlung mit Östriolovula und/oder Östriolsalbe sollte dann je nach Therapieeffekt oder Wünschen und Beschwerden der Patientin (trockene Scheide, Dyspareunie) über Monate oder Jahre fortgesetzt werden.

Transformationsoperation: Frau-zu-Mann

Diese Operation ist sehr umfassend und wird meist von Fachärzten mehrerer Disziplinen (Chirurgen, Plastische Chirurgen, Gynäkologen, Urologen) oft zeitlich fraktioniert, aber auch in einer einzigen Sitzung durchgeführt (Eicher 1995).

Ziele der Operation
- Mastektomie
- Hysterektomie mit Exstirpation der Adnexe
- Exstirpation der Scheide
- Penisaufbauplastik (Penoid)
- Bildung eines Skrotums mit Einlage von
  Hodenimplantaten

Die postoperative Betreuung sollte immer auch eine psychotherapeutische Begleitung beinhalten, um Depressionen entgegenzuwirken, psychosoziale Probleme abzufangen oder wegen einer möglichen Krisenintervention (Pichlo 2010).

Kontrolluntersuchungen unter der Therapie bei MtF-Transgender
- Einbestellung der Patientin
  - die ersten 3 Jahre: alle 3 Monate
  - danach: alle 6 Monate
- Labor (bei jeder Konsultation)
  - Prolaktin, E_2, Testosteron,
  - kleines Blutbild
  - Transaminasen, Lipide
- Körperliche Untersuchung
  - allgemeinärztliche Untersuchung,
    einschließlich Blutdruck, Gewicht: 2-mal
    im Jahr
  - gynäkologische Untersuchung
    (Spekulum, Palpation, Vaginalsono-
    graphie Scheidenzytologie): 2-mal im
    Jahr
  - Brustuntersuchung: Palpation und
    Mammasonographie: 1-mal im Jahr,
    Mammographie alle 2 Jahre
  - rektale Untersuchung: 1-mal im Jahr
- Osteodensitometrie: alle 3 Jahre

Kontrolluntersuchungen unter der Therapie bei FtM-Transgender
Einbestellung des Patienten
- die ersten 3 Jahre: alle 3 Monate
- danach: alle 6 Monate
- Labor (bei jeder Konsultation)
  - Prolaktin, E_2, Testosteron,
  - kleines Blutbild
  - Transaminasen, Lipide
- Körperliche Untersuchung
  - allgemeinärztliche Untersuchung,
    einschließlich Blutdruck, Gewicht: 2-mal
    im Jahr
  - Urologische Untersuchung (Palpation,
    Sonographie): 2-mal im Jahr
  - gynäkologische Untersuchung
    (Spekulum, Palpation, Vaginalsonogra-
    phie Scheidenzytologie): 2-mal im Jahr,
    wenn kein Penoidaufbau erfolgt ist
  - Brustuntersuchung: Palpation und
    Mammasonographie: 1-mal im Jahr
  - rektale Untersuchung: 1-mal im Jahr
- Osteodensitometrie: alle 3 Jahre

7.5   Kostenerstattung durch die Krankenkassen

Entsprechend einer Begutachtungsanleitung des Spitzenverbandes der Krankenkassen (GKV) »Geschlechtsangleichende Maßnahmen bei Transsexualität«, Richtlinie nach § 282 (2) SGB V (GKV-Spitzenverband 2009) ist festgelegt, dass nur unter Zutreffen aller der dort genannten Voraussetzungen eine Kostenübernahme der diagnostischen und therapeutischen Leistungen durch die gesetzlichen Krankenkassen erfolgen kann.

Von den Krankenkassen werden kosmetische Maßnahmen und Operationen wie Ganzkörperepilation, Haartransplantation, Nasenkorrektur, Facelifting, Fettabsaugung u. a. nicht übernommen. Ebenso werden die Kosten für elastische Binden, Mieder und auch Penis-Hoden-Epithesen nicht erstattet (Pichlo 2010).

Die Kosten für Perücken dagegen werden bei totalem Haarverlust bei Mann-zu-Frau-Transsexualität entsprechend § 33 (1) SGB V übernommen (Hartmann u. Becker 2002).

7.6   Vorgehen in der gynäkologischen Praxis

Ein Transgender kann zu verschiedenen Zeitpunkten des Standes der Diagnostik oder Therapie eine gynäkologische Praxis aufsuchen:

- Ein Patient stellt sich erstmals mit dem Anliegen »Transsexualität« bei einem Arzt vor, ist relativ unwissend zu dieser Problematik und möchte umfassend und grundlegend beraten werden. Diese Patienten haben den Arzt i. d. R. bewusst ausgesucht, weil sie gerade zu diesem Arzt Vertrauen haben und Hilfe erhoffen.
- Ein Patient stellt sich erstmals in der Praxis vor, ist noch nicht fachgerecht betreut worden, hat sich schon viele Informationen zum Thema über das Internet, Selbsthilfegruppen, Internet-»Freundeskreise« u. a. besorgt. Er unterbreitet schon Therapievorschläge und hat ggf. Selbstbehandlungsversuche mit Hormonen hinter sich.
- Ein Patient wird von einem Psychotherapeuten, Sexualmediziner oder Hausarzt über-

wiesen mit der Bitte um die ergänzende Hormontherapie und/oder Rat zu den operativen Optionen.
- Ein durch das Sozialgericht bereits »anerkannter« Transgender sucht die gynäkologische Sprechstunde auf zur Fortführung der Hormontherapie und der üblichen ärztlichen Kontrolluntersuchungen, z. B. nach Wohnortwechsel.

▪ Ansprechen des Patienten

Stellt sich ein Patient ohne bisherige Diagnostik und Therapie erstmals in der Praxis vor, sollte als erstes gefragt werden, wie der Patient angesprochen werden möchte. Der Patient sollte auch dann, wenn noch keine Änderung des Vornamens und des Personenstandes erfolgt ist, mit dem gewünschten Namen der neuen Geschlechterrolle angesprochen werden. Oftmals ist es das erste Mal, dass dieser Transident in der gewünschten Form als »Herr ...« oder »Frau ...« oder mit dem gewünschten Vornamen angeredet wird. Das schafft von vornherein ein gutes Vertrauensverhältnis und sichert die Compliance.

▪ Gynäkologe als Begleiter

Der Gynäkologe kann mit seinem Fachwissen, seiner endokrinologischen Kompetenz und seiner Ausbildung in Psychosomatik nicht nur als Hormontherapeut und Gynäkologe wirken, sondern auch als Basisbegleiter des Transidenten.

In der eigenen gynäkologischen und Transidentensprechstunde erhalten die Patienten im Fall der Erstvorstellung nach dem ausführlichen Erstgespräch einen »Laufzettel« ausgehändigt, auf dem alle notwendigen diagnostischen Schritte genannt sind und mehrere Anlaufstellen (Kliniken, Institute, Praxen) und Ärzte bzw. Psychologen mit Anschrift und Kontaktdaten, in denen diese Diagnostik durchgeführt werden kann. Die Patienten empfinden das als außerordentlich hilfreich. Sie fühlen sich akzeptiert und spüren, dass ihnen strukturiert Hilfe angeboten wird.

Laufzettel Transgender/Erstvorstellung
- Anamnese/Lebenslauf
- Labor
- Humangenetik
- Psychiater zur Differenzialdiagnose
- Psychologe/Psychotherapeut (Begleitung)
- Sexualmediziner/Psychotherapeut/Psychologe: Begutachtung

■ **Tipps aus der Praxis**

Viele Transgender haben ein Bedürfnis, schnell therapeutische Effekte zu sehen, und drängen auf ein schnelleres Vorgehen als vorgesehen. Oft haben sie sich ein gutes Wissen über verschiedene diagnostische Schritte und Therapieverfahren angeeignet, sodass sie damit den betreuenden Arzt bedrängen oder sogar verunsichern können.

> Im Interesse des Patienten ist es wichtig und notwendig, nicht vorzeitig und unbegründet irreversible Therapien durchzuführen.

So kann ein späteres Bedauern des Transidenten über die durchgeführten irreversiblen medizinischen Maßnahmen vermieden werden. Dieses Vorgehen dient auch dem eigenen Schutz:
- Lassen Sie sich nicht drängen, die Zeiträume zu verkürzen. Halten Sie die gesetzlich vorgeschriebenen Regeln ein!
- Lassen Sie sich nicht zu Therapien hinreißen, die ihnen der Patient vorschreiben will, weil er sich im Internet mit anderen Betroffenen ausgetauscht hat.
- Brechen Sie die Behandlung ab, wenn Sie den Eindruck haben, dass der Patient nicht compliant ist und z. B. zusätzliche Medikationen verwendet, die er sich über das Internet selbst besorgt hat.
- Stellen sie keine Gefälligkeitsrezepte aus für fremde Patienten, deren Transsexualität nichtbelegt ist!

■ **Schlussfolgerungen für die frauenärztliche Praxis**

Transsexuelle bedürfen einer interdisziplinären Betreuung durch sexualmedizinisch ausgebildete Ärzte und Psychologen. Als Ärzte kommen in Frage: Gynäkologen, Endokrinologen, Urologen, Pädiater, Psychiater, ärztliche Psychotherapeuten und Plastisch-ästhetische Chirurgen. Die Koordinierung dieser Betreuung sollte in den Händen desjenigen Arztes liegen, der sich auf dieses Gebiet spezialisiert hat oder der zumindest mehrere Transsexuelle betreut.

Voraussetzungen dafür sind,
- ein ausreichendes Zeitvolumen in der ärztlichen Sprechstunde für die Diagnostik und die Therapie,
- eine korrekte Erstellung der medizinische (Ausschluss-)Diagnose,
- eine korrekte sexualmedizinisch-psychiatrische Diagnosestellung,
- eine psychologische Begleitung,
- Einhaltung aller im Transsexuellen-Gesetz gesetzlich festgelegten Zeitschritte,
- eine adäquate Hormontherapie sowie weitere therapeutische Begleitmaßnahmen,
- die Empfehlung eines spezialisierten Operationszentrums,
- eine adäquate postoperative Begleitung.

Wichtig für jeden behandelnden Frauenarzt ist es, sich nicht durch die oft unter großem Leidensdruck stehenden Patienten von der gesetzlich vorgeschriebenen Zeitschiene abbringen zu lassen und dem therapeutischen Begehren vorschnell stattzugeben.

Sexuelle Funktionsstörungen des Mannes

D.J. Brück, H.-J. Ahrendt, C. Friedrich

H.-J. Ahrendt, C. Friedrich (Hrsg.), *Sexualmedizin in der Gynäkologie*,
DOI 10.1007/978-3-642-42060-3_8, © Springer-Verlag Berlin Heidelberg 2015

8.1   Einleitung

Das Spektrum der Sexualstörungen des Mannes ist vielfältig, und ihre Klassifizierbarkeit im ICD-10 und DSM IV ist unzureichend.

In den Medien stellt Sex und die Sexualität scheinbar gar kein Tabuthema mehr dar. Nahezu überall findet sich dieses Thema – und auch die Jugend ist über sexuelle Praktiken (Stichwort Generation Porno) bestens informiert, da jederzeit für jedermann pornographisches Material im Internet konsumierbar ist.

Und dennoch – oder gerade deshalb? – stellt das Thema Sexualfunktionsstörungen weiterhin ein Tabuthema dar. Durch den scheinbar ungezwungenen und offenen Umgang mit Sexualität erwächst ein massiver Leistungsdruck an alle sexuell aktiven Menschen. Umso mehr scheinen Sexualfunktionsstörungen tabuisiert zu werden, weswegen häufig nur ein verhaltenes und schambesetztes Hilfesuchen bei diesem heiklem Thema anzutreffen ist. Die betroffenen Menschen trauen sich nicht, hierüber das Gespräch mit ihrem Arzt zu suchen, und dies liegt nicht nur an den Betroffenen, sondern auch an den Ärzten und Psychotherapeuten.

Das Thema Sexualmedizin bildet im Studium und in der Ausbildung bei Gynäkologen und Urologen so gut wie keine Rolle. Im Zeitalter der evidenzbasierten Medizin trauen sich die Behandler daher erst gar nicht, an Dinge heranzutreten, für die sie sich selbst nicht kompetent halten. Die Erfahrung im Umgang mit betroffenen Patienten aber zeigt, dass diese sehr häufig dankbar sind, wenn ein solches Thema auch nur kurz angesprochen wird. Kann man dann selber helfen oder den Betroffenen an einen kompetenten Kollegen überweisen, verliert sich sehr rasch die Scham der betroffenen Patienten, und es entwickelt sich ein sehr gutes Vertrauensverhältnis, was die Arzt-Patienten-Beziehung nachhaltig verbessert.

> ### Definition
> #### ICD-10: F52.2 – Versagen genitaler Funktionen
>
> Das Hauptproblem ist bei Männern die Erektionsstörung (die Schwierigkeit, eine für einen befriedigenden Geschlechtsverkehr notwendige Erektion zu erlangen oder aufrecht zu erhalten).

> ### Definition
> #### DSM IV – Sexuelle Funktionsstörung des Mannes
>
> — Sexuelle Funktionsstörung aufgrund einer körperlichen Erkrankung (625.8 u. a.).
> — Substanzinduzierte sexuelle Funktionsstörung (291.8 u. a.).
> — Nicht näher bezeichnete sexuelle Funktionsstörung (302.70).

> ### Kritik
> — Die verschlüsselbaren Definitionen greifen deutlich zu kurz:
> — Sexuelle Funktionsstörungen manifestieren sich in Beeinträchtigungen des sexuellen Erlebens und Verhaltens in Form von ausbleibenden, reduzierten oder unerwünschten genitalphysiologischen Reaktionen.
> — Die Ursachen und die Bedeutung der Funktionsstörungen werden in den vorliegenden Definitionen nur sehr unzureichend erfasst. Die resultierenden psychischen Belastungen mit den sich dadurch ergebenden psychogenen Erektionsstörungen kommen gar nicht zur Darstellung und können gegenüber organpathologischen Abgrenzungen nicht erfasst und somit nicht definiert werden.

Neben den sexuellen Funktionsstörungen, die mit oder ohne organpathologischen Befund auftreten können, sind Störungen der sexuellen Entwicklung, der Geschlechtsidentität, der sexuellen Präferenz (Paraphilie) und des sexuellen Verhaltens bei Männern zu finden (Ahlers et al. 2006).

Anhaltende Störungen der Sexualität belasten fast immer die Lebensqualität und die Partnerschaft. Oft handelt es sich um larvierte Sexualstörungen, hinter denen sich häufig bis dahin nicht bekannte Erkrankungen verbergen können.

> ❱❱ **Häufig stellen sich bei den betroffenen Männern bereits nach kurzer Zeit Versagensängste und ein sekundär Vermeidungsverhalten ein, die die Problematik verstärken und chronifizieren lassen.**

8.2 Störungen der sexuellen Funktion

D.J. Brück

Die sexuelle Reaktion lässt sich in die Phasen Appetenz (Verlangen), Erregung, Orgasmus und Entspannung gliedern, und jede dieser Phasen kann als solche gestört sein (Beier et al. 2005c).

Der Begriff sexuelle Appetenzstörung (Lustlosigkeit, Unlust) bezeichnet i. Allg. den unwillentlichen Mangel (Libidomangel) oder die unwillentliche Abnahme (Libidoreduktion) an sexueller Phantasie und sexuellem Verlangen, sodass sich hieraus ein Leidensdruck entwickelt (Sponsel 2013; Gnirss-Bormet 2004; Meulemann u. van Lankfeld 2005).

Da sexuelle Funktionsstörungen nicht nur den Menschen mit den jeweiligen Symptomen allein betreffen, sondern immer die Zufriedenheit des jeweiligen Partners bzw. der Partnerin beeinträchtigen, sollte eine Behandlung prinzipiell mit beiden Partnern durchgeführt werden. Hinzu kommt, dass sämtliche Funktionsstörungen sowohl unabhängig von anderen Störungen oder Erkrankungen auftreten als auch als Folge von anderen Erkrankungen sowie deren Behandlung sein können (Beier et al. 2005a, b).

Besteht z. B. eine Appetenzstörung, kann diese wiederum ursächlich für eine Erektionsstörung sein. Liegt z. B. eine andere sexuelle Orientierung vor, kann sich auch dies in einer Appetenz- oder Erektionsstörung ausdrücken.

8.2.1 Erektionsstörungen

> **Definition**
> **Erektionsstörung**
>
> Der Mann kann keine Erektion erreichen bzw. aufrechterhalten, die für einen befriedigenden Geschlechtsverkehr ausreichend ist.

Die Erektionsstörung kann den Mann so massiv in seinem Selbstwertgefühl und seiner männlichen Identität treffen wie kaum ein anderes sexuelles Problem.

Folgen der Erektionsstörung
- Hemmungen, Schuldgefühle, Angst vor Intimität, Schamgefühle oder Anpassungsprobleme an belastende Lebensereignisse (z. B. Verlust einer nahe stehenden Person)
- Vermehrte kritische Selbstbeobachtung, Versagensangst sowie die Lenkung der Aufmerksamkeit von der potenziell erregenden Situation weg auf die sexuelle Funktion
- Partnerschaftskonflikte (z. B. aufgrund mangelnder Verständigung über die unterschiedliche Entwicklung sexueller Bedürfnisse mit der Partnerin)
- Depression mit einem 1,8-fach erhöhten Risiko einer erektilen Dysfunktion – auch bei Kontrolle sozialer und somatischer Einflussfaktoren
- Fehlvorstellungen über sexuelle Leistungsfähigkeit im Alter und Anpassungsprobleme an altersassoziierte Veränderungen (Beutel 1991)

Häufigkeit

Die Verbreitung von Erektionsstörungen ist gut untersucht. Die »Massachusetts Male Aging Study« (MMAS) (Feldman et al. 1994) fand bei 17% der befragten 40- bis 70-jährigen Männer ein minimales, bei 25% ein moderates und bei immerhin 10% ein komplettes Versagen der Erektion.

Erektionsstörungen treten mit zunehmendem Lebensalter auf, sie sind aber dennoch keine typische Alterserscheinung. Ihre Zunahme im Alter liegt eher daran, dass sie vergesellschaftet sind mit anderen gesundheitlichen Ursachen (◘ Abb. 8.1).

Ein erhöhtes alterskorreliertes Risiko für erektile Dysfunktionen besteht bei Vorliegen
- eines Diabetes mellitus (3-fach),
- einer koronaren Herzerkrankung (4-fach),
- einer Hypertonie (1,5-fach).

Auch Veränderungen der Prostata (Prostataadenom, Prostatitis), Hormonstörungen (Testosteronmangel, Hyperprolaktinämie) sowie Schilddrüsenerkrankungen können ursächlich sein (Köhn 2004).

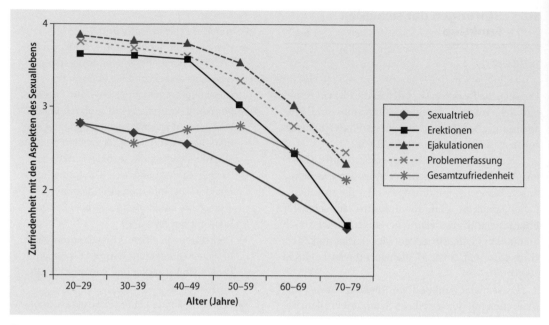

◙ Abb. 8.1 Nachlassen der Sexualfunktionen bei Männern. Ergebnisse einer epidemiologischen Studie aus Norwegen (Werte ermittelt mit dem Brief Sexual Function Inventory; 1 = sehr große Probleme, 4 = keine Probleme). (Adaptiert nach Mykleton et al. 2006)

Therapie

❯ **Die therapeutischen Möglichkeiten richten sich nach den Ursachen.**

Findet sich eine Durchblutungsstörung des Penis oder der Schwellkörper, kann eine medikamentöse Therapie erfolgen. Am häufigsten werden Erektionsstörungen heute mit **Phosphodiesterase-5-Hemmern (PDE-5-Inhibitoren)** behandelt. Es sind derzeit 4 Substanzen (plus verschiedene Generikapräparate von Viagra) auf dem Markt:

— **Sildenafil (Viagra)**, dessen Wirkung etwa 30 min nach Einnahme einsetzt und 4–6 h anhält,

— **Vardenafil (Levitra)**, das im Wirkprofil Viagra ähnelt.

— **Tadalafil (Cialis)** mit einer gleichmäßigeren Wirkung als Viagra und Levitra, die über einen Zeitraum von bis zu 36 h lang anhält.

— **Avanafil (Spedra),** dessen Wirkprofil ebenfalls Viagra ähnelt, aber noch schneller (15 min) und länger (bis zu 6 h) nebenwirkungsärmer wirksam ist.

▪ **Wirkprinzip der PDE-5-Hemmer**

Die PDE-5-Hemmer wirken alle gleich: Sie hemmen den Abbau des Enzyms cGMP, das die Erektion aufrechterhält. Dieser Mechanismus funktioniert jedoch nur bei sexueller Erregung des Mannes und wenn die Penisdurchblutung sowie die Nervenbahnen zumindest noch teilweise funktionieren (Resterektionsfähigkeit) (Hatzimouratidis et al. 2010).

Die Erektion des Penis basiert auf einem hämodynamischen Prozess. Kommt es zu einer sexuellen Stimulation im Gehirn, wird über das Rückenmark ein Signal ausgesendet. Dieses löst die Freisetzung von Stickstoffmonoxid (NO) in den glatten Muskelzellen des Corpus cavernosum (Schwellkörper) im Penis aus. NO aktiviert die Guanylatcyclase. Zyklisches Guanosinmonophosphat (cGMP) wird synthetisiert. Die erhöhten cGMP-Spiegel bewirken eine Erschlaffung der glatten Muskulatur, wodurch vermehrt Blut in den Penis einströmt. Es kommt zur Erektion.

Der cGMP-Spiegel wird über die Syntheserate der Guanylatcyclase und die Abbaurate der cGMP-hydrolysierenden Phosphodiesterase (PDE) reguliert. PDE-5-Hemmer erhöhen die cGMP-Spiegel, indem sie selektiv den Abbau von cGMP durch die cGMP-spezifische PDE Typ 5 hemmen, die wichtigste PDE im Corpus cavernosum. Dabei wirken sie als kompetitive Antagonisten an der katalytischen Bindungsstelle des Enzyms. PDE-5-Hemmer verstärken somit den Effekt des endogenen NO, das als Reaktion auf eine sexuelle Stimulation freigesetzt wird.

> **Das bedeutet, dass die Substanzen ohne gleichzeitige sexuelle Stimulation keine Wirkung zeigen.**

Die Pharmakokinetik der PDE-5-Hemmer zeigt ◘ Tab. 8.1.

Arzneimittelnebenwirkungen und Kontraindikationen der PDF-5-Hemmer sind in den ► Übersichten dargestellt.

Mögliche unerwünschte Arzneimittelwirkungen von PDE-5-Inhibitoren

— Kopfschmerzen
— Gesichtsrötung
— Sehstörungen
— Schwindel
— Hypotonie
— Myalgie
— Rückenschmerzen
— Rhinitis
— Priapismus
— anteriore ischämische Optikusneuropathie

Zukünftig werden wahrscheinlich weitere PDE-5-Hemmer zugelassen werden, deren Ziel es ist, noch zielgerichteter, schneller und in der Wirkung besser bei gleichzeitiger Minderung der unerwünschten Nebenwirkungen wirksam zu sein.

Kontraindikationen der PDF-5-Inhibitoren (Köhn 2004)

— PDE-5-Hemmer dürfen nicht gemeinsam mit Nitrolingual oder vergleichbaren Präparaten eingenommen werden, da mitunter lebensgefährliche Kreislaufstörungen die Folge sein können.
— Die medikamentöse Therapie mit Aminosäuren (z. B. L-Arginin) ist wesentlich schwächer wirksam.

◘ **Tab. 8.1** Pharmakokinetik der Phosphodiesterase-5-Inhibitoren. (Adaptiert nach Forgue et al. 2006; Gupta et al. 2005)

Substanz	Handelsname	Zeit bis zur Maximalwirkung	Zeit bis zum Wirkungseintritt		Halbwertszeit	Wirkdauer	Erfolgreicher Koitus	Wirkspiegel
			früheste	Wirkung bei >50% der Männer				
Sildenafil 100 mg	Viagra	70 (30–120) min	14 min	20	3,82±0,84 h	8 h	85%	327 ng/ml
Tadalafil 20 mg	Cialis	120 (30–720) min	16 min	30	17,5 h	36 h	59–62%	378 ng/ml
Vardenafil 20 mg	Levitra	40 (15–180) min	11 min	25	3,94±1,31 h	8±2 h	69%	20,9 ng/ml

Die Schwellkörperautoinjektionstherapie (z. B. Viridal, Caverject etc.) bzw. die transurethrale Alprostadiltherapie (Muse als Stäbchen oder seit August 2014 auch Vitaros als Creme) stellen weitere invasivere Behandlungsalternativen dar.

Besteht eine unzureichende Durchblutungssituation bzw. liegt eine nachhaltige neuronale Störung vor, kann eine Behandlung auch mit einer Vakuumpumpe oder einer spezifischen Penisprothese erfolgen.

8.2.2 Orgasmusstörungen

Definition

Orgasmusstörung beim Mann

Die Orgasmusstörungen stellen die häufigste sexuelle Funktionsstörung des Mannes dar, wobei zwischen vorzeitigem Orgasmus (Ejaculatio praecox), gehemmtem Orgasmus und ausbleibendem Orgasmus (Ejaculatio retarda) unterschieden wird (Porst et al. 2007).

Der vorzeitige Samenerguss (Ejaculatio praecox) ist definiert als anhaltendes oder wiederkehrendes Einsetzen des Orgasmus vor, bei oder kurz nach der Penetration, wobei der Betreffende nahezu keine Kontrolle darüber hat und das Orgasmusgefühl unbefriedigend bleibt. Rund 20–25% der befragten erwachsenen Männer in modernen Industriestaaten haben einen vorzeitigen Orgasmus mit Leidensdruck (Mathers et al. 2007).

Beim vorzeitigen Orgasmus handelt es sich nicht um eine Störung des Samenergusses, sondern um eine Vorverlagerung des gesamten Orgasmusreflexes. Hierbei ist der Mann nicht fähig, seine sexuelle Erregung und den Zeitpunkt seines Orgasmus zu steuern, er bekommt ihn gegen seinen Willen. Häufig geschieht dies schon beim sexuellen Vorspiel oder unmittelbar bei oder nach dem Eindringen in die Scheide.

Definiert wird der vorzeitige Samenerguss mit dem Erreichen des Orgasmus innerhalb von maximal 1 min. Zu unterscheiden ist ein primärer (lebenslänglich bestehender) und ein sekundärer (also erworbener) frühzeitiger Samenerguss. Die

Zeit bis zum frühzeitigen Samenerguss ist auch hier deutlich verkürzt, aber üblicherweise nicht so kurz wie beim primären frühzeitigen Samenerguss.

Angenommen wird eine genetisch bedingte niedrigere Orgasmusschwelle bei den betroffenen Männern.

Seltener als der vorzeitige Orgasmus sind der gehemmte Orgasmus (verzögerter Orgasmus) und der ausbleibende Orgasmus (Anorgasmie). Dieser definiert sich als eine anhaltende oder wiederkehrende Verzögerung oder ein Fehlen des Orgasmus nach einer normalen sexuellen Erregungsphase, während einer sexuellen Aktivität, die der Untersucher unter Berücksichtigung des Lebensalters hinsichtlich Intensität, Dauer und Art für adäquat hält.

Neurologische Erkrankungen wie multiple Sklerose, M. Parkinson und operative Schädigungen von Nervenbahnen können eine Orgasmushemmung begünstigen, eine schlüssige Erklärung gibt es für den gehemmten und ausbleibenden Orgasmus bisher jedoch nicht (Porst et al. 2007).

Die Betroffenen erleben das Erreichen des Orgasmus weniger als Lust denn als harte Arbeit. Oft wird der Geschlechtsverkehr abgebrochen, wenn nach einer bestimmten Zeit die Erektion nachlässt oder eine Resignation eintritt, was die weitere sexuelle Erregung verhindert. Viele Partnerinnen erleben sich dann als unfähig, den Mann zum Orgasmus zu bringen, was bei ihnen zu Zweifeln, Selbstvorwürfen und letztendlich einem Rückgang der sexuellen Motivation bei beiden Partnern führt (Beier et al. 2005c).

Therapie

Die therapeutischen Möglichkeiten beim vorzeitigen Orgasmus sind begrenzt. Manche Männer mit Ejaculatio praecox versuchen, den Orgasmus durch ablenkende Gedanken oder durch das Benutzen von Kondomen zu verzögern. Auch lokal betäubende Salben oder Gele finden in der Verzweiflung Verwendung. Hilfreich kann ein Stellungswechsel beim Geschlechtsverkehr sein.

Auch die sogenannte Stopp-Start-Methode kann versucht werden. Hierbei werden Masturbationsübungen allein und/oder mit dem Sexualpartner gemeinsam durchgeführt, bei denen man sich

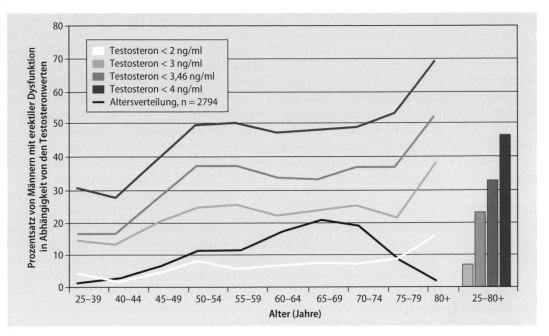

■ Abb. 8.2 Zusammenhang von Androgenmangel und erektiler Dysfunktion. Nur selten ist ein Androgenmangel alleinige Ursache einer erektilen Dysfunktion. Entsprechend ist eine reine Testosteronsubstitution zur Korrektur einer erektilen Dysfunktion meist ungeeignet, diese kann nur den Libidoverlust bessern, nicht aber die Erektion. (Adaptiert nach Köhler et al. 2008)

der Orgasmusschwelle annähert und ein Stoppsignal gibt, bevor sich der Orgasmus einstellt.

Bleiben diese Maßnahmen erfolglos, kann unter der Aufsicht eines Arztes auch medikamentös behandelt werden. Zur medikamentösen Therapie zugelassen ist Dapoxetin (Priligy), ein Arzneimittel aus der Gruppe der selektiven Serotoninwiederaufnahmehemmer (SSRI). Die alleinige medikamentöse Behandlung ist jedoch oftmals wenig erfolgversprechend und sollte besser im Rahmen einer sexualmedizinischen (Paar-) Behandlung erfolgen.

> **Beim gehemmten Orgasmus ist eine wirkungsvolle Behandlung mit Medikamenten nicht bekannt.**

Im Rahmen einer sexualtherapeutischen (Paar-) Behandlung lernt das betroffene Paar, sexuelle Wünsche und Bedürfnisse zu realisieren und die Orgasmusstörung zu überwinden (Sigusch 2000).

8.3 Hormonstörungen

D.J. Brück

8.3.1 Hypogonadismus

┌─ **Definition** ─────────────
Hypogonadismus

Der männliche Hypogonadismus ist ein durch Androgenmangel verursachtes klinisches Syndrom, das verschiedene Organfunktionen und die Lebensqualität negativ beeinflussen kann (Dohle et al. 2013).
└────────────────────

- Der **primäre Hypogonadismus** entsteht durch eine Störung der Testosteronproduktion der Hoden, die Releasing-Hormone sind kompensatorisch erhöht (hypergonadotroper Hypogonadismus).
- Der **sekundäre Hypogonadismus** wird durch eine Störung der hypophysären Releasing-Hormone verursacht (hypogonadotroper Hypogonadismus).

- Der **tertiäre Hypogonadismus** entsteht durch eine Störung des Hypothalamus (Köhn 2004).

Die wichtigste Hormonstörung stellt der Testosteronmangel (Hypogonadismus) dar. Durch die kontinuierliche Abnahme der Testosteronproduktion (1–2% pro Jahr) der Hoden sind hiervon insbesondere Männer über dem 40. Lebensjahr (bis zu 30%) betroffen (Late-onset-Hypogonadismus; ◘ Abb. 8.2) (Porst et al. 2007; Köhn 2004).

Symptome

Typische klinische Symptome des Testosteronmangels sind

- Störungen der Sexualfunktionen wie Erektionsstörungen, Ejakulationsstörungen oder Libidostörungen,
- eine nachlassende körperliche Leistungsfähigkeit,
- fehlende Muskelkraft und Abnahme der Muskelmasse,
- zunehmende Osteoporose,
- Anämie und
- Erhöhung des Blutzuckers bis hin zum Diabetes mellitus.

Es finden sich aber auch vermehrt Depressionen, Müdigkeit und Abgeschlagenheit sowie Hitzewallungen (Nieschlag et al. 2009).

Diagnostik

Initial werden Testosteron und FSH (follikelstimulierendes Hormon, Normwert 2–10 IU/ml) bestimmt, durch pathologische Werte dieser zwei Hormone werden 99% der Hormonstörungen empfindlich erfasst. Bei pathologischen Werten werden weitere Parameter ermittelt: SHBG (sexualhormonbindendes Hormon), Prolaktin), LH (luteinisierendes Hormon) und TSH (thyreoideastimulierendes Hormon). Ein GnRH-Test ist bei erniedrigten Gonadotropinen indiziert (Köhn 2004).

Therapie

Der Normbereich des Testosteronspiegels liegt für alle Männer zwischen 12 und 40 nmol/l. Abhängig vom Alter schwanken die Werte zwischen 13 und 23 nmol/l mit einem Mittelwert von etwa 16 nmol/l für ältere Männer und etwa 18 nmol/l für jüngere Männer.

Eine Therapie kann bei Serumspiegeln <12 nmol/l erwogen werden und wird bei Werten <8 mol/l empfohlen (Nieschlag et al. 2009).

Ziel der Testosteronsubstitutionstherapie ist die Wiederherstellung physiologischer Testosteronspiegel bei hypogonadalen Männern. Während der Testosteronsubstitutionstherapie wird die periodische Überwachung der Serumkonzentration des Hormons und seiner Metaboliten empfohlen, um behandlungsbezogene Nebenwirkungen abzumildern.

Die Wahl der zu verwendenden Präparate sollte eine gemeinsame Entscheidung von Patient und Arzt sein. Die Behandlung des Testosteronmangels erfolgt im Wesentlichen mit Testosterongelen (z. B. Androtop), Testogel, Testim) oder Testosteronspritzen (z. B. Nebido, Testoviron).

▪ Testosterongel

Die Anwendung eines Testosterongels (Präparat Testogel, Testim oder Androtop) wird morgens empfohlen. Mit Hilfe der transdermalen Applikation werden die physiologischen Testosteronschwankungen gut nachempfunden. Die initiale Dosierung beträgt meist 50 mg/Tag, die Dosisanpassung erfolgt nach klinischen Parametern und Hormonkontrollen. Die maximale Tagesdosis wird mit 100 mg/Tag angegeben (◘ Abb. 8.3). Das Gel soll auf haarfreie Hautareale aufgetragen werden.

> ❯ Cave. Die Übertragung des Testosterons auf Dritte bei engem Hautkontakt muss vermieden werden.

▪ Nebido

Dosierung Testosteronundecanoat 1000 mg i.m., erster Injektionsabstand 6 Wochen, dann alle 12 Wochen, je nach Testosteronkonzentration und Beschwerden/Wohlbefinden (◘ Abb. 8.4, ◘ Abb. 8.5).

Therapieschema langwirksames Testosteronundecanoat (intramuskuläre Anwendung)

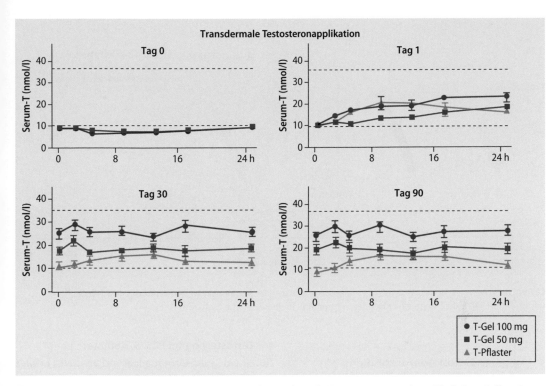

Abb. 8.3 Serumtestosteronspiegel vor (Tag 0) und nach transdermaler Testosteronanwendung. (Nach Swerdloff et al. 2000)

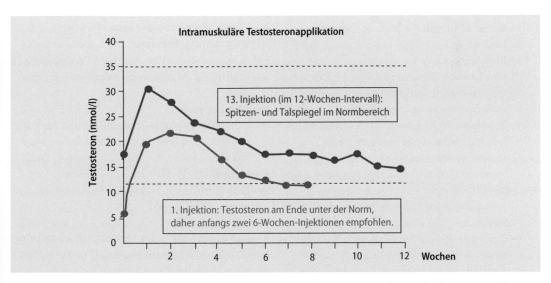

Abb. 8.4 Wöchentliche Testosteronmessungen nach 1. und 13. Nebido-Injektion. (Nach von Eckardstein u. Nieschlag 2002)

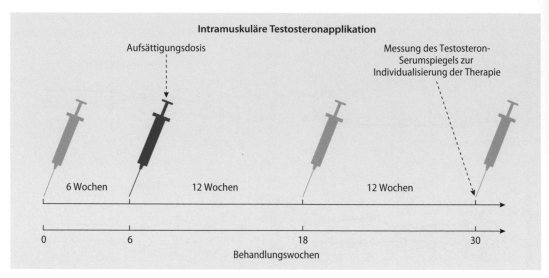

Intramuskuläre Testosteronapplikation

Aufsättigungsdosis

Messung des Testosteron-
Serumspiegels zur
Individualisierung der Therapie

6 Wochen   12 Wochen   12 Wochen

0   6   18   30
Behandlungswochen

◘ Abb. 8.5 Therapieschema langwirksames Testosteronundecanoat (intramuskuläre Anwendung). (Nach Jenapharm, Infobroschüre »Nebido erfolgreich anwenden. Information für medizinische Fachkreise«)

**Tipps zur Testosteronsubstitutions-
therapie**

- Bei den Anwendungen sollte man grundsätzlich zunächst mit einem relativ kurz wirksamen Testosteronpräparat beginnen, um auf evtl. auftretende unerwünschte Nebenwirkungen rascher reagieren zu können.
- Viele Männer entscheiden sich zunächst für eine Therapie mit Gelapplikationen; allerdings beklagen sich Männer auch über das allmorgendliche Auftragen des Gels, was als aufwendig empfunden wird. Das gelegentliche Auftreten von verstärktem Haarwuchs in den betreffenden Hautarealen wird gelegentlich geklagt, sodass häufig seitens der Patienten dann der Wunsch geäußert wird, auf eine Injektionstherapie umzustellen.
- Das Präparat der 3-Monats-Spritze (Nebido) ist der 3- bis 4-wöchentlichen Injektion vorzuziehen, da die Testosteronspiegel im Blut hier konstanter und gleichmäßiger sind (◘ Abb. 8.5).
- Weniger bewährt haben sich Testosteronkapseln und Testosteronpflaster.

■ Testosteron und PDE-5-Hemmer
Bei einem Testosteronmangel wirken Cialis, Levitra und Viagra nicht oder nicht befriedigend. Die Behandlung des Testosteronmangels kann die Wirksamkeit der PDE-5-Hemmer verbessern und sich auch positiv auf das Allgemeinbefinden auswirken.

**■ Nebenwirkungen der Testosteron-
substitutionstherapie**
- Suppression der LH- und FSH-Produktion mit Infertilität, Brustspannen oder Brustvergrößerung,
- Erythrozytose,
- Erhöhung des LDL-Cholesterins und Senkung des HDL-Cholesterins, kardiovaskuläre Komplikationen sind denkbar (Thrombose, Dekompensation einer Herzinsuffizienz),
- Exazerbation eines okkulten Prostatakarzinoms (Köhn 2004).

■ Kontraindikation der Testosteronsubstitution
Absolute Kontraindikationen sind (Porst et al. 2007):
- ein nicht behandeltes Prostatakarzinom,
- ein Schlafapnoesyndrom.

Relative Kontraindikationen sind (Porst et al. 2007):
- männliches Mammakarzinom,
- männliche Infertilität,

▬ Hämatokrit >50%,

▬ schwere Symptome der unteren Harnwege aufgrund einer benignen Prostatahyperplasie (BPH).

8.3.2 Weitere hormonale Störungen

Krankheiten und Medikamente, die die Sexualität beinträchtigen

Auch eine Hyperprolaktinämie, die selten ist (Häufigkeit bis zu 2%) und z. B. durch gutartige Hypophysentumoren ausgelöst werden kann, kann ursächlich für sexuelle Funktionsstörungen sein (Hatzimouratidis et al. 2010). Die Hyperprolaktinämie kann meist medikamentös mit Prolaktinhemmern behandelt werden, eine operative Therapie ist selten erforderlich.

Schilddrüsenerkrankungen, insbesondere eine Hypothyreose, können sich ebenfalls negativ auf die Sexualfunktionen auswirken. In Abhängigkeit der Ursache muss eine spezifische Schilddrüsentherapie erfolgen, da eine Schilddrüsenfehlfunktion auch auf viele andere Organe negative Auswirkungen haben kann (Derouet et al. 2004; Carani et al. 2005).

▪ **Kasuistik: Syndyastischer Sexualtherapieansatz zur Behandlung einer Erektionsstörung nach Prostatakrebsoperation**
Ein 62-jähriger Mann stellt sich in der urologischen Sprechstunde vor; er beklagt trotz medikamentöser Therapie mit einem PDE-5-Hemmer eine persistierende Erektionsstörung. Im Jahr zuvor erfolgte eine nervschonende, radikale Prostatektomie bei Prostatakrebs. Einen Orgasmus könne er bei der Selbstbefriedigung erleben, zum Samenerguss hingegen kommt es nicht. Die Ehefrau vermittelt ihm, dass sie mit dem Sex in der Beziehung immer noch sehr glücklich sei, ihr sei das Kuscheln ohnehin lieber. Er selbst schäme sich zunehmend und fühle sich nicht mehr als Mann, daher hat er sich in den letzten Wochen und Monaten zunehmend den Kontaktversuchen seiner Frau entzogen. Hierunter leide seine Frau sehr, beide streiten nun immer wieder über Kleinigkeiten. Er selbst fühlt sich zunehmend von seiner Frau nicht mehr verstanden, es besteht auch eine unterschwellige Angst, dass der Prostatakrebs neu aufbricht, obwohl er damals vollständig operativ entfernt werden konnte.

Das Angebot einer syndyastischen Sexualtherapie wird von dem Ehepaar angenommen; er erhofft sich eine funktionierende Erektion, sie möchte wieder das Gefühl haben, wirklich geliebt zu werden.

Über die Sexualität kann das Paar zu Beginn der Therapie gar nicht reden, obwohl die Sexualität für beide in der Beziehung immer eine wichtige Rolle gespielt hat. Durch den intimen Körperkontakt, der durch die syndyastische Sexualtherapie vorsichtig und zunächst ohne sexuelle Stimulation wieder zustande kommt, lernt das Paar, sich über die jeweiligen Wünsche und Bedürfnisse in der Beziehung, insbesondere in Bezug auf den partnerschaftlichen Sex, neu auszutauschen.

Er erlebt nun erstmals seine fehlende Erektion nicht mehr schamhaft und glaubt seiner Frau zunehmend, dass für sie der Geschlechtsverkehr als solcher nicht im Vordergrund der partnerschaftlichen Sexualität steht. Durch das zärtliche Küssen und Streicheln finden beide neu zueinander; er kann zulassen, dass seine Frau ihn auch bis zum Orgasmus stimuliert, und hat hierbei kein schlechtes Gewissen mehr seiner Frau gegenüber.

Auch sie kann sich wieder auf eine sexuelle Stimulation durch ihren Mann einlassen und erlebt wieder das Gefühl, begehrt und geliebt zu werden. Beide haben für sich entschieden, auf die medikamentöse Therapie mit dem PDE-5-Hemmer vorerst zu verzichten; dieser Verzichtet entlastet das Paar sehr, sodass der Sex als noch intensiver und schöner empfunden wird. Erstmals in der gut 30-jährigen Beziehung wird nun die Ehefrau als erste aktiv, was früher nie der Fall gewesen sei. Dieses Begehren seiner Frau, ihr Wunsch, mit ihm intim zu werden trotz fehlender Erektion, führt dazu, dass der Patient wieder ein gutes, »männliches« Selbstbewusstsein entwickelt.

Das Paar lernt zunehmend, sich achtsam und respektvoll zu begegnen, den intimen Körperkontakt als Liebesbeweis des anderen wahrzunehmen. Es entsteht rasch eine Offenheit und Zärtlichkeit, die beide in ihrer bisherigen Beziehung so noch nicht erlebt haben. Nähe, Geborgenheit und Wertschätzung prägen nun die Beziehung, diese Gefühle stärken die Partnerschaft und die empfundene Liebe für einander.

Nach 15 Stunden syndyastischer Sexualtherapie hat das Paar die zu Beginn angebotene Therapieoption der Vakuumpumpe angesprochen; beide hatten die Vakuumpumpe zunächst als Behandlungsoption kategorisch ausgeschlossen, wünschen sich nun aber, auch körperlich wieder so nah sein zu können, wie sie sich emotional verbunden fühlen.

8.4 Wechselwirkungen zwischen den Partnern und Merkmale der partnerschaftlichen Interaktion

H.-J. Ahrendt, C. Friedrich

Sexuelle Störungen bei einem oder bei beiden Partnern führen zu Belastungen der Beziehung. Sexuelle Funktionsstörungen des Mannes, insbesondere Libido- und Erektionsstörungen, aber auch Störungen der Ejakulation und des Orgasmus, haben immer auch eine Auswirkung auf das Verhalten der Frau und damit auf die gesamte Paardynamik (Rentzsch u. Eitner 1979; Bitzer 2003).

Unterschiedliche Interaktionsmuster sind die Folge:

> ▶ Die Interaktionsmuster können positiv fördernd, aber auch für das Paar belastend sein, zu Kompensationshandlungen führen oder einen sexuellen Zärtlichkeitsaustausch unmöglich machen.

Die im Folgenden beschriebenen Interaktionsmuster sind möglich.

■ **Interaktionsmuster Problemlösung**
Die Verhaltensstörung von Partner 1 wird durch das Verhalten von Partner 2 abgemildert oder gar kompensiert.
▬ Möglichkeit 1:
  ▬ Die Kompensation geht spontan und freiwillig von Partner B aus.
  ▬ Beispiel: Die Erektionsprobleme des Mannes werden durch eine adäquate Stimulation durch die Partnerin kompensiert.
  ▬ Modell »Solidarität und Hilfe durch den Gesünderen«.
▬ Möglichkeit 2:
  ▬ Partner A »verwendet« Partner B zur Kompensation des eigenen Defizits.

  ▬ Beispiel: Durch die Wahl einer anderen Partnerin versucht der Mann, seine Erektionsprobleme zu kompensieren.
  ▬ Modell »Suche nach neuem Partner«.

■ **Interaktionsmuster Problemverstärkung**
1. Die Störung des Verhaltens beim Partner A wird durch das Verhalten des Partners B verstärkt.
▬ Möglichkeit 1:
  ▬ Beide Partner beziehen die Störung auf sich selbst.
  ▬ Beispiel: Die Erektionsprobleme des Mannes werden durch die Erregungsprobleme der Partnerin (fehlende Lubrikation) verstärkt. Beide Partner beziehen die jeweilige Störung auf sich selbst.
  ▬ Modell »Selbstverantwortung und Solidarität«.
▬ Möglichkeit 2:
  ▬ Ein Partner sieht seine Störung als Folge der Störung des anderen.
  ▬ Beispiel: Der Mann versteht seine Erektionsprobleme als Folge der Erregungsprobleme seiner Partnerin und empfiehlt ihr eine gynäkologische Untersuchung.
  ▬ Modell »Projektion und Verschiebung der Schwierigkeiten nach außen«.

2. Die Störung des Sexualproblems beim Partner A bewirkt eine Störung des Verhaltens beim Partner B. Das wiederum führt rückkoppelnd zu einer Problemverstärkung beim Partner A.
▬ Beispiel: Die Partnerin erlebt das Erektionsproblem des Mannes als Kränkung und Verletzung. Sie reagiert aggressiv, beleidigend und beschämt den Partner. Dies verstärkt seine Erektionsstörung und bedingt einem weiteren Rückzug aus der Intimität. Dies wiederum bewertet die Partnerin als weiteren Liebesentzug und distanziert sich noch mehr vom Partner.
▬ Modell »Sich selbst verstärkender Dysfunktionskreis«.

> **Merke**
>
> Dieses Muster der wechselseitigen störungsverstärkenden Interaktion (Modell Problemverstärkung 2) ist das am häufigsten ausgebildete Interaktionsmuster.

Sexualmedizin in der frauenärztlichen Sprechstunde

C. Friedrich , H.-J. Ahrendt

H.-J. Ahrendt, C. Friedrich (Hrsg.), *Sexualmedizin in der Gynäkologie*,
DOI 10.1007/978-3-642-42060-3_9, © Springer-Verlag Berlin Heidelberg 2015

9.1 Sexualmedizinische Beratung und Therapie

Sexualberatung und -therapie können sich in der Gynäkologie in 3 qualitativ und quantitativ unterschiedlichen Ebenen abspielen:

- Sexualberatung innerhalb der gynäkologischen Sprechstunde,
- erweiterte Sexualberatung außerhalb der gynäkologischen Sprechstunde mit einem entsprechenden Zeitrahmen,
- Sexualtherapie.

Durch eine entsprechende Gesprächsführung und durch eine gezielte Fragestellung wird der Patientin oder dem Paar geholfen, den individuell für sie richtigen Weg zu finden. Das schließt nicht aus, dass medikamentöse Hilfen notwendig sein können.

Neben den fachlichen Voraussetzungen für eine Sexualberatung müssen beim beratenden Arzt weitere Kompetenzen gegeben sein, wie u. a. (nach Beier u. Loewit 2011):

- eine innere Einstellung, dass sexuelle Störungen tiefgreifende Veränderungen im (gesundheitlichen) Wohlbefinden des Menschen darstellen und deren Behandlung somit eine große Bedeutung hat,
- das Wissen über die eigenen Einstellungen und Fähigkeiten, aber auch über bestehende Hemmungen,
- das sprachliche Vermögen, die Flexibilität und die Sicherheit, individuell auf die Patienten einzugehen,
- die Fähigkeit, über die Beziehung des Paares zu sprechen.

> **❯** Der Berater muss sich dabei selbst in der Rolle eines beistehenden Helfers mit Expertenwissen sehen. Er berät, erkennt Dissonanzen, hilft, Veränderungen bei dem Paar umzusetzen und zeigt mögliche Wege zur Realisierung.

9.1.1 Sexualmedizinische Beratung innerhalb der gynäkologischen Sprechstunde

Die Mehrzahl der Frauen sucht die gynäkologische Sprechstunde ohne Krankheitssymptome auf, entweder zur Krebsvorsorge, zur Verschreibung hormonaler Kontraceptiva oder zur Mutterschaftsvorsorge. Nur 1/3 der Behandlungsfälle einer allgemeinen Frauenarztpraxis stellen Krankheitsfälle dar.

Oft sind diese Krankheiten Ursache oder Folge einer Sexualstörung. Besteht ein Sexualproblem, wird dies meist sekundär angesprochen. Nicht immer werden sexuelle Probleme von den Patientinnen selbst angesprochen. Seltener ist ein Sexualproblem der primäre und alleinige Grund für das Aufsuchen des Frauenarztes. Fast 2/3 aller Patientinnen (62,7%) geben Beschwerden oder Probleme in Zusammenhang mit der Sexualität an.

In der Häufigkeit genannter sexueller Fragen und Probleme bestehen in den mittleren Altersgruppen keine signifikanten Unterschiede. Die unter 20-Jährigen äußerten signifikant seltener Fragen oder Probleme zur Sexualität (p<0,001) als die Frauen anderer Altersgruppen und die über 60-jährigen signifikant häufiger (p<0,001) als die 40- bis 59-Jährigen (◘ Abb. 9.1) (Ahrendt u. Friedrich 2011a).

Viele dieser Probleme lassen sich unmittelbar innerhalb der gynäkologischen Sprechstunde durch eine Sexualberatung mit oft nur geringem zeitlichem Mehraufwand klären. Häufig handelt es sich nur um Unklarheiten, Verständnisprobleme, Wissensdefizite oder gynäkologisch-organische Probleme der Patientin. Diese Beratung kann einmalig stattfinden, oder sie kann innerhalb mehrerer Sprechstunden durchgeführt bzw. fortgesetzt werden.

Gegenstand der Sexualberatung sind oft folgende Probleme:

- sexuelle Probleme durch organische Genitalerkrankungen (Vulvovaginitis, Endometriose, Myome, gynäkologische Operationen, Descensus vaginae, Harninkontinenz u. a.)
- sexuelle Probleme bei Mammakarzinom
- Blutungen in Zusammenhang mit dem Koitus,
- Wissens- und Erfahrungsdefizite bei Teenagern,
- Sexualprobleme im Klimakterium,

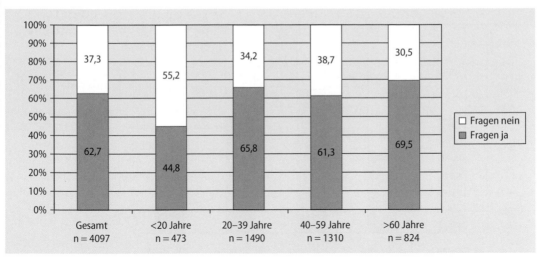

◘ Abb. 9.1 Patientinnen mit und ohne Fragen zur Sexualität bzw. sexuellen Problemen. (Adaptiert nach Ahrendt u. Friedrich 2011a)

- Sexualprobleme in Zusammenhang mit der hormonalen Kontrazeption,
- Sexualprobleme bei unerfülltem Kinderwunsch u. a.

Da diese Sexualberatung Bestandteil der gynäkologischen Sprechstunde ist, weicht das Diagnostik- und Beratungsprozedere nicht vom üblichen Handling ab. Bei dieser Beratung ist es möglich, Tipps und Handlungshinweise zu geben, wenn das von der Patientin benannte Problem auf Wissens- und Erfahrungsdefizite zurückzuführen ist.

Der Gynäkologe als Sexualberater befindet sich dabei in der Rolle des beistehenden Helfers mit Expertenwissen. Er erkennt Dissonanzen, berät und hilft, Veränderungen bei dem Paar zu erreichen, und zeigt ihnen dabei mögliche Wege zur Realisierung auf. Oft muss sich in dieser Hinsicht bei Frauenärzten ein Umdenken vollziehen.

❯ **Sexualberatung führt meist nicht durch einmaliges Tun zu einem »Heilerfolg«, wie es der Gynäkologe sonst gewohnt ist. Die Sexualberatung initiiert meist einen Prozess, und Effekte stellen sich erst nach und nach ein. Insbesondere bei funktionellen Sexualstörungen, wie den sexuellen Appetenz- oder Erregungsstörungen, sowie bei Partnerkonflikten bedarf es mehrerer Konsultationen und Beratungen.**

Gut die Hälfte der Patientinnen, die ein sexuelles Problem haben, spricht dieses von sich aus an. 46% äußern ihr Problem erst auf Nachfrage durch den Arzt. Dies ist insbesondere in den Altersgruppen unter 20 Jahren und ab 60 Jahren der Fall. Am signifikant häufigsten werden sexuelle Probleme aktiv von der Altersgruppe der 20- bis 39-Jährigen genannt (◘ Abb. 9.2). Dabei werden von den Patientinnen die verschiedenen sexuellen Probleme mit der in ◘ Abb. 9.3 dargestellten Häufigkeit angesprochen.

Frauenärzte haben bei der sexualmedizinischen Betreuung große Vorteile:

- Sie führen vor der Beratung (fast) immer eine körperliche Untersuchung durch. Damit inspizieren sie unmittelbar die Sexualorgane und erkennen Erkrankungen, die eine Sexualstörung bedingen können.
- Sie können Laboruntersuchungen durchführen oder veranlassen und die Ergebnisse fachlich bewerten.
- Sie sind fachlich in der Lage, hormonelle Einflüsse auf die Sexualität, bedingt durch Pubertät, Klimakterium, hormonale Kontrazeption u. a. beurteilen zu können.
- Sie können neben der Beratung auch medikamentöse Therapien einleiten.

Nach der Nennung des Problems durch die Patientin erfolgt i. d. R. das übliche Procedere einer gynäkologischen Sprechstunde mit der Anamnese:

9

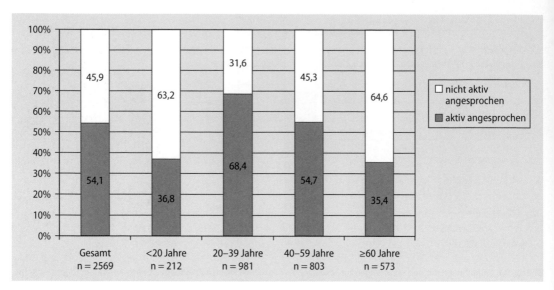

◨ **Abb. 9.2** Patientinnen mit sexuellem Problem, die ihr sexuelles Problem von selbst oder nicht von selbst angesprochen haben in Abhängigkeit vom Alter (Angaben in %). (Adaptiert nach Ahrendt u. Friedrich 2011a)

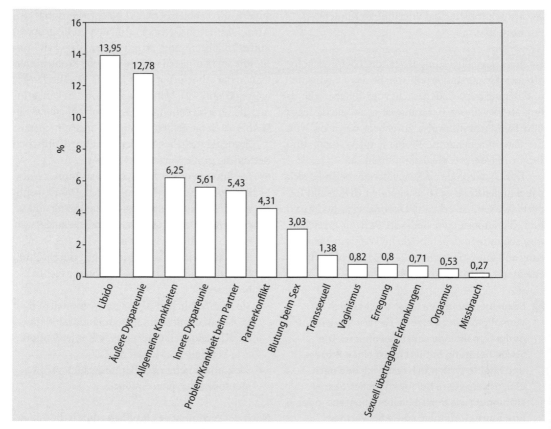

◨ **Abb. 9.3** Häufigkeit genannter sexueller Fragen und Probleme, bezogen auf die Gesamtzahl der erfassten Patientinnen (n=4.493; Angaben in %). (Adaptiert nach Ahrendt u. Friedrich 2011a)

- Erhebung der Aktualanamnese,
- Erhebung der allgemeinen Anamnese,
- Erhebung der gynäkologischen Anamnese,
- Bewertung des Blutungs- und Zyklusgeschehens (Regelkalender!)

Danach erfolgt die gynäkologische Untersuchung:
- Inspektion,
- Palpation,
- zytologischer Abstrich,
- Vaginalsonographie.

Danach erfolgen je nach Symptomen ggf. Laboruntersuchungen.
- Blutbild: Hämoglobin, Hämatokrit, Ferritin,
- Hormonwerte: thyroideastimulierendes Hormon (TSH), follikelstimulierendes Hormon (FSH), Prolaktin, Östradiol (E_2), Progesteron, Testosteron, Androstendion u. a.).

Dieser für die Gynäkologie essenzielle Untersuchungsweg ist auch für die sexualmedizinischen Fragestellungen von Bedeutung.

> **Merke**
>
> Die Mehrzahl der zur Sexualität gestellten Fragen und Probleme können in der normalen frauenärztlichen Sprechstunde beratend geklärt werden.

Schwierigkeiten bei der Beratung können sich ergeben
- durch unklare sprachliche Vermittlung der Probleme,
- durch einseitige Fixierung auf der somatischen Ebene,
- durch Vermeidung von bestimmten »heiklen« Themen,
- durch Fehleinschätzungen der Symptomatik oder
- durch Chronifizierung der Symptomatik (Beier u. Loewit 2011).

> ❯ Eine Parteinahme für einen der Partner muss unbedingt vermieden werden. Das kann das partnerschaftliche Problem aggravieren und die Beratung unmöglich machen.

Ist eine Klärung des Problems durch eine übliche frauenärztliche Beratung nicht erreichbar oder/und handelt es sich um Beziehungskonflikte, bestehen zwei Möglichkeiten:
- Vereinbarung eines Termins zur eigenen Sexualberatung in einer gesonderten Sprechstunde (▶ Abschn. 9.1.2),
- Überweisung zur Sexualberatung oder zur Sexualtherapie zu einem sexualmedizinisch ausgebildetem Arzt oder Psychotherapeuten.

Liquidation Die Abrechnung der ärztlichen Beratung erfolgt über die Psychosomatikziffern (EBM 35100, 35110).

9.1.2 Erweiterte sexualmedizinische Beratung in einer gesonderten Sprechstunde

Die erweiterte Sexualberatung sollte nach Möglichkeit außerhalb der gynäkologischen Sprechstunde stattfinden. Dazu erhält die Patientin einen gesonderten Termin, der einen Zeitrahmen von 30–45 min veranschlagen sollte. Diese Beratung kann einmalig stattfinden, sollte aber i. d. R. mehrere Sitzungen vorsehen. Sie kann als Einzelberatung oder als Paarberatung erfolgen.

Die erweiterte Sexualberatung kann von entsprechend kompetenten Gynäkologen durchgeführt werden. Voraussetzung dazu sind spezielle Kenntnisse in Sexualmedizin und Psychosomatik. Diese werden i. d. R. im Rahmen der Weiterbildung zum Facharzt für Gynäkologie und Geburtshilfe erworben und durch individuelle Fortbildungen, wie die »Basisausbildung Sexualmedizin« des Berufsverbandes der Frauenärzte e. V., erweitert und gestärkt. Eine mehrjährige »Curriculare Ausbildung Sexualmedizin«, wie sie von mehreren Fachgesellschaften angeboten wird, erhöht wesentlich die sexualmedizinische Kompetenz. Sie ist für diese erweiterte Sexualberatung jedoch nicht zwingend Voraussetzung.

Gegenstand dieser erweiterten Sexualberatung sind neben den bereits oben genannten Problemen u. a.
- funktionelle Sexualstörungen (Mangel an sexueller Appetenz und sexueller Erregung, Orgasmusstörungen),

- sexuell bedingte Schmerzen,
- Geschlechtsidentitätsstörungen,
- Probleme und Konflikte in der Partnerschaft u. a.

In dieser »erweiterten Sexualberatung« ist es möglich, tieferliegende Sexualstörungen zu diagnostizieren und eine adäquate Beratung durchzuführen. Das Einfühlen in die spezifische Situation der Patientin oder des Paares mit seinen individuellen Vorstellungen von Liebe, Zärtlichkeit, Intimität, Paarbeziehung und dem jetzt bestehenden Leidensdruck wird so für den Gynäkologen besser möglich.

Das sexuelle Selbstbewusstsein der Patientin bzw. des Paares wird gestärkt durch Vermittlung von Wissen und die Aufklärung über Besonderheiten der Sexualität bei jedem Einzelnen in bestimmten Lebenssituationen und -abschnitten. Dazu gehören evtl. auch Gespräche über den Zusammenhang von Lebensführung und Sexualität, wie etwa zum Umgang mit Alkohol und Nikotin oder zur Bedeutung von Übergewicht und körperlicher Aktivität. Oft geht es um die partnerschaftliche Situation allgemein, um Kommunikationsprobleme, Konfliktverhalten, um die Verarbeitung von körperlichem oder psychischem Stress und den Umgang damit.

Nicht selten beruht eine von der Patientin beklagte Sexualstörung auf falschen Vorstellungen von der Anatomie oder Physiologie der Sexualorgane (z. B. Größe und Lage der Klitoris) und Mythen. Hierbei kann es sehr hilfreich sein, anhand von Bildmaterial die Organe genau zu benennen und deren Funktion zu erklären.

Auch muss über die individuellen Vorstellungen und Erwartungen beider Partner in Bezug auf die Sexualität und die Partnerschaft des Paares gesprochen werden. Kommunikationsschwierigkeiten müssen abgebaut werden, und gemeinsam müssen Kommunkationsstrategien erarbeitet und eingeübt werden (Beier u. Loewit 2011).

Besonderheiten im ärztlichen Handeln bei der Sexualberatung

Sowohl bei der Sexualberatung in der gynäkologischen Sprechstunde als auch der erweiterten Sexualberatung außerhalb der gynäkologischen Sprechstunde müssen durch den Gynäkologen Besonder-

heiten gegenüber seinem sonstigen ärztlichen Handeln berücksichtigt werden. Als Organmediziner sind die Gynäkologen oft schnelle Therapieerfolge gewöhnt. Sie glauben, dass die Patientin auch für ihr sexuelles Problem unmittelbar einen »Heilerfolg« erwartet, der aber meist ad hoc nicht erbringbar ist. Meist bedarf es mehrerer Konsultationen und Beratungen, bis sich Effekte einstellen.

Sowohl die sexualmedizinische Beratung als auch die Therapie stellen Prozesse dar. Durch das Beratungsgespräch wird die Patientin oder das Paar zum Sprechen über die eigene Sexualität oder den Paarkonflikt angeregt. Das Paar wird damit ermutigt, offen über die eigenen Probleme zu reden. Das löst meist eine nachhaltige Dynamik aus, die insbesondere zwischen den einzelnen Sitzungen ohne Anwesenheit des Beraters wirksam wird.

Das Erheben der Sexualanamnese und das diagnostische Gespräch sind Teil des beratenden bzw. therapeutischen Prozesses. Sie führen zu einer neuen Offenheit, verbessern die Kommunikation und verändern damit Einstellungen. Das schließt nicht aus, dass auch medikamentöse Hilfen notwendig sein können.

Liquidation Diese ärztlichen Leistungen werden privat liquidiert mit den Ziffern GOÄ analog 849A (mindestens 20 min), 861A (mindestens 50 min), 870A (mindestens 50 min).

9.1.3   Sexualtherapie

Eine Sexualtherapie ist immer dann indiziert, wenn die Sexualstörungen durch langanhaltende, tiefer greifende Probleme der Patientin oder des Paares bedingt sind und eine Sexualberatung (s. oben) nicht ausreichend ist.

Eine Sexualtherapie ist z.B. erforderlich
- bei schwerwiegenden Ursachen für sexuelle Funktionsstörungen der Frau (Mangel an sexueller Appetenz und sexuelle Erregung, Orgasmusstörungen) und des Mannes (Störungen der sexuellen Appetenz und Erektion, Ejaculatio praecox, Störungen des Orgasmus und der sexuellen Zufriedenheit u. a.)
- bei schwerwiegenden Ursachen für sexuell bedingte Schmerzen,

— bei Vaginismus,
— bei larvierten Sexualstörungen,
— bei sexuellem Missbrauch,
— bei schwerwiegenden Partnerkonflikten,
— bei Sexualstörungen, die mit Depressionen einhergehen.

Die Sexualtherapie wird durch speziell ausgebildete Sexualtherapeuten durchgeführt, die aus verschiedenen medizinischen Fachrichtungen, wie etwa Gynäkologie, Urologie, Innere Medizin, Allgemeinmedizin kommen, oder von darauf spezialisierten Psychotherapeuten.

Die Ausbildung zum Sexualtherapeuten dauert meist 2 Jahre. Zur Ausbildung gehören nicht nur die Vermittlung von Kenntnissen zur Sexualität und deren Pathologien, sondern auch spezielle Balint-Gruppenarbeit, Supervision, Selbsterfahrung und Gruppenselbsterfahrung.

Der Begriff des Sexualtherapeuten ist in Deutschland momentan nicht gesetzlich geschützt. Einzig in Berlin besteht die Möglichkeit, nach erfolgreich bestandener Prüfung, von der Ärztekammer anerkannt, die Zusatzbezeichnung Sexualmedizin zu führen.

Eine Sexualtherapie kann einzeln erfolgen, jedoch ist sie deutlich effektiver, wenn beide Partner einbezogen werden, da die Sexualstörung eines Partners immer auch in die (sexuelle) Beziehung des Paares eingreift und der durch die Therapie entstehende psychodynamische Prozess somit von beiden besser vollzogen werden kann. Es kommen jedoch in seltenen Fällen auch Einzelpersonen zur Sexualtherapie, wie z. B. beim Vaginismus. Hier ist eine Einzeltherapie möglich, da die Frauen meist Angst vor einer (erneuten) Partnerschaft bei bereits erlebter Enttäuschung haben und eine Therapie wünschen. Eine Fortsetzung/Wiederaufnahme der Therapie kann bei späterem Kennenlernens eines Partners jederzeit erfolgen.

Die Sexualtherapie erfolgt in mehreren und regelmäßig wiederkehrenden Sitzungen. Der Abstand zwischen den einzelnen Sitzungen liegt optimalerweise bei 1–2 Wochen, kann jedoch im Einzelfall auch 4 Wochen betragen. Dadurch wird jedoch die Therapie meist weniger effektiv und der Therapiezeitraum insgesamt länger.

> **Merke**
>
> Die Sexualtherapie ist nicht obligater Bestandteil der Tätigkeit des Gynäkologen in der Klinik oder Praxis.

Die praktische Vorgehensweise bei der Sexualtherapie entspricht im Wesentlichen dem der Sexualberatung, ist jedoch umfangreicher und stärker systematisiert.(Beier u. Löwit 2011).

Der Therapeut hat hierbei mehrere Aufgaben:
— genaue Anamnese und Diagnostik.
— Klärung des Auftrags:
  — Was möchte das Paar erreichen?
  — Was ist realisierbar?
  — In welchem Zeitraum?
— Begleitung des therapeutischen Prozesses und gezielte Interaktion, um das Paar in der Selbsterkenntnis zu unterstützen.

Der Therapeut sollte entsprechende Voraussetzungen vorweisen, wie besonderes Einfühlungsvermögen, Neutralität den Partnern gegenüber, hohe Sachkompetenz, Flexibilität im therapeutischen Geschehen und die Fähigkeit zur ganzheitlichen Betrachtung. Der Therapeut sollte die Möglichkeit zur Supervision haben.

Die Therapie erfolgt in mehreren Schritten. Diese einzelnen Therapieschritte und -fortschritte werden im Gespräch mit dem Paar erarbeitet und finden in der Zeit zwischen den Therapieterminen statt. Die Therapieschritte können bestimmte, zu ändernde Verhaltensweisen, die Kommunikation beider Partner und auch körperliche Übungen beinhalten. Diese Inhalte werden sowohl vorher als auch hinterher genau besprochen, wobei die Bedeutung und die Auswirkungen für den Einzelnen und das Paar hinterfragt werden.

Auch hierbei ist wieder ein behutsames Vorgehen wichtig sowie ggf. das genaue, detaillierte Nachfragen durch den Therapeuten. Was fand zwischen beiden Partnern genau statt, und wie haben sie es empfunden?

Der therapeutische Prozess kann zwischenzeitlich scheinbar stagnieren oder sogar zum kurzfristigen Rückschritt führen. Doch auch diese Situation wird das Paar in seinem Erkenntnisprozess und dem gegenseitigen Umgang weiter bringen. Hier lernt das Paar, konstruktiv mit Krisen und Misserfolgen umzugehen, und es lernt, dass diese dazugehören und überwunden werden können.

Formen der Sexualtherapie

Es gibt mehrere Formen der Sexualtherapie und innerhalb der verschiedenen Formen inhaltliche Überschneidungen (▶ Übersicht).

Sexualtherapiearten
- Sensualitätstraining nach Masters und Johnson
- Syndyastische Sexualtherapie
- Systemische Sexualtherapie

Darüber hinaus gibt es noch einige andere Therapieansätze, die modifizierte Techniken anwenden.

■ Sensualitätstraining nach Masters und Johnson

Die klassische Sexualtherapie ist ein von den amerikanischen Sexualforschern William Howell Masters und Virginia Eshelman Johnson entwickeltes Verfahren und hat als Schwerpunkt die Sexualität und die sexuellen Funktionen. Sie betrachtet die Sexualität als eigenen, abgespaltenen Erlebensbereich und fokussiert primär auf die Wiederherstellung der gestörten Sexualfunktion. Dabei werden etablierte psychotherapeutische und/oder medikamentöse Methoden beim Einzelnen oder beim Paar angewendet. Außerdem wird das Paar angeleitet, bestimmte körperliche »Übungen« zur Wiedererlangung der sexuellen Erlebnisfähigkeit durchzuführen (»sensate focus«). Diese Übungen dienen dem Abbau von sexualitätshemmenden Erwartungsängsten und Erwartungsdruck und sollen dem Paar ermöglichen, angstfrei neue, positive sexuelle Erfahrungen zu machen (Masters u. Johnson 1970a).

Es ist eine Paartherapie, d. h. das Paar handelt gemeinsam, um das sexuelle Erleben zu verbessern und hemmende Faktoren durch gemeinsame positive Erlebnisse zu beseitigen. Der Therapieerfolg stellt sich am Ende der einzelnen Übungsschritte ein.

Die einzelnen Schritte werden mit dem Paar besprochen und festgelegt. Störfaktoren, die eine entspannte Atmosphäre behindern, müssen vorher ausgeschaltet werden.

Praktische Durchführung Am Anfang dieses Prozesses steht das gegenseitige Berühren und Streicheln des Körpers unter Auslassen der Genitalien und Brüste, wobei jeder einmal die passive und die aktive Rolle einnimmt. Nachdem diese Phase als angstfrei und für beide wohltuend empfunden wird, werden schrittweise weitere Körperbereiche und schließlich die erogenen Zonen und Genitalien mit einbezogen. In jedem Schritt kann es zur sexuellen Erregung kommen, jedoch soll es nicht zum Geschlechtsverkehr kommen.

Wenn beide dazu bereit sind, geht es im letzten Schritt um die Annäherung an den Koitus. Dabei wird von der Frau der Penis in die Vagina eingeführt, und es sind zunächst keine oder nur leichte Bewegungen erlaubt. Hier gilt es herauszufinden, welche Position für beide Partner als angenehm empfunden wird, um dann später den Koitus gänzlich angstfrei erleben zu können.

■ Syndyastische Sexualtherapie

Bei der syndyastischen Sexualtherapie geht es um die stammesgeschichtlich angelegte innere Programmierung des Menschen auf Bindung, um Grundbedürfnisse zu erfüllen.

> **Definition**
> **Syndyastik**
>
> Syndyastik kommt aus dem Griechischen und bedeutet »zur Gemeinsamkeit, zu zweit, zur Zweierbeziehung« (Beier u. Loewitt 2004).

So setzt die syndyastische Sexualtherapie die psychosozialen Grundbedürfnisse und ihre Bedeutung für den Einzelnen und das Paar als Schwerpunkt. Sexualität wird als Verkörperung der Grundbedürfnisse nach Nähe, Wärme, Intimität, Zuwendung und Akzeptanz betrachtet. Die Erfüllung der Grundbedürfnisse stellt einen wesentlichen Faktor von Lebensqualität und biopsychosozialer Gesundheit/Krankheit dar. Die Beziehung des Paares, als eine der Dimensionen der Sexualität, steht im Mittelpunkt, und es wird primär auf die (Wieder-) Erfüllung dieser Grundbedürfnisse und die Verbesserung der Beziehung fokussiert.

Dabei dient auch die sexuelle Kommunikation der Erfüllung der Grundbedürfnisse und nicht allein dem Lustgewinn. Um dies zu erreichen, lernt das Paar, wieder miteinander zu kommunizieren, auch auf körpersprachlicher Ebene, um insgesamt die Beziehungszufriedenheit zu verbessern. (Beier et al. 2005b).

Ziele Die Ziele der syndyastischen Therapie sind (Beier u. Loewit 2011):
- Das Paar lernt, dass es über seine sexuellen Wünsche und Probleme sprechen kann.
- Das Paar fühlt sich mit seinem Problem angenommen.
- Das Paar erhält Informationen, um eventuelle Missverständnisse, Mythen oder weltanschauliche Ansichten zu korrigieren.
- Das Paar lernt, sein sexuelles Verhaltensrepertoire zu erweitern, um auf diese Weise die Grundbedürfnisse nach menschlicher Nähe, Wärme und Geborgenheit vom Partner zu erfahren.
- Das Paar lernt, dass dadurch das (sexuelle) Selbstbewusstsein wächst.
- Das Paar lernt mit erwachsenden Schwierigkeiten konstruktiv umzugehen.

Es geht also um verbesserte Kommunikation des Paares an sich als Voraussetzung für die Einübung verbesserter körpersprachlicher Kommunikation durch positive, gemeinsame körperliche Erfahrungen.

Praktische Durchführung Auch hierbei erfolgt die Therapie in mehreren Stufen. Diese werden im Therapieprozess vom Paar besprochen, und es werden Zeiten für die Ausführung vorher festgelegt, die im Sinne der Syndyastik, also der Akzeptanz des anderen und des Sich-angenommen-Fühlens vom Partner eingehalten werden. Meist wird nach jeder Stufe der »Einübungen« ein Therapieerfolg spürbar (Beier et al. 2005b).

- **Systemische Sexualtherapie**
Bei der systemischen Therapie geht es um das sexuelle Begehren. Hier wird im Gegensatz zu anderen Sexualtherapien nicht auf die sexuelle Funktion und Dysfunktion fokussiert, um beim Paar einen kleins-

ten gemeinsamen Nenner zu finden, sondern es geht darum, den gegenseitigen Blick auf die individuellen sexuellen Vorstellungen und Wünsche der Partner zu öffnen und Ängste zu nehmen, mit den eigenen sexuellen Vorstellungen dem Partner nicht zu genügen, oder von ihm verlassen zu werden.

Dabei sind 3 Konzepte von besonderer Bedeutung:
- Entwicklung der sexuellen Biografie,
- Ambivalenz des Sexuellen,
- das sexuelle Wollen.

Praktische Durchführung Die Therapie verläuft vereinfacht in **3 Phasen**:
- symptomstabilisierende Interaktion des Paares,
- sexuelle Profilierung und Differenzierung der beiden Partner,
- Erlernen des Umgangs mit der Differenz der sexuellen Profile der Partner.

Bei dieser Form der Sexualtherapie wird davon ausgegangen, dass der erweiterte Zugang zum eigenen sexuellen Erleben ein größeres Potenzial zur persönlichen (sexuellen) Entwicklung und der Entwicklung des Paares darstellt als der alleinige Fokus auf der sexuellen (Dys-) Funktion. Die partnerschaftliche Sexualität stellt nur einen Teil des sexuellen Spektrums des Individuums dar.

Es handelt sich um eine Gesprächstherapie mit entsprechenden Interventionen, um auf die Spannung zwischen ungelebter Sexualität vs. erlebtem Verhalten und Unterbrechung sexueller Aktionsmuster zu zielen (Clement 2001, 2007).

Liquidation Die Abrechnung der Sexualtherapie erfolgt über die entsprechenden psychotherapeutischen GOÄ-Ziffern und müssen privat liquidiert werden.

❯ Patientinnen, bei denen die Sexualstörung auf schwerer wiegenden Persönlichkeitsstörungen, sexueller Traumatisierung, Angststörungen oder Psychosen basiert, sollten primär psychotherapeutisch behandelt werden und später eine Sexualtherapie aufsuchen. Optimal wäre eine Psychotherapie bei einem sexualtherapeutisch versierten Psychotherapeuten.

Kasuistik: Sexualtherapie von Viola G. und Torsten S.

■ **Anamnese Viola G. (28 Jahre)**

Aktualanamnese Die Patientin stellt sich auf Überweisung ihrer Gynäkologin in der Praxis vor, weil sie unzufrieden ist mit ihrer Sexualität mit ihrem Partner und Angst hat, dass es deshalb zur Trennung des Paares kommt.

Sie hatte seit einem Jahr keinen Geschlechtsverkehr. Auch Berührungen oder Zärtlichkeiten gebe es seitdem kaum. Sie habe auch keine Lust auf Berührungen bzw. vermeide diese, aus Angst, dass es auf Geschlechtsverkehr hinauslaufen würde. Zuletzt hatte sie stets Schmerzen beim Geschlechtsverkehr, bereits beim Eindringen des Penis in die Scheide. Dieser Schmerz hätte sich dann im Laufe der Zeit noch verstärkt und ihre Angst davor erhöht. Ihr Partner habe zwar dafür Verständnis, aber sie würde auch merken, dass er mit der Situation unzufrieden sei.

Sie ist mit der Situation unzufrieden und wünscht sich eine befriedigende Sexualität in der Partnerschaft. Sie liebt ihren Partner und möchte auf jeden Fall mit ihm zusammen bleiben. Sie wirkt sehr verzweifelt und ist hochmotiviert, eine Therapie zu beginnen, weil der Frust so groß ist, sie endlich wieder eine befriedigende Sexualität erleben und später auch ihren Kinderwunsch realisieren möchte.

Beide hätten schon Einiges probiert, um eine Lösung zu finden, sogar ein eigenes »Programm« erstellt, aber das habe alles nicht funktioniert und den Frust sogar noch verschlimmert. Sie haben versucht, sich wieder anzunähern durch Aufnahme von körperlichem Kontakt und Streicheln, aber aus unklaren Gründen ließen sie wieder davon ab.

Das Ziel der Therapie sieht sie in einer befriedigenden Sexualität.

Selbstbefriedigung spiele momentan kaum eine Rolle bei ihr, da sie einfach keinerlei Lust dazu verspüre. Bis vor 2 Jahren hätte sie sich regelmäßig selbst befriedigt und dabei zärtlichen Sex mit ihrem Partner phantasiert.

Sexuelle Aktivitäten gäbe es momentan kaum zwischen den beiden. Früher ging der erste Impuls zur sexuellen Begegnung wechselseitig von beiden Partnern aus. Besonders ihr Partner sei darüber sehr resigniert, akzeptiert aber ihre derzeit ablehnende Haltung.

Kinderwunsch besteht bei ihr momentan nicht. Den möchte sie erst später realisieren. Sie verhütet mit einem oralen hormonellen Kontrazeptivum mit Ethinylöstradiol und Drospirenon.

Aktuelle Lebenssituation Die Patientin ist seit 7 Jahren mit ihrem Freund zusammen. Die beiden haben sich über das Internet kennengelernt. Anfänglich war es 2 Jahre lang eine Fernbeziehung, da sie 200 km voneinander entfernt wohnten. Dann zog sie zu ihm in eine gemeinsame Wohnung und begann dort vor 5 Jahren ihr Studium.

Vorher hatte sie bereits einen Beruf erlernt und arbeitet neben dem Studium noch regelmäßig in diesem Beruf, um ihr Studium zu finanzieren, da sie kein Bafög bekommt. Ihre finanzielle Situation ist eher schlecht. Nach dem Studium möchte sie in der Stadt bleiben und dort ihre berufliche Laufbahn starten.

Sexuelle Eigenanamnese Die Patientin ist in einer Kleinstadt bei ihren Eltern liebevoll aufgewachsen. Sie hat noch einen 10 Jahre älteren Bruder. Zu ihrer Familie hat sie eine sehr enge Verbindung und würde auch gerne wieder dorthin ziehen, allerdings nur zusammen mit ihrem Partner. Sexualität war in ihrer Kindheit und Jugend kein Thema. Die Eltern sind damit eher verhalten umgegangen. Sexualität wurde jedoch auch nicht tabuisiert.

In der Familie wurde liebevoll miteinander umgegangen. Die Kinder wurden umarmt, gestreichelt, getröstet. Sie habe sich immer sehr wohl und geborgen in ihrem Elternhaus gefühlt, und auch jetzt sei es noch so.

Mit 18 Jahren hatte sie ihren ersten Geschlechtsverkehr mit ihrem damaligen »Traummann«. Das erste Mal war für sie nicht so schön, aber später war die Sexualität mit ihm befriedigend.

Sexueller Missbrauch oder negative Erfahrungen wurden verneint.

Weitere anamnestische Angaben
- Medikation: orale Kontrazeption
- Eigenanamnese: –
- Familienanamnese: –
- Gynäkologische Anamnese:
  - Laparaskopie einer Ovarialzyste vor 10 Jahren,

— fraktionierte Abrasio wegen Zwischen-
blutungen vor 9 Jahren.
- Urologische Anamnese: –
- Körperlicher Befund: unauffällig.
- Psychologischer Befund: unauffällig.

■ **Anamnese Torsten S. (35 Jahre)**

Er sei sehr unzufrieden mit der derzeitigen Situation und wünsche sich mehr körperliche Nähe und Sexualität mit seiner Freundin. Er liebt seine Freundin sehr und möchte gern befriedigende Sexualität mit ihr erleben. Mittlerweile traut er sich nicht mehr, sie intensiver zu berühren, aus Angst vor Zurückweisung: Ihr Verhalten ließ ihn resignieren. Andererseits würde er niemals seine Freundin bedrängen und erhofft sich nun durch die Therapie die entsprechende Hilfestellung.

Er hat auch Angst vor der Zukunft, weil er vermutet, dass seine Freundin nach dem Studium, in einem Jahr, wieder zurück in die Nähe ihrer Eltern ziehen möchte und dadurch ihre Beziehung gefährdet wird. Für ihn ist der Umzug keine Option, da er dort bisher keine berufliche Perspektive sieht und die Chancen, dort Arbeit zu finden, für ihn schlecht stünden. Das ist auch oft Streitthema zwischen den beiden.

Außerdem hat er Bedenken, zu nah an der Familie seiner Freundin zu wohnen, da er sich von ihrer Mutter nicht akzeptiert fühlt und ihre Eltern seine Freundin zu sehr vereinnahmen würden.

Er vermisst nicht nur die Zärtlichkeit mit seiner Freundin, sondern auch Komplimente, bestärkende Worte von ihrer Seite. Außerdem möchte er gern von ihren Eltern mehr akzeptiert werden bzw. möchte, dass Viola ihn vor ihren Eltern mehr akzeptiert.

Für ihn war es beim Kennenlernen von Viola »Liebe auf den ersten Blick«. Die Faszination ging wohl von beiden Seiten gleichermaßen aus.

Er liebt ihre liebevolle Art, ihre Intelligenz, ihren Humor, dass sie sich so gern bei ihm anlehnt, sie miteinander reden können, ihre verständnisvolle Art.

Er möchte mit ihr Familie gründen, aber zunächst sollte ihr Problem gelöst werden.

Aktuelle Lebenssituation (Siehe auch oben.) Er arbeitet als Elektriker in zwei Schichten. Sein Beruf macht ihm sehr viel Spaß, und die Arbeitsstelle ist relativ sicher. Wirtschaftlich geht es ihm recht gut.

Bevor Viola vor 5 Jahren zu ihm zog, wohnte er allein in der jetzigen Wohnung. Der Zuzug von Viola war ein schöner Moment in seinem Leben.

In der Freizeit würde er gerne joggen und sich um den gemeinsamen Garten kümmern.

Sexuelle Eigenanamnese Er wuchs bei seinen Eltern auf zusammen mit seiner jüngeren Schwester auf. Er hatte er immer das Gefühl, von seinen Eltern nicht richtig – so, wie er es sich als Kind gewünscht hätte – akzeptiert zu werden. Seine jüngere Schwester wurde immer vorgezogen.

Sexualität wurde nicht tabuisiert, aber auch nicht thematisiert in seiner Ursprungsfamilie. Sexuelle Aufklärung erhielt er durch Freunde, Zeitschriften, die Schule. Sexueller Missbrauch oder negative Erfahrungen wurden verneint.

Vor Viola hatte er schon mehrere Freundinnen und mit ihnen befriedigende Sexualität.

Etwa 2- bis 3-mal pro Woche würde er sich selbst befriedigen.

■ **Weitere anamnestische Angaben**
- Medikation: –
- Eigenanamnese: –
- Familienanamnese: –
- Urologische Anamnese: –
- Körperlicher Befund: unauffällig.
- Psychologischer Befund: unauffällig.

■ **Resümee nach der anamnestischen Einzelbefragung und gemeinsamen Befragung des Paares**

Sie lieben sich und möchten zusammen bleiben.

Beide wünschen sich eine harmonische Partnerschaft, zu der eine befriedigende Sexualität gehört, die sie mit ihrem Partner ausleben wollen.

Beide haben Angst vor der Zukunft, die sie aber miteinander erleben möchten.

Aufzeigen von Kommunikationslücken. Eine Verbesserung der Kommunikation ist erforderlich und sollte ein Ziel der Therapie sein.

Körperliche Annäherung erfolgt während der Therapie in mehreren Schritten mit dem Ziel, wieder unbefangen körperlich miteinander zu kommunizieren.

Beide sind hochmotiviert und zuversichtlich. Am liebsten möchten sie sofort zu Hause anfangen mit »Übungen«.

Durch den Start in die Therapie sind beide sehr erleichtert

■ **1. Stunde**

Thematisierung der Zukunftspläne beider.
- Dabei Feststellen, dass ihre Ziele kongruent sind, was vorher aus Angst nicht besprochen wurde.
- Beidseitige Erleichterung.

Erarbeitung der Bedeutung der Beziehung zu den Eltern von beiden.

Sie hat ein enges Verhältnis zu ihren Eltern, telefoniert oft, besucht sie ca. alle 6–8 Wochen (250 km entfernt).

Er verdeutlicht, dass er sich von ihren Eltern nicht akzeptiert fühlt, weil Viola ihn vor ihren Eltern nicht akzeptiert.

Für ihn haben seine Eltern nicht die überdimensionale Bedeutung, da er sich von ihnen nicht akzeptiert fühlte, was er in ähnlicher Weise durch seine »Schwiegereltern« erfährt.

Aufstellen eines Planes für körperliche Annäherungen in den nächsten 2 Wochen.

Beide wollen überlegen, welcher Zärtlichkeitsaustausch beiden gefallen würde, und dieses umsetzen. Außerdem vereinbaren sie ein absolutes Koitusverbot, damit Viola bei körperlichen Annäherungen keine Angst haben muss, dass es zum Koitus kommt und er sich nicht mehr abgewehrt fühlen muss.

Wiedervorstellung in 2 Wochen.

■ **2. Stunde**

Sie wirken gegenseitig sehr abgewandt und distanziert. Sie sind enttäuscht voneinander. Sie ist aus dem Schlafzimmer ausgezogen und schläft im Wohnzimmer. Es gab häufiger Streit seit dem letzten Treffen um Kleinigkeiten. Sie fühlen sich gegenseitig nicht verstanden und auch abgelehnt.

Während der vereinbarten Stunden wollten sie sich gegenseitig den Rücken streicheln.

Vorher gingen sie beide essen und Viola bereitete danach alles romantisch mit Kerzen vor. Sie genoss es, ihn zu berühren und auch er fand es schön.

Für ihn war der aktive Part unangenehm und er wollte es schnell hinter sich bringen, was sie wiederrum sehr enttäuschte. Zu dieser Enttäuschung trug auch bei, dass er danach sofort den Fernseher anschaltete. Dabei ist die Situation eskaliert. Seitdem haben sie nicht mehr miteinander gesprochen.

Er erklärte, dass ihm die »Übung« nicht gefallen hat und das sexuelle Problem auf einem Beziehungsproblem basiert, das sich seit der letzten Stunde nicht geändert habe.

Das Gespräch gestaltet sich schwierig. Jeder ist vom Anderen aus anderen Gründen enttäuscht. Eigentlich wollen beide dasselbe: gegenseitige Akzeptanz und Verständnis. Es dauert lange, ihnen das zu spiegeln.

Sie betonen trotzdem, zusammenbleiben zu wollen, und werden sich in den nächsten 2 Wochen wieder verabreden. Diesmal schreibt jeder auf, was er am Anderen positiv und auch negativ findet. Der so Kritisierte versucht, die Kritik anzunehmen, ohne übersensibel (sie) oder zynisch (er) zu reagieren.

Außerdem wollen beide wieder zusammen mehr unternehmen. Jeder schreibt auf, was sie gerne zusammen machen möchten.

■ **3. Stunde**

Beide sind sich zugewandt, lächeln sich an und berichten, dass es ihnen sehr gut getan hat, sich gegenseitig Komplimente zu machen und auch Kritik zu empfangen bzw. sie anzunehmen. Sie gestehen sich ihre Fehler gegenseitig ein und äußern, dass es sehr ungewohnt war, für alltägliche Dinge oder Kleinigkeiten Wertschätzung vom Anderen zu bekommen.

Sie haben sich mehrere Aktivitäten überlegt, die sie gemeinsam umsetzen wollen, wirken sehr motiviert. Sie möchten unbedingt neue »Aufgaben« innerhalb der Therapie. Es soll schnell vorangehen.

Er ist vor allem ungeduldig, möchte, dass es schneller voran geht.

Es wird nochmals erörtert, dass viel Zeit notwendig ist und vor allem aktives Handeln und Arbeiten von beiden Partnern.

Beide äußern wieder ihre Ängste vor der Zukunft, sind aber mittlerweile etwas optimistischer als in der 1. Stunde.

▪ 4. Stunde

Thema ist die räumliche Trennung durch Beginn eines 4-monatigen Praktikums von Viola in einer anderen Stadt. Beide äußern spontan, dass sie sich miteinander viel wohler fühlen.

Sie möchten die neu erlernte Art der Kommunikation am Telefon weiter vertiefen.

Diesmal ist sie ungeduldig und möchte schneller vorankommen

Er reagiert etwas verärgert über das langsame Voranschreiten und kann sich nicht vorstellen, dass »ihr Problem« damit gelöst wird. Insgesamt ist er noch kritisch und meint, es habe sich nicht viel geändert

Sie ist zufrieden mit dem derzeitigen Stand und ist darüber, dass sie sich wieder angenähert haben.

Sie berichten von einem größeren Streit um Kleinigkeiten, mit dem sie durch das neu erlernte Verhalten gut umgehen konnten.

Es wird nochmals erörtert, dass die Therapie Zeit braucht, um den neuen Umgang miteinander in den Alltag zu integrieren, und dass ein zu schnelles Voranschreiten eher zu Rückfällen in alte Muster führen würde.

▪ 5. Stunde

Beide stellen fest, dass sie zu wenig über ihre sexuellen Vorlieben und Phantasien reden und diesbezüglich zu wenig voneinander wissen. Sie nehmen sich vor, bis zur nächsten Stunde sich Zeit zu nehmen, um sich auch auf diesem Gebiet verbal näher zu kommen.

Bis zur nächsten Stunde wollen sie die nächste »Hürde« nehmen und sich körperlich näher kommen durch gegenseitiges Streicheln unter Auslassen der Brust und Genitalien.

Sie äußert ihre Ängste bezüglich ihres Äußeren, fühlt sich hässlich und meint, Orangenhaut und hängende Brüste zu haben. Eigentlich findet sie kaum etwas an sich schön. Er widerspricht ihr in allem und sagt, dass er sie sehr schön findet und sie so liebt, wie sie ist.

Trotz ihrer Unsicherheit möchte sie die Übung nackt und mit (gedämpftem) Licht durchführen.

Außerdem missbehagt ihr die neue Rolle in ihrem Praktikumsplatz, weil sie dort schon wie ein Experte behandelt wird.

▪ 6. Stunde

Beide äußern spontan, dass es wieder so schön harmonisch zwischen ihnen ist wie am Anfang. Sie sind glücklich darüber, lächeln sich an, halten sich Händchen.

Er äußert, dass auch er mittlerweile darüber erfreut ist, wie sich alles verändert hat, dass er das nie gedacht habe. Er sei froh darüber, dass sie mit mir über die Probleme reden können und dass sie sich von mir unterstützt fühlen.

Sie berichten von ihrem gemeinsamen Wochenende, an dem sie ganz entspannt eine Radtour gemacht haben. Sie mochte früher keine Radtouren, weil er immer davon fuhr. Diesmal spürte sie, dass er Rücksicht auf sie nahm, und auch für ihn war es schön, dass sie sich für seinen Vorschlag begeistern konnte.

Das gegenseitige Streicheln fanden beide sehr schön … Sie konnte sich ganz gut fallen lassen, auch wenn ihre Hemmungen aufgrund ihres Äußeren nicht vollständig aus ihren Gedanken verschwunden waren. Sie hatten das erste Mal seit Langem das Gefühl, sich wieder nahe und eins zu sein. Diesmal fanden sie die Terminierung und das Procedere nicht komisch, sondern konnten es genießen. Um von ihrer Unsicherheit abzulenken, unterhielten sie sich dabei, sagten sich auch gegenseitig, was ihnen im Augenblick besonders gefiel und wie es noch schöner sein könnte.

Sie möchte am liebsten schon den nächsten Schritt gehen, allerdings hat sie auch große Angst, sich an den Brüsten berühren zu lassen.

Deshalb vereinbaren beide, bis zum nächsten Mal diese Übung zu vertiefen und diesmal still zu genießen und darauf zu achten, welche Empfindungen dabei in ihnen hervorgerufen werden.

…

▪ 20. Stunde

Sie ist ganz freudig erregt und fordert ihn freudestrahlend auf: »Los, erzähl doch mal, was wir erlebt haben!«

Dann berichten beide, dass »der Knoten geplatzt sei« und sie bei ihrer letzten Verabredung, am Sonntag, eine so große Erregung verspürt haben, dass sie wollte, dass er seinen Penis in ihre Vagina einführt. Sie war sehr froh und auch erleichtert, dass es sogar ein paar Zentimeter geklappt hat ohne

Schmerzen. Zudem empfand sie das noch als sehr lustvoll und hatte so ein Gefühl schon sehr lange nicht mehr gehabt. Sie hätte nie gedacht, dass das überhaupt noch möglich sein würde.

Beide empfanden es als sehr schön, vor allem, weil sie sich dadurch so nahe sein konnten und sich intensiv gespürt haben. Es ging primär nicht um Erregung oder Lust, sondern um eine emotionale Nähe, die sie nun auch körperlich empfinden konnten.

Sie sind durch dieses Erlebnis sehr beflügelt und noch stärker motiviert, an diesem Punkt weiter zu machen. Allerdings wird ihnen durch unser Gespräch auch bewusst, dass auch immer mal »Rückschläge« (Unlust oder Schmerzen) auftreten können und diese Situation »geübt« werden muss, um ihr weiterhin die Angst zu nehmen. Ihnen ist klar, dass es bei weiteren Verabredungen wieder einen Schritt zurückgehen kann, wobei sie auch das vorherige »Level« als schön empfinden und es längst nicht mehr vordergründig um das Erreichen eines orgastischen Höhepunktes (irgendwann) geht, sondern darum, gemeinsam eine schöne Zeit zu erleben und sich gegenseitig nah zu sein.

Sie wollen erst einmal so weitermachen, und beim nächsten Mal soll sie den aktiven Part übernehmen und den Penis einführen, jedoch nur, wenn die Situation dem entspricht. Ihnen ist klar, dass ansonsten wieder eine Frustration auftreten kann.

Dann verabschieden sich beide und wollen die nächsten Schritte ohne therapeutische Hilfe meistern. Ansonsten würden sie sich wieder melden.

■ **Ausblick**
Im Vordergrund der Therapie standen neben den körperlichen »Übungen« vor allem die Verbesserung der Kommunikation und die Verdeutlichung des identischen Ziels, mit dem Partner zusammen bleiben zu wollen und von ihm angenommen, akzeptiert zu werden.

Das Paar hat es geschafft, innerhalb von 20 Stunden Sexualtherapie eine Form von Sexualität zu finden, die beide befriedigt.

Nach einem Jahr kommt eine Weihnachtskarte von dem Paar, in der sie mitteilen, dass sie geheiratet haben und sehr glücklich seien.

9.2 Diagnostik von Sexualstörungen

❯ Die Phase der Diagnostik von sexuellen Störungen ist bereits der Beginn des Behandlungsprozesses, weil schon das Sprechen über ein lange währendes und manchmal schambesetztes Thema zu einer Veränderung der Paardynamik führt.

Zur Diagnostik einer sexuellen Störung stehen in der frauenärztlichen Sprechstunde neben der allgemeinen und gynäkologischen Anamnese sowie der gynäkologischen Untersuchung, einschließlich Hormonanalysen, folgende Instrumentarien zur Verfügung:

- das sexualmedizinische Beratungsgespräch im Rahmen der gynäkologischen Routinesprechstunde,
- die gezielte Sexualanamnese und -beratung in einer gesonderten Sprechstunde,
- allgemeine medizinische Anamnese und Untersuchung,
- Hormondiagnostik/Genetik,
- Fragebögen zur Erfassung der sexuellen Störung,
- Spezialuntersuchungen.

Für die Erhebung der sexualmedizinischen der Anamnese sowie für die sexualmedizinische Gesprächsführung und Diagnostik stehen mehrere, teilweise selbst entwickelte Verfahren zur Verfügung, die nachstehend dargestellt werden.

❯ Entsprechend der jeweiligen Erfahrung in der Sexualberatung wird einer dieser Diagnostikalgorithmen präferiert bzw. kann an den eigenen Stil angepasst werden.

9.2.1 Gynäkologische Diagnostik

Die Module der allgemeinen medizinischen Anamnese und Diagnostik in der gynäkologischen Sprechstunde veranschaulicht ◘ Abb. 9.4.

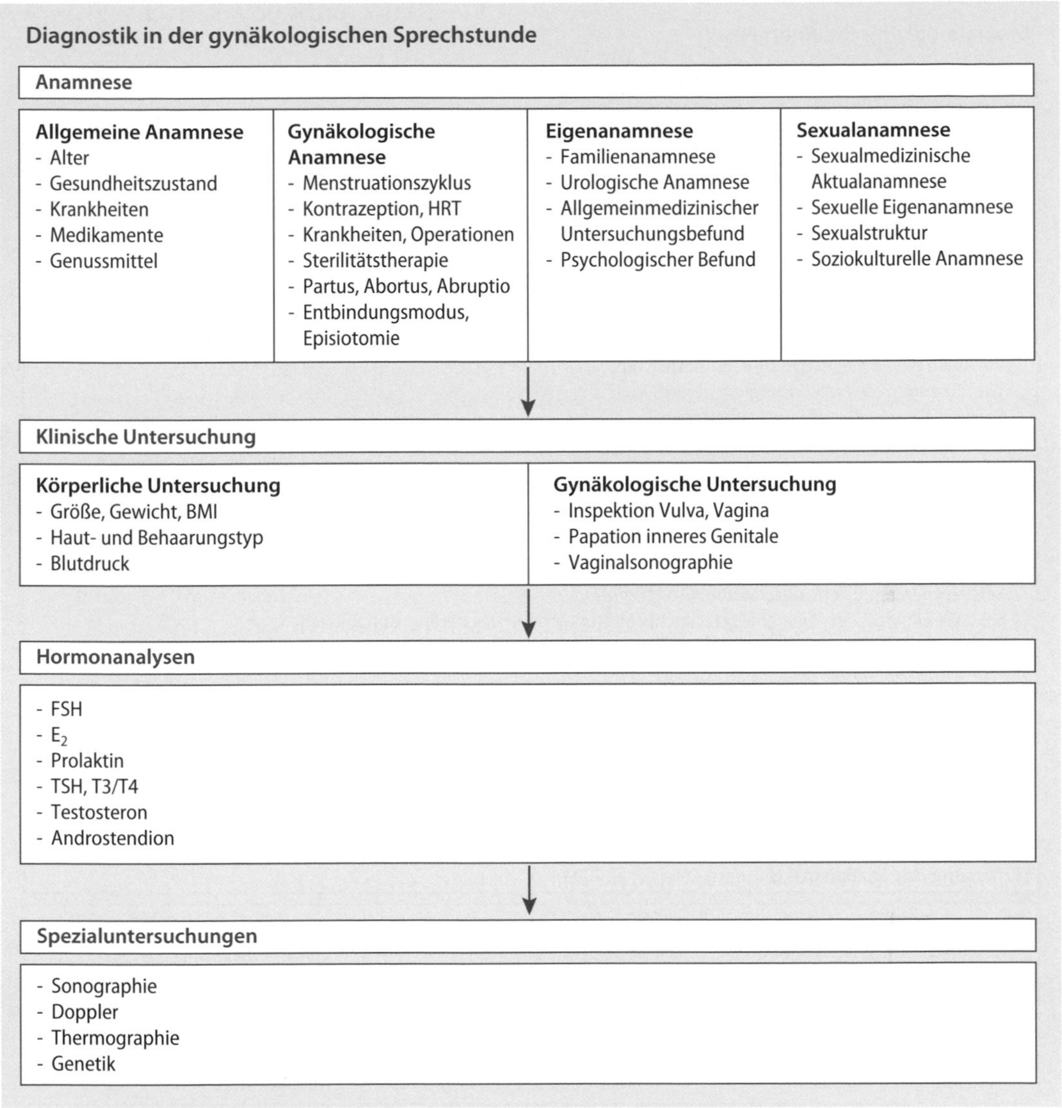

Diagnostik in der gynäkologischen Sprechstunde

Anamnese

Allgemeine Anamnese	Gynäkologische Anamnese	Eigenanamnese	Sexualanamnese
- Alter	- Menstruationszyklus	- Familienanamnese	- Sexualmedizinische Aktualanamnese
- Gesundheitszustand	- Kontrazeption, HRT	- Urologische Anamnese	- Sexuelle Eigenanamnese
- Krankheiten	- Krankheiten, Operationen	- Allgemeinmedizinischer Untersuchungsbefund	- Sexualstruktur
- Medikamente	- Sterilitätstherapie	- Psychologischer Befund	- Soziokulturelle Anamnese
- Genussmittel	- Partus, Abortus, Abruptio		
	- Entbindungsmodus, Episiotomie		

Klinische Untersuchung

Körperliche Untersuchung	Gynäkologische Untersuchung
- Größe, Gewicht, BMI	- Inspektion Vulva, Vagina
- Haut- und Behaarungstyp	- Papation inneres Genitale
- Blutdruck	- Vaginalsonographie

Hormonanalysen

- FSH
- E_2
- Prolaktin
- TSH, T3/T4
- Testosteron
- Androstendion

Spezialuntersuchungen

- Sonographie
- Doppler
- Thermographie
- Genetik

◘ **Abb. 9.4** Medizinische Anamnese und Untersuchung

9.2.2 Sexualmedizinische Anamnese

Zur Erhebung einer gezielten Sexualanamnese gehören die sexualmedizinische Aktualanamnese, die sexuelle Eigenanamnese und die soziokulturelle Anamnese (▶ Übersicht). Die Inhalte sind in ◘ Abb. 9.5 dargestellt.

Diagnostik von Sexualstörungen

Sexualanamnese
- Sexualmedizinische Aktualanamnese
- Sexuelle Eigenanamnese
- Sexualstruktur
- Soziokulturelle Anamnese

Sexualmedizinische Anamnese

Sexualmedizinische Aktualanamnese

- Genaue Schilderung der Symptomatik
- Seit wann besteht die Störung?
- Wann tritt diese Störung auf?
- Wie oft?
- In welchen Situationen? Oder immer?
- Mit welchem Partner?
- Wie wirkt sich das auf die Beziehung aus?
- Welche Lösungsversuche haben Sie bereits unternommen?
- Welches Ziel, welchen Wunsch haben Sie und Ihr Partner?
- Von wem ging die Initiative zum Arztbesuch aus?
- Warum erfolgt die Arztkonsultation gerade jetzt?
- Bei wem besteht der größere Leidensdruck?
- Bei wem besteht die größere Therapiemotivation?

↓

Sexuelle Eigenanamnese

- Sexualerziehung (Eltern, Geschwister, Großeltern)?
- Sexuelle Entwicklung: Pubarche, Ejakularche, Mastubarche, erstes Petting, Kohabitarche
- Wie wurde das von der Patientin empfunden?
- Vorherige Partnerschaften?
- Entwicklung der aktuellen Partnerschaft?
- Kinderwunsch, Verhütung, Familiengründung?
- Besonderheiten?
- Sexuelle Aktivitäten, geschlechtliches und sexuelles Erleben im Erwachsenenalter

↓

Erfassung der Sexualstruktur (nach Ahlers et al. 2004)

Struktur der sexuellen Präferenz	**Ebenen des sexuellen Erlebens und Verhaltens**	**Formen des sexuellen Verhaltens**
- Geschlecht des gewünschten Partners - Alter des gewünschten Partners - Art und Weise des Umgangs: Typ, Modus, Praktik, Frequenz, Vorlieben, Abneigungen (Paraphilien)	- Sexuelles Selbstkonzept - Sexuelle Phantasien - Sexuelle Verhaltensweisen (sexuelle Appetenz, Erleben von Lust, Erregung und Orgasmus?)	- Selbstbefriedigung - Extragenitale sexuelle Interaktion (Streicheln, Schmusen, Küssen) - Genitale Stimulation (manuell, oral, genital, Pettings, Geschlechtsverkehr)

↓

Soziokulturelle Anamnese

- Aktuelle Lebenssituation
- Partnerschaft, Familie, Kinder
- Konfession, religiöse Bindungen
- Beruf, eigene berufliche Situation
- Berufliche Situation des Partners
- Wirtschaftliche Situation
- Wohnverhältnisse
- Freizeitsituation

◻ **Abb. 9.5** Sexualmedizinische Anamnese

Es bedarf einer gewissen Erfahrung, die Sexualanamnese zu erheben. Dabei ist es nicht möglich, nicht sinnvoll und auch nicht praktikabel, die vorgegebenen Fragen (◘ Abb. 9.5) komplett und in der entsprechenden Reihenfolge abzuarbeiten. Diese ergibt sich aus der Gesprächssituation und richtet sich nach dem Gesprächsalgorithmus (s. unten).

Zur Objektivierung der anamnestischen Daten, zur Verbesserung der Dokumentation und zur Optimierung des Beratungsgespräches ist es sinnvoll und nützlich, Hilfsinstrumente wie z. B. **Fragebögen** einzusetzen (► Übersicht).

Fragebögen
- Brief Profile of Female Sexual Function (B-PFSF; ► Abschn. 9.3.2)
- Female Sexual Function Index (FSFI; ► Abschn. 9.3.3)
- Fragebogen für das vertiefende Gespräch bei Sexualproblemen im Klimakterium
- u. a.

Sexualmedizinische Gesprächsführung

❯ Nicht wenige Frauen, die sexuelle Probleme haben, sind gehemmt, diese beim Frauenarzt anzusprechen.

Patientinnen haben unterschiedliche Erwartungen an eine Sexualberatung. Manche möchten einfach nur einmal das Sexualproblem angesprochen haben und wollen nur eine kurze einmalige Beratung. Andere Patientinnen haben einen großen Leidensdruck und erwarten konkrete Hilfe. Vor allem möchten sie sich vom Arzt mit ihrem Sexualproblem angenommen fühlen. Er soll sensibel mit ihren Ängsten und ihrem Schamgefühl umgehen und sie kompetent beraten.

Für das Erheben einer sorgfältigen sexualmedizinischen Anamnese und für eine Beratung müssen die Bedingungen für eine offene und entspannte Atmosphäre ohne Zeitdruck gegeben sein. Die Patientin sollte eine aufmerksame Präsenz des Arztes spüren, die nicht durch Störungen, z. B. durch Arzthelferinnen oder das Telefon, eingeschränkt ist. Das bedeutet eine zugewandte Sitzhaltung, Augenkontakt und verbale bzw. nonver-bale Signale, die der Patientin Aufmerksamkeit vermitteln (Valk 2009).

Sind diese Bedingungen, z. B. bei vollem Wartezimmer, nicht gegeben, sollte die Patientin zur Anamneseerhebung noch einmal einbestellt werden, ggf. mit ihrem Partner. Das Besondere bei sexuellen Funktionsstörungen ist, dass die Störung nicht nur die Patientin betrifft, sondern immer das Paar. Die Patientin ist dabei möglicherweise nur die Symptomträgerin eines größeren Paarkonfliktes, dessen Ursache beispielsweise in Kommunikationsproblemen oder unterschiedlichen Ansichten der Partner zu suchen ist.

Merke

Idealerweise ist deshalb bei einer Sexualberatung auch der Partner mit einzubeziehen. Auch im Fall eines Einzelgespräches ist nicht ein Individuum der Patient, sondern immer das Paar.

Die Erhebung der Anamnese in Anwesenheit des Partners der Patientin hat den Vorteil, dass man gleich einen Einblick in die typische Paarsituation hat, das Umgehen der beiden miteinander, und sich in diese Interaktion einfühlen kann. Außerdem lernt man so die Sichtweise beider Partner kennen und kann mögliche Kommunikationsprobleme relativ schnell erkennen, diese dem Paar spiegeln, das Verständnis beider füreinander fördern und dadurch sie wieder einander annähern. Das Einzel- oder Paargespräch wird in jedem Fall ein Anstoß für die Betroffenen sein, über das Gesagte nachzudenken, es zu Hause weiter zu verarbeiten und eventuell darüber zu reden.

Der Einstieg in das Gespräch kann dann schwierig sein, wenn sich der Arzt für sexuelle Probleme nicht zuständig oder kompetent fühlt oder wenn er unter zeitlichem Druck steht. Abweisende Äußerungen sollten der Vergangenheit angehören:
- »Seien Sie froh, dass Sie gesund sind.«
- »Körperlich jedenfalls ist bei Ihnen alles in Ordnung.«
- »In Ihrem Alter ist Sex doch nicht das Wichtigste.«
- »Suchen Sie sich doch einen anderen Partner.«
- »Das wird schon wieder.«

Mit solchen Aussagen signalisiert ein Arzt, dass er das Problem nicht für wichtig hält, die Patientin mit ihrem Leidensdruck allein lässt, nicht kompetent ist. Das lässt ein beratendes Gespräch erst gar nicht entstehen. Dadurch wird nachhaltig und ggf. auf Dauer das Arzt-Patientinnen-Verhältnis und damit die Compliance gestört.

Die Patientinnen sind entmutigt und trauen sich nie wieder, das sensible Thema Sexualität bei ihrem Frauenarzt anzusprechen (Berman et al. 2003a; Goldstein et al. 2009). Bei Unsicherheit zu sexuellen Themen ist es dann sicher günstiger, die Patientin noch einmal zu einer gesonderten sexualmedizinischen Beratung einzubestellen, um sich fachlich besser auf das Gespräch vorzubereiten, oder aber die Patientin an einen kompetenteren Kollegen zu überweisen.

Die Gesprächseröffnung kann auf 3 Wegen erfolgen:

- Die Patientin trägt ihr Problem primär selbst vor. Dieses Problem ist der Hauptgrund für den Besuch in der frauenärztlichen Sprechstunde.
- Die Patientin gibt Beschwerden bei der Untersuchung an, die einen Grund darstellen, nach sexuellen Problemen zu fragen.
- Der Arzt eröffnet das Gespräch ohne konkreten Anlass, da Fragen nach der Sexualität zu seinem »normalen« Anamneseritual gehört. Dabei haben sich sog. offene Fragen bewährt, etwa so: »Wie steht es mit Ihrem Sexualleben? Haben sie diesbezüglich Fragen, Wünsche oder Probleme?«

Natürlich können diese Fragen nicht als Standard vorgeben werden. Jeder Frauenarzt wird seine Anamneseerhebung modifizieren müssen. Das individuelle ärztliche Herangehen hängt von verschiedenen Faktoren ab:

- dem Lebensalter von Patientin und Arzt,
- der eigenen Einstellung zur Sexualität,
- den eigenen sexuellen und Lebenserfahrungen,
- der eigenen inneren Unbefangenheit, offen über Sexualität reden zu können.

Beeinflussende Faktoren von Seiten der Patientin sind:

- das Lebensalter,
- die Lebenssituation,
- der Bildungsgrad,
- der soziokulturelle Hintergrund,
- die religiöse Bindung,
- die sexuellen Erfahrungen,
- das Vermögen, über Sexualität sprechen zu können.

Nicht selten haben auch Ärzte Ängste und Schamgefühle, offen über Sexualität zu sprechen. Oftmals verstecken Ärzte ihre eigene Unsicherheit hinter lateinischen Begriffen wie Libido, Masturbation oder Koitus. Da die Patientin diese Begriffe oft nicht versteht, kann es sie davon abhalten, von ihrem sexuellen Problem zu erzählen.

Junge Patientinnen erwarten meist eine einfache, unkomplizierte Sprache: »Und wie steht's mit dem Sex?« Da »bricht das Eis« schnell, und die Patientin ist überrascht, wie natürlich auch in der ärztlichen Sprechstunde über Sexualität gesprochen werden kann.

Geht die Patientin auf das Thema ein, sollte sie ermutigt werden, über ihre Probleme, Wünsche und Vorstellungen zu sprechen. Der Arzt sollte dabei »aktiv« zuhören und gezielt Fragen stellen oder verbale Hilfestellungen geben.

Für die Sexualberatung sollte man sich eines Gesprächsalgorithmus bedienen, der strukturiert und zielführend ist. Insbesondere für die gynäkologische Sprechstunde als auch in der erweiterten Sexualberatung ist das Modell der »Gesprächsebenen nach Ahrendt und Friedrich« sowie die Zuhilfenahme der »Libidoleiter nach Ahrendt« hilfreich (▶ Abschn. 9.2.3 und ▶ Abschn. 9.3.1). Insbesondere wird dadurch das Sprechen über die eigenen sexuellen Gefühle und das sexuelle Verhalten für die Patientin und das Paar erleichtert.

Zur Beurteilung von Appetenz- und Erregungsstörungen ist es wichtig, die Frage nach der Selbstbefriedigung zu stellen und welche Phantasien und sexuellen Reaktionen dabei ablaufen. Die Formulierung »Machen Sie Selbstbefriedigung?« sollte dabei jedoch vermieden werden, da auch heute noch einige Frauen Selbstbefriedigung als »unschicklich« oder »nichtnatürliches Verhalten« empfinden: Masturbation (lat. »manus stuprum« = mit der Hand schänden). Da die Patientin die Einstellung des Gynäkologen dazu nicht kennt, könnte ihr diese Art der Fragestellung unangenehm sein. Das könnte sie verunsichern und nicht ehrlich antworten lassen.

> In diesem Zusammenhang hat sich folgende Fragestellung bewährt: »Und wie ist es, wenn Sie sich selbst stimulieren?« Diese Frage impliziert, dass es normal ist, dies zu tun, und dass der Arzt davon ausgeht, dass die Patientin dies auch tatsächlich tut. Das erleichtert ihr die Antwort.

Am Anfang jeglicher sexualmedizinischen Anamneseerhebung sollte die Patientin zunächst das Problem aus ihrer Sicht nennen und möglichst eine typische Episode schildern, in der die Störung auftritt. Daran anknüpfend ist es möglich, durch eine zunächst offene Fragestellung relativ schnell einen Einblick in die Problematik zu bekommen. Hat die Patientin anfänglich eine Scheu, über ihre intimen Probleme und Ängste zu reden, kann sie durch verbale Hilfestellungen ermutigt werden, um ihr die Angst zu nehmen.

Um das Problem genau zu diagnostizieren, sind zunächst Einstiegsfragen hilfreich:

- »Was genau meinen Sie mit Ihrem Problem?«
- »Könnten Sie Ihr Problem bitte näher schildern?«
- »Wie hat es angefangen?«
- »Welche Lösungsversuche haben Sie bereits unternommen?«

Nach Klärung dieser Fragen kann es bereits möglich sein, gemeinsam einen Lösungsweg für das Problem zu finden. Darüber hinaus ist es erforderlich, weitere Fragen, z. B. nach dem familiären Umfeld, der Ursprungsfamilie und früheren Erfahrungen zu stellen, also die Sexualanamnese zu erweitern.

Oftmals möchte die Patientin in der frauenärztlichen Sprechstunde lediglich nur einmal über die sexuelle Störung reden und ist erleichtert, sich jemandem anvertrauen zu können. In diesem Fall handelt es sich meist nur um ein eher kurzes Gespräch, und die Patientin wird möglicherweise bei der nächsten Konsultation genauer nachfragen.

Das möglicherweise nur kurze erste Gespräch hat bei richtiger Führung eine sehr nachhaltige Wirkung: Die Patientin/das Paar wird nach Hause gehen und über die gestellten offenen Fragen nachdenken. Möglicherweise findet die Patientin/das Paar andere

oder genauere Antworten als bei einer spontanen Äußerung vor dem Arzt. Es kann auch sein, dass die Patientin/das Paar die Lösung schon ahnt.

Auf jeden Fall wird dadurch der Raum eröffnet, zu Hause gemeinsam mit dem Partner das Problem zu besprechen. Die Patientin wird mutiger, zu Hause von ihrem Gespräch mit ihrem Arzt zu berichten, weil sie weiß,

- dass sie nicht allein ist mit diesem Problem,
- dass es Lösungsmöglichkeiten für dieses Problem gibt,
- dass sie gemerkt hat, dass ein Gespräch über dieses Problem nicht so schwer ist.

Dies ist in jedem Fall schon ein erster Schritt zur einer Lösung und zieht i. d. R. weitere Gespräche des Paares nach sich.

> Das Erstgespräch sollte zum Ziel haben: Das Erstellen einer Verdachtsdiagnose und die Feststellung, ob es sich um eine primäre oder sekundäre bzw. eine situative oder generalisierte sexuelle Störung handelt.

Eine Prognose über einen Therapieerfolg und die Zukunft der Partnerschaft sollte im ersten Gespräch nicht erstellt werden. Der beratende Gynäkologe sollte sich auch nicht wertend äußern.

In der praktischen Umsetzung wäre es eine unrealistische Forderung, jede Patientin auf ihre Sexualstörungen anzusprechen. Auch wir Ärzte sind begrenzt in unseren Möglichkeiten und Fähigkeiten. Außerdem ist in einer Routinesprechstunde nicht immer ausreichend Zeit. Manche Patientinnen erscheinen uns nicht offen, oder es fehlt der »Draht« zu ihnen. Bei anderen Patientinnen bremst uns unser eigenes Schamgefühl, die Sexualität anzusprechen. Dies könnte z. B. bei einer früheren Lehrerin oder bei einer Nachbarin der Fall sein, die jetzt als Patientin kommt. Bei Mitteilung einer schlimmen Diagnose erscheint die Frage nach der Sexualität auch sehr unpassend.

Viele Ärzte vermeiden es, das Thema Sexualität anzusprechen. Andere fragen routinemäßig während der Anamnese nach Problemen beim »Stuhlgang, Wasserlassen, Sex« und gehen davon aus, dass die Patientin sich schon äußern wird.

Einfacher ist es, wenn sich die Patientin selbst zu dem Problem äußert. Dann wird sie ermuntert, das

Problem näher zu schildern, und man ist mitten im Gespräch.

Eine andere Möglichkeit ist es, die Patientin bei auftretenden gynäkologischen Problemen, wie etwa Unterbauchbeschwerden oder bei starker Anspannung während der Untersuchung, im darauf folgenden Gespräch zu fragen, ob es beim Sex eventuell Probleme gibt. Eine vorsichtige Annäherung an die Sexualität ist auch möglich über die Fragen nach Familie und Partnerschaft und etwaigen Veränderungen im sozialen Umfeld.

Am zielführendsten ist es jedoch, die Patientin direkt zu fragen, ob sie Fragen oder Probleme im Zusammenhang mit der Sexualität hat. Vielleicht wird diese Frage verneint, aber die Patientin weiß genau, dass sie ihren Arzt jederzeit auf dieses Thema ansprechen kann. Möglicherweise ist die Patientin aber froh und dankbar, endlich über dieses Thema reden zu können.

Dann stellt sich die Frage, wie es im Gespräch weitergehen soll. Wie lautet die zweite Frage? Welche Fragen müssen/sollten gestellt werden? Wie vermeidet man, in einer Sackgasse oder im peinlichen Schweigen zu enden?

Dazu gibt es zwei ganz einfache Regeln:
- Schweigen ist erlaubt. Das bedeutet, dass der Arzt über das Gesagte nachdenkt, und es eröffnet der Patientin Raum, sich spontan weiter zu äußern
- Alle Fragen, die mit den in der ▶ Übersicht gelisteten Fragewörtern anfangen, sind richtig.

Geeignete Fragewörter (»W-Fragen«)
- Was?
- Wo?
- Wie?
- Wer?
- Wann?
- Weshalb?

Dann kann sich der Arzt entspannt zurücklehnen und die Patientin in Ruhe erzählen lassen. Durch gezielte weitere Fragen wird das Gespräch fortgeführt und die Anamnese komplettiert. Nebenbei hat der Arzt die Möglichkeit, beim genauen Zuhören auf nonverbale Äußerungen der Patientin zu achten, ihre Gestik und Mimik, oder darauf, wie sie die Problematik schildert.

Beispiele für solche Fragestellungen sind:
- Was genau meinen Sie damit? Was wünschen Sie sich von Ihrem Partner? Was war früher anders? Was soll anders werden?
- Wo genau tut es weh? Wo wünschen Sie sich mehr Zuwendung/Zärtlichkeit? Wo möchten Sie von Ihrem Partner berührt werden?
- Wie denken Sie darüber? Wie sieht es Ihr Partner? Wie war es früher?
- Wer ergreift beim Sex die Initiative? Wer macht was beim Anderen?
- Wann tut es weh? Seit wann bestehen die Beschwerden? Wann tritt dieses Problem bei Ihnen auf?
- Weshalb kommen Sie gerade jetzt damit? Weshalb besteht das Problem Ihrer Meinung nach?

Die hier aufgezeigten Varianten können sich im Verlauf einer Sexualanamnese ergeben. Jeder Arzt hat andere Formulierungen, die individuell zur Persönlichkeit passen und die sich im Verlauf der ärztlichen Tätigkeit als hilfreich herauskristallisiert haben. Sie sollen deshalb nur als Orientierung dienen.

Sprache in der Sexualberatung

Eine weitere Frage bei der Anamneseerhebung ist, welche Begriffe im Gespräch angewendet werden, damit die Patientin die Sachverhalte auch verstehen kann. Oft besteht bei der Patientin Ratlosigkeit, weil sie nicht weiß, welche Wörter sie verwenden darf, wo es ihr doch ohnehin schon peinlich ist, über ihre sexuelle Problematik zu reden. Hier sollte der Arzt im Gespräch hilfreich zur Seite stehen und Begriffe vorschlagen, die die Patientin dankbar und erleichtert aufnehmen wird. Nebenbei ist das eine gute Möglichkeit, der Patientin im Gespräch Sicherheit zu geben und ihr zu zeigen, dass man selbstverständlich und locker mit dem Thema umgehen kann.

Welche Begriffe sollte der Arzt verwenden? Soll sich der Arzt der Patientensprache anpassen? Welche Begriffe für die weiblichen bzw. männlichen Sexualorgane und für den Paarungsakt sind angemessen?

Wichtig in diesem Zusammenhang ist es, allgemein verständliche Begriffe zu verwenden und als Arzt authentisch zu bleiben. Begriffe wie Koitus,

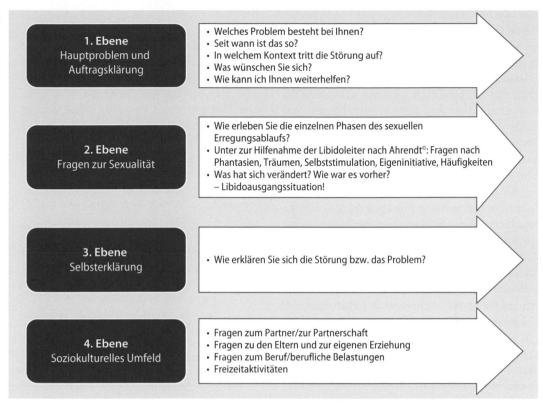

□ Abb. 9.6 Gesprächsalgorithmus für ein sexualmedizinisches Erstgespräch (Gesprächsalgorithmus nach Ahrendt u. Friedrich; © Prof. Dr. Hans-Joachim Ahrendt und Dr. Cornelia Friedrich)

Kohabitation, Labien oder Mons pubis sind für die Patientin i. d. R. nicht verständlich und deshalb zu vermeiden. Ebenso unpassend sind vulgäre Begriffe, auch wenn die Patientin sie möglicherweise im Gespräch verwendet. Verniedlichende Begriffe (»Schniedelwutz«, »Blümchen«, »Mäuschen«) wirken nicht professionell.

In der Regel werden die in der ► Übersicht gelisteten Begriffe von nahezu allen Patientinnen verstanden.

Wortwahl: i. d. R. für die Patientin verständliche Begriffe

- Vulva
- Vagina
- Innere und äußere Schamlippen
- Kitzler/Klitoris
- Geschlechtsverkehr

- Mit dem Partner schlafen
- Mit dem Partner intim werden
- Penis
- Eichel
- Hoden usw.

9.2.3 Gesprächsalgorithmus als Ebenen nach Ahrendt und Friedrich ©

Eine Möglichkeit, ein diagnostisches und beratendes Gespräch strukturiert zu führen, ist die Anwendung des Gesprächsalgorithmus als Ebenen nach Ahrendt und Friedrich (□ Abb. 9.6). Bei diesem Algorithmus wird Ebene für Ebene die Anamnese im Gespräch »abgearbeitet«. Das gibt dem Gynäkologen Sicherheit, erleichtert eine Orientierung und hilft damit, eine bestimmte Reihenfolge von Fragen bei der Anamneseerhebung, insbesondere in der gynäkologischen Routinesprechstunde, einzuhalten. Das ist besonders für weniger Geübte erleichternd.

Gerade am Beginn einer Sexualanamnese tauchen für den Ungeübten oftmals Unsicherheiten auf, wie es mit der Anamnese weiter gehen soll. Wie sollte weiter gefragt werden? Dabei ist die zweite Frage häufig die schwierigste. Dieser Algorithmus kann darüber hinaus für die erweiterte Sexualberatung eingesetzt werden.

Bei dem Ebenensystem im Gesprächsalgorithmus nach Ahrendt und Friedrich erfolgt nach der Beschreibung der Störung durch die Patientin und die Auftragsklärung (Ebene 1) in der Ebene 2 die Erhebung der Sexualanamnese (Aktualanamnese, Libidoausgangssituation u. a.). In dieser Ebene ist es hilfreich, sich der Libidoleiter als »Krücke« zur Erhebung der sexuellen Appetenz, der Phantasien und Träume u. a. zu bedienen (▶ Abschn. 9.3.1).

In der Ebene 3 wird die Patientin aufgefordert, ihre eigenen Gedanken über die möglichen Ursachen der Störung bzw. des Partnerkonfliktes zu schildern. In der Ebene 4 werden mögliche Einflüsse von Partnerschaft, Erziehung, Beruf, Stress u. a. erörtert.

Häufig werden der Patientin aus Zeitmangel und/oder unsicherer Fachkompetenz in der gynäkologischen Sprechstunde folgende allgemeine Tipps bzw. Ratschläge gegeben:

- »Reden Sie doch einmal mit Ihrem Partner darüber.«
- »Nehmen Sie sich mehr Zeit mit Ihrem Partner.«

In der Sexualberatung sollten derartige Aussagen vermieden und der Patientin klare, konkrete Handlungsanweisungen gegeben werden (▶ Übersicht).

Konkrete Inhalte der Beratung
- Die folgenden Fragen sollte die Patientin mit ihrem Partner besprechen:
  - Was wünscht sie sich vom Partner?
  - Wie geht es ihr mit ihm?
  - Wie geht es ihm mit ihr?
  - Was genau wollen beide erreichen?
  - Was ist momentan gut?

  - Was ist momentan nicht gut?
  - Es sollte ein Gespräch über die Bedürfnisse des Paares sein und über das, was beide bewegt, was sich beide voneinander wünschen.
- Folgende Fragen sind Inhalt des Gespräches mit dem Partner:
  - Welches Ziel haben beide?
  - Wollen beide die gleiche Art Sexualität?
  - Wo gibt es Übereinstimmungen?
  - Welche Gefühle haben beide dabei?
- Wofür sollten sich beide mehr Zeit nehmen? Wie können sie die Zeit ermöglichen?
  - Zeit füreinander, in der beide Partner ausreichend Ruhe und Zeit zum Reden haben.
  - Planung der Zeit, Finden eines gemeinsamen Termins mindestens einmal pro Woche, an den sich beide halten, Störungen müssen ausgeschlossen sein.
- Was sollte in dieser Zeit passieren?
  - Zeit, in der beide positive Erlebnisse miteinander sammeln können.

9.2.4 Gesprächsalgorithmus als Beratungsschritte

Die Schritte einer sexualmedizinischen Beratung/ Sexualberatung sind in ◘ Abb. 9.7 dargestellt. Schritt 1–4 sind der Beratung zugeordnet, danach folgt die Entscheidung über den Schritt 5.

Modell für einen strukturierten Ablauf einer sexualmedizinischen Beratung/ Behandlung in der gynäkologischen Sprechstunde
- Kontakt zur Patientin
  - Erstvorstellung des Problems durch die Patientin (z. B. während der jährlichen Krebsvorsorgeuntersuchung)
  - Patientin schildert ihr Problem
  - Spezifische Anamneseerhebung durch den Frauenarzt
  - Gynäkologische Untersuchung
  - Mitteilen des Untersuchungsergebnisses

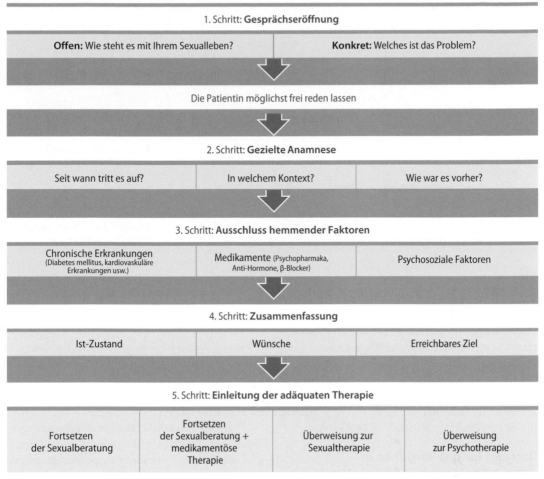

1. Schritt: Gesprächseröffnung

| **Offen:** Wie steht es mit Ihrem Sexualleben? | **Konkret:** Welches ist das Problem? |

Die Patientin möglichst frei reden lassen

2. Schritt: Gezielte Anamnese

| Seit wann tritt es auf? | In welchem Kontext? | Wie war es vorher? |

3. Schritt: Ausschluss hemmender Faktoren

| Chronische Erkrankungen (Diabetes mellitus, kardiovaskuläre Erkrankungen usw.) | Medikamente (Psychopharmaka, Anti-Hormone, β-Blocker) | Psychosoziale Faktoren |

4. Schritt: Zusammenfassung

| Ist-Zustand | Wünsche | Erreichbares Ziel |

5. Schritt: Einleitung der adäquaten Therapie

| Fortsetzen der Sexualberatung | Fortsetzen der Sexualberatung + medikamentöse Therapie | Überweisung zur Sexualtherapie | Überweisung zur Psychotherapie |

◻ **Abb. 9.7** Schritte einer sexualmedizinischen Beratung/Sexualberatung: Schritte 1–4 sind alleinige Beratung – danach Entscheidung über Schritt 5. (Mod. nach Ahrendt u. Friedrich 2013a)

– Eventuell Aushändigen eines Fragebogens (Female Sexual Function Index, FSFI; Profile of Female Sexual Function, BPSF), den die Patientin in Ruhe zu Hause oder auch in der Praxis ausfüllen kann
– Mögliche Therapievorschläge, die sich die Patientin zu Hause überlegen kann
▪ Wiederbestellung der Patientin in 1–2 Wochen
  – Individuelle Therapiebesprechung und -planung
  – Bei leichten Problemen
    – Wiederbestellung der Patientin nach ca. 8 Wochen

– Besprechung der Wirkung und möglicherweise auftretenden Nebenwirkungen einer medikamentösen Therapie
– Wiedervorstellung der Patientin vierteljährlich zur Besprechung und ggf. Intervention
– Bei Partnerkonflikten und Sexualstörungen
– Regelmäßige Wiedervorstellung der Patientin oder des Paares zur Sexualberatung oder -therapie alle 2 Wochen, um das bestehende Problem zu besprechen und entsprechende Therapieschritte zu begleiten.

◫ Tab. 9.1 Sexualberatung als Prozess (Adaptiert nach Buddeberg 2005)

	Anfangsphase	Mittelphase	Endphase
Ziele	Aufbau einer therapeutischen Beziehung Diagnose des Ausgangsproblems Formulierung eines gemeinsamen Therapieziels und Arbeitsvertrages	Symptomfördernde/-mildernde Faktoren klären Neubewertung des Problems Vermittlung von Information und Empfehlungen	Wandel vorbereiten Verhaltens-/Einstellungsänderung in den Alltag übertragen Beendigung der therapeutischen Beziehung
Strategien und Fertigkeiten	Aktives Zuhören Explorieren, konkretisieren, adäquat formulieren Motivieren, Zahl und Frequenz der Sitzungen und Bezahlung vereinbaren	Differenziertes Beobachten und Wahrnehmen Umdeuten »Hausaufgaben«, Motivierung zu Verhaltensänderungen	Evaluieren von Verhaltensänderungen Selbstevaluation und Selbstverstehen fördern Rückblick und Ausblick auf (sexuelle) biographische Entwicklungen

9.2.5 Phasen der Sexualberatung

Die Sexualberatung verläuft in Phasen ab (Anfangsphase, Mittelphase, Endphase; ◫ Tab. 9.1) und ist als Prozess zu verstehen. Jeder einzelne Schritt führt zu Veränderungen, auf die beim folgenden Schritt aufgebaut wird. Hier wird auch deutlich, dass dafür mehrere Termine notwendig sind. Die Dynamik dieses Prozesses ist anfänglich nicht absehbar.

Beispiel für das Vorgehen in der gynäkologischen Sprechstunde anhand einer Kasuistik

■ 55-jährige Patientin mit Störung der sexuellen Appetenz und Dyspareunie nach vaginaler Hysterektomie mit beiden Adnexen (aus Ahrendt u. Friedrich 2013c)

Erstvorstellung Erstvorstellung des Problems durch die Patientin während der jährlichen Krebsvorsorgeuntersuchung. Es erfolgen die entsprechende gynäkologische Untersuchung und Beratung.

Angesprochen auf ihr Sexualleben, schildert die Patientin ihr Sexualproblem des Libidoverlustes und der Dyspareunie, das sie bereits seit der Operation habe, das sie aber bislang nicht dargestellt habe. Ihr persönliches Wohlbefinden und ihre Lebensfreude seien dadurch sehr beeinträchtigt, und es gäbe deswegen Konflikte in ihrer Partnerschaft. Bei der Operationsaufklärung ist die Patientin auf mögliche sexuelle Probleme hingewiesen worden. Dies war ihr aber bei der dringlichen Indikation nicht wichtig.

Daraufhin erfolgt eine spezifische Anamnese-Erhebung. Dabei ist von Vorteil, dass die Patientin in der Praxis seit vielen Jahren betreut wird und alle anamnestischen Daten bekannt sind. Dadurch kann eine kurze, fokussierte Sexualanamnese zur schnellen Diagnose führen.

Der Patientin werden die Untersuchungsergebnisse und die Verdachtsdiagnose HSDD mitgeteilt und der B-PFSF-Fragebogen ausgehändigt, den sie zu Hause in Ruhe ausfüllen soll.

Wiederbestellung der Patientin 2 Wochen später Auswertung des B-PFSF Fragebogens mit dem Resultat Bestätigung der exakten Diagnosestellung.

Es erfolgen die ausführliche Erörterung der Therapieoptionen mit der Darstellung der Wirkungen und möglichen Nebenwirkungen, die konkrete Therapieplanung sowie letztlich die Ordination der Medikation (Testosteronpflaster[1], Östriolvaginalcreme).

Die Patientin erhält außerdem einen weiteren B-PFSF-Fragebogen mit der Bitte, diesen einige Tage vor der nächsten Konsultation auszufüllen.

---

1 In Ermangelung eines zur Steigerung der Libido zugelassenen Testosteronpflasters wird von einigen Apotheken eine individuelle Anfertigung eines Testosterongels 0,3% angeboten (▶ Abschn. 9.4.1; Bezug s. ▶ Abschn. 4.6.5).

Wiederbestellung der Patientin 8 Wochen nach Beginn der Behandlung Auswertung des B-PFSF-Fragebogens mit Beurteilung des entsprechenden Therapieeffektes.

Aufforderung zur persönlichen Schilderung der Wirkung des Testosteronpflasters:

- Veränderung von Libido, sexueller Erregbarkeit, sexueller Zufriedenheit und die Auswirkungen auf die Partnerschaft.
- Darstellung möglicherweise aufgetretenen Nebenwirkungen, insbesondere bezogen auf die Haut (unreine Haut, Akne, Seborrhö, Alopezie, Hirsutismus).

Weiteres Vorgehen Wiederbestellung der Patientin jetzt vierteljährlich, später halbjährlich.

9.3   Fragebögen, Hilfsinstrumente

9.3.1   Libidoleiter nach Ahrendt ©

Die Leiter der Libido dient der Feststellung der Stärke der sexuellen Appetenz. Dabei drücken die oberen Stufen eine hohe sexuelle Appetenz und die unteren Stufen eine niedrige sexuelle Appetenz aus.

Es handelt sich um eine subjektive Selbsteinschätzung der Patientin. Grundlage für diese Selbsteinschätzung sind folgende Parameter:

- Häufigkeit des Denkens an Sexualität,
- Häufigkeit sexueller Träume und Phantasien,
- Häufigkeit des Wunsches nach Sexualität,
- Häufigkeit von Geschlechtsverkehr,
- Ergreifen von sexueller Eigeninitiative,
- Praktizieren von Selbstbefriedigung.

Die Beurteilung sollte nach folgenden 3 Häufigkeitsgruppen erfolgen:

- sehr häufig/häufig,
- weniger häufig,
- selten/gar nicht.

Es handelt sich bei dieser Selbsteinschätzung durch die Patientin um eine gewisse Objektivierung der eigenen, subjektiv empfundenen sexuellen Bedürfnisse (► Übersicht und ◻ Abb. 9.8).

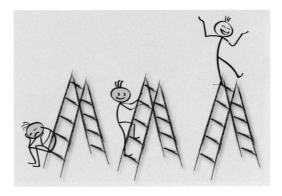

◻ **Abb. 9.8** Libidoleiter nach Ahrendt ©, (Grafik: Sandra Fey ©)

- **Art der Dokumentation**

Die Patientin trägt ein,

- auf welcher Stufe der sexuellen Appetenz sie sich zurzeit befindet (sexuelle Aktualanamnese),
- auf welcher Stufe sie sich am Beginn ihrer Beziehung bzw. vor der Störung befand (Feststellung der Libidoausgangssituation),
- auf welcher Stufe der sexuellen Appetenz sich ihr Partner zurzeit befindet (indirekte sexuelle Aktualanamnese des Partners),
- auf welcher Stufe sich ihr Partner am Beginn ihrer Beziehung bzw. vor der Störung befand (indirekte Feststellung der »Libidoausgangssituation«).

Patientinnen mit einer starken Libido stehen auf einer oberen Stufe der Libidoleiter. Bei Abnahme oder Verlust der sexuellen Appetenz geraten sie mehrere Stufen auf der Leiter nach unten. Es wird erhoben, ob die Patientin unter der Verminderung ihrer sexuellen Appetenz leidet oder nur der Partner. Patientinnen mit einer primär schwachen Libido (niedrige Libidoausgangssituation)), die also auf einer unteren Stufe der Libidoleiter stehen, spüren die Abnahme des sexuellen Verlangens meist nicht mit einem Leidensdruck.

- **Handling**

Das Ausfüllen der Libidoleiter durch die Patientin geschieht innerhalb der ärztlichen Sprechstunde bzw. innerhalb des Beratungsgespräches (◻ Abb. 9.9). Die Libidoleiter ist Bestandteil des Beratungsgespräches und wird durch vertiefende Fragen flan-

9

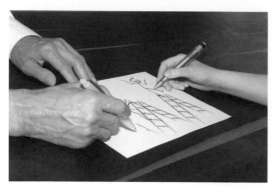

Abb. 9.9 Libidoleiter nach Ahrendt im Beratungsgespräch (© Dr. Bodo Messbauer)

Die Libidoleiter nach Ahrendt ist ein Instrument zur Unterstützung der Erhebung der Anamnese und des Beratungsgespräches. Sie sollte insbesondere zur Beratung in der Ebene 2 (Gesprächsalgorithmus nach Ahrendt und Friedrich; ► Abschn. 9.2.3) hinzugezogen werden.

▪ **Nachteil der Methode**

Die Libidoleiter nach Ahrendt© ist eine nichtvalidierte Methode. Es handelt sich um die Darstellung subjektiven Empfindens der Stärke der sexuellen Appetenz der Patientin ohne objektive Skalierung. Für wissenschaftliche Studien ist diese Methode nicht geeignet.

9.3.2 Brief Profile of Female Sexual Function (B-PSFS-Kurzfragebogen)

Mit dem B-PSFS-Kurzfragebogen ist es möglich, eine Sexualstörung zu konkretisieren oder auszuschließen (▪ Tab. 9.2).

▪ **Vorteil der Methode**

Der Fragebogen kann unmittelbar eingesetzt werden, da sein Ausfüllen nur wenig Zeit in Anspruch nimmt. Hilfreich ist es, den Fragebogen unmittelbar vor dem Beratungsgespräch in der Praxis ausfüllen zu lassen. Mittels eines Scores ist sofort ablesbar, ob eine Störung im Sinne einer »hypoactive sexual desire disorder« (HSDD; <20 Punkte) vorliegt oder nicht.

❯ Der Fragebogen lässt sich beliebig oft im Sinne einer Verlaufskontrolle der Therapieeffekte anwenden.

▪ **Nachteile der Methode**

Als Hilfsinstrument zur Unterstützung der Diagnostik und Verlaufskontrolle werden keine Nachteile gesehen. Für wissenschaftliche Zwecke ist dieser Kurzfragebogen jedoch nicht geeignet.

kiert: Wie häufig denken Sie an Sexualität? Welche Phantasien entwickeln Sie dabei? Wie häufig haben Sie den Wunsch nach sexueller Berührung und Geschlechtsverkehr? Wie oft haben Sie Geschlechtsverkehr? Wie oft ergreifen Sie dabei die Eigeninitiative? Was empfinden Sie, wenn Sie sich selbst stimulieren?

Diese flankierenden Fragen zielen darauf ab, die Stärke der sexuellen Appetenz der Patientin zu konkretisieren. Bei Einbeziehung der Selbstaufzeichnung der Libidoleiter in das Beratungsgespräch (▪ Abb. 9.9) wirken die begleitenden Fragen nicht konfrontativ, nicht entblößend. Dadurch fällt es den Patientinnen leichter, auf intime Fragen offen einzugehen.

▪ **Vorteil der Methode**

Die Methode ist gut praktikabel sowohl für die Sexualberatung in der üblichen gynäkologischen Sprechstunde als auch für die erweiterte Sexualberatung. Sie verbessert die Kommunikation mit der Patientin und erleichtert das Erheben der Sexualanamnese. Sie kann auch als »Krücke« verstanden werden, um das Reden über die Sexualität für die Patientin und den Gynäkologen zu erleichtern.

Neben der Ist-Situation der Stärke der sexuellen Appetenz kann wie bei keiner anderen Methode die Libidoausgangssituation erfasst werden. Dadurch ist es dem Berater oder Therapeuten möglich, unmittelbar visuell zu erkennen, wie groß der Libidoverlust ist, welche sexuelle Appetenz sich die Patientin »zurück« wünscht und in welcher Weise Hilfestellungen notwendig und möglich sind.

◘ **Tab. 9.2** B-PSF-Fragebogen (Brief Profile of Female Sexual Function)

Items des B-PDS	Nie	Selten	Manchmal	Häufig	Sehr häufig	Immer
Ich hatte Lust auf Sex	0	1	2	3	4	5
Ich war unglücklich über mein geringes sexuelles Interesse	5	4	3	2	1	0
Es dauerte ewig, bis ich erregt war	5	4	3	2	1	0
Ich habe beim Sex nichts empfunden	5	4	3	2	1	0
Mir fehlte es an sexuellem Verlangen	5	4	3	2	1	0
Ich war enttäuscht über mein geringes sexuelles Verlangen	5	4	3	2	1	0
Ich habe leicht einen Orgasmus bekommen	0	1	2	3	4	5
Auswertung des »C«-Kurzfragebogens:	0–20 Punkte: Verminderte sexuelle Lust >20 Punkte: Normale Lust					

9.3.3 Female Sexual Function Index (FSFI)

Es handelt sich beim FSFI um einen Selbstbeurteilungsfragebogen (Rosen et al. 2000) mit 19 Fragen zur Sexualität der letzten 4 Wochen. Es werden 6 Kategorien abgefragt: Sexuelle Appetenz, Erregung, Lubrikation, Orgasmus, Zufriedenheit und Schmerzen.

Die Patientin nimmt eine qualitative Selbstbewertung dieser Kategorien von 0 (wenig/gar nicht) bis 5 (häufig/immer) vor. Dabei sind die in der ▶ Übersicht genannten Fragen zu beantworten. Ein Score von unter 23 spricht für eine sexuelle Funktionsstörung (»female sexual dysfunction«, FSD).

> **Female Sexual Function Index (FSFI)**
> 1. Wie **oft** haben Sie in den letzten 4 Wochen sexuelles Verlangen oder Interesse verspürt?
> 2. Wie **stark** war in den letzten 4 Wochen Ihr sexuelles Verlangen oder Interesse?
> 3. Wie **oft** waren Sie in den letzten 4 Wochen sexuell erregt, wenn Sie sexuell aktiv waren oder Geschlechtsverkehr hatten?
> 4. Wie **stark** war in den letzten 4 Wochen Ihre sexuelle Erregung, wenn Sie sexuell aktiv waren oder Geschlechtsverkehr hatten?
> 5. Wie **sicher** waren Sie sich in den letzten 4 Wochen, dass Sie sexuelle Erregung verspüren würden, wenn Sie sexuell aktiv waren oder Geschlechtsverkehr hatten?
> 6. Wie **oft** waren Sie in den letzten 4 Wochen zufrieden damit, wie erregt Sie waren, wenn Sie sexuell aktiv waren oder Geschlechtsverkehr hatten?
> 7. Wie **oft** wurde in den letzten 4 Wochen Ihre Scheide feucht, wenn Sie sexuell aktiv waren oder Geschlechtsverkehr hatten?
> 8. Wie **schwierig** war es für Sie in den letzten 4 Wochen, eine feuchte Scheide zu bekommen, wenn Sie sexuell aktiv waren oder Geschlechtsverkehr hatten?
> 9. Wie oft **blieb** in den letzten 4 Wochen Ihre Scheide bis zum Ende der sexuellen Aktivität oder des Geschlechtsverkehrs feucht?
> 10. Wie **schwierig** war es für Sie in den letzten 4 Wochen, bis zum Ende der sexuellen Aktivität oder des Geschlechtsverkehrs feucht zu bleiben?
> 11. Wie **oft** haben Sie in den letzten 4 Wochen durch sexuelle Stimulation oder durch Geschlechtsverkehr einen Orgasmus (sexuellen Höhepunkt) erreicht?

12. Wie **schwierig** war es für Sie in den letzten 4 Wochen, durch sexuelle Stimulation oder durch Geschlechtsverkehr einen Orgasmus (sexuellen Höhepunkt) zu erreichen?
13. Wie **zufrieden** waren Sie in den letzten 4 Wochen mit Ihrer Fähigkeit, einen Orgasmus (sexuellen Höhepunkt) zu erreichen, wenn Sie sexuell aktiv waren oder Geschlechtsverkehr hatten?
14. Wie **zufrieden** waren Sie in den letzten 4 Wochen damit, wie nahe Sie und Ihr Partner/Ihre Partnerin sich gefühlsmäßig waren, wenn Sie sexuell aktiv waren?
15. Wie **zufrieden** waren Sie in den letzten 4 Wochen mit der sexuellen Beziehung zu Ihrem Partner/Ihrer Partnerin?
16. Wie **zufrieden** waren Sie in den letzten 4 Wochen mit Ihrem Sexualleben insgesamt?
17. Wie **oft** in den letzten 4 Wochen hatten Sie Beschwerden oder Schmerzen während des Geschlechtsverkehrs?
18. Wie **oft** in den letzten 4 Wochen hatten Sie nach dem Geschlechtsverkehr Beschwerden oder Schmerzen?
19. Wie **stark** waren die Beschwerden oder Schmerzen, die Sie in den letzten 4 Wochen während oder nach dem Geschlechtsverkehr hatten?

▪ **Vorteil dieser Methode**

Es handelt sich um eine exakte, validierte Methode, die für wissenschaftliche Untersuchungen sehr gut geeignet ist und in vielen Studien angewendet wird. Sie ist für die ärztliche Praxis geeignet, da eine gute Verlaufskontrolle therapeutischer Effekte möglich ist.

▪ **Nachteile dieser Methode**

Es ist keine Aussage über die Libidoausgangssituation möglich. Das Ausfüllen des Fragebogens nimmt Zeit in Anspruch.

9.4   Therapie von Störungen der sexuellen Appetenz

9.4.1   Hormonelle Therapie

Eine hormonelle Therapie von Störungen der sexuellen Appetenz kommt immer dann in Betracht, wenn von einer hormonellen (Mit-) Ursache der Störung ausgegangen werden kann (◘ Abb. 3.3).

Solche hormonellen Veränderungen können bedingt sein

— durch das Lebensalter bzw. die Lebensphase der Patientin (Klimakterium und Postmenopause, postpartale Phase u. a.),
— durch Erkrankungen der Patientin und die erforderliche Therapie (Stress/Angst, zehrende Erkrankung, Chemotherapie, Antihormontherapie u. a.),
— durch die Einnahme bestimmter Medikamente (β-Blocker, Neuroleptika u. a.),
— durch die Einnahme hormonaler Kontrazeptiva,
— durch die Anwendung einer Östrogen- oder Östrogen-Gestagen-Kombinationstherapie im Klimakterium.

Dies kann zur Folge haben:

— eine Erhöhung des sexualhormonbindenden Globulins (SHBG),
— eine Verringerung oder einen Verlust der Bildung der endogenen Sexualsteroide (Östrogene, Progesteron, Testosteron).

Die Verfügbarkeit von Testosteron ist abhängig vom SHBG. Das SHBG bindet Testosteron wie auch Östrogen im Blut und macht es damit biologisch inaktiv. Es stehen nur 0,5–2% freies Testosteron zur Verfügung. Veränderungen der SHBG-Konzentration beeinflussen die Konzentration von frei zirkulierendem Testosteron. Ein Ansteigen des SHBG bedingt damit eine Reduktion von freiem Testosteron (Braunstein 2002; Speroff et al. 1999; Yen et al. 1999). Die in den ► Übersichten genannten Umstände beeinflussen den SHBG-Spiegel.

Faktoren, die das SHBG erhöhen
- Anwendung oraler Kontrazeptiva
- Hormonersatztherapie
- Schwangerschaft
- Antiepileptika
- Hyperthyreose

Faktoren, die das SHBG vermindern
- Erhöhte Androgenspiegel
- Adipositas
- Insulinresistenz
- Hypothyreose

■ **Östrogen-Gestagen-Kombinationen**

Bei der Beurteilung der Abnahme der Libido bei einer Patientin muss neben der Erfassung der psychosomatischen Gesamtsituation (Alter, Lebensphase, Partnerschaft, Krankheiten, Medikamente) beurteilt werden, ob und wenn ja, welches hormonale Kontrazeptivum die Patientin anwendet und ob und wenn ja, welche Hormonersatztherapie durchgeführt wird. Die Art und Höhe der Dosierung des Östrogens in den Präparaten sowie die Art des Gestagens und seine Partialwirkung sowie deren Einflussnahme auf das SHBG können sich hemmend oder fördernd auf die Libido auswirken.

Hormonale Kontrazeptiva mit höheren Dosen an Ethinylöstradiol (EE) führen zu einem Anstieg des SHBG um das 2- bis 3-Fache. Die relative Wirkung auf die SHBG-Spiegel bei oraler Aufnahme von Ethinylöstradiol (EE,) konjugierten equinen Östrogenen (CEE), Östradiol, Östradiolsulfat und Östriol beträgt 500–600 : 3 : 1 : 0,9 : 0 (Kuhl u. Taubert 1987).

Die vermehrte Bildung von SHBG, z.B. durch Ethinylöstradiol in den hormonalen Kontrazeptiva, führt zu einer vermehrten Bindung von Testosteron und Dihydrotestosteron an SHBG. Die Folge kann eine Abnahme der sexuellen Appetenz sein.

Bei einer **Hormonersatztherapie (HRT)** im Klimakterium muss zwischen der oralen und transdermalen Applikation unterschieden werden. Die **orale** Östrogenersatztherapie im Klimakterium kann das SHBG erhöhen und damit das frei zirku-

lierende Testosteron senken. Deshalb sind niedrige Dosierungen Östradiol diesbezüglich effektiver. Die **transdermale** Östrogensupplementierung hat dagegen keinen oder nur einen geringen Einfluss auf den SHBG-Spiegel (Sarrel u. Philip 2002).

Effekte der Östrogene auf den SHBG-Spiegel
- Hohes endogenes Östradiol (z. B. Gravidität): starke Erhöhung
- Ethinylöstradiol: starke Erhöhung
- Konjugierte equine Östrogene (CEE): starke Erhöhung
- 17-β-Östradiol oral: leichte Erhöhung
- 17-β-Östradiol transdermal: keine Erhöhung

Eine alleinige Östrogentherapie ist nur für Frauen mit einer Hysterektomie indiziert. Die Mehrzahl der Frauen wenden demnach Östrogen-Gestagen-Kombinationen an.

Von großer Bedeutung sind dabei die eingesetzten synthetischen Gestagene.

Synthetische Gestagene der 19-Nortestosteronreihe haben eine stärkere Affinität zum SHBG als die Progesteronderivate und besitzen dadurch eine androgene Partialwirkung. Eine Ausnahme stellt Dienogest dar, das nicht an SHBG bindet (Victor et al. 1976). Drospirenon hemmt nicht wie andere Gestagene den östrogenbedingten Anstieg des SHBG (Gudermann 2009)

Die Gestagene, die das SHBG erhöhen und eine antiandrogene Partialwirkung besitzen oder den östrogenbedingten Anstieg des SHBG nicht hemmen, können sich negativ auf die Libido auswirken.

Effekte synthetischer Gestagene auf den SHBG-Spiegel
- Erhöhung des SHBG
  - Cyproteronacetat (CPA)
  - Chlormadinonacetat (CMA)
- Erniedrigung des SHBG
  - Norethisteronacetat
  - Lynestrenol
  - Tibolon
  - Levonorgestrel

Synthetische Gestagene
- Mit **androgener Partialwirkung**
  - Noraethisteron
  - Noraethisteronacetat
  - Norgestimat
    (Medroxyprogesteronacetat)
  - Gestoden
  - Desogestrel
  - Levonorgestrel
- Mit **antiandrogener Partialwirkung**
  - Cyproteronacetat
  - Dienogest
  - Drospirenon
  - Chlormadinonacetat

■ **Tibolon**

Tibolon ist ein Abkömmling der 19-Nortestosteronderivate. Tibolon hat eine hohe Affinität sowohl zum Östrogenrezeptor als auch zum Progesteron- und Androgenrezeptor (de Gooyer et al. 2003a) Es senkt das SHBG und erhöht das freie Testosteron. Dadurch entfaltet es eine positive Wirkung auf die Sexualität:
- Entwicklung sexueller Phantasien,
- Steigerung der sexuellen Lust und sexuellen Erregung und
- Verbesserung der sexuellen Befriedigung.

Durch seine Wirkung am Östrogenrezeptor beseitigt es nicht nur die Symptome des klimakterischen Syndroms, sondern verbessert auch die Lubrikation der Scheide und vermindert die Häufigkeit von Dyspareunien. Es ist sehr gut geeignet zur Behandlung der HSDD nach der Menopause (▶ Abschn. 4.6; Castelo-Branco et al. 2000).

Beim Vergleich der Wirkung von Östrogenen, Tibolon, Östrogen plus Testosteron gegen Placebo wurde bei den Patientinnen mit Tibolon eine gleich starke Verbesserung folgender sexueller Parameter erzielt wie unter Östrogen plus Testosteron: Häufigkeit des sexuellen Interesses, Häufigkeit von Orgasmen, sexuelle Befriedigung, sexuelle Ansprechbarkeit, allgemeine Zufriedenheit in der Beziehung, Häufigkeit der Beseitigung von Dyspareunien (Castelo-Branco et al. 2000).

Tibolon ist deshalb sehr gut zur Behandlung von Frauen geeignet, die im Rahmen des klimakterischen Syndroms unter einer Abnahme oder einem Verlust der sexuellen Appetenz (HSDD) leiden (▶ Abschn. 4.6).

■ **Testosteron transdermal**

Zahlreiche Studien und Metaanalysen belegen, dass die Östrogene zusammen mit Androgenen sowohl zu einer wesentlichen Steigerung des sexuellen Verlangens und der Häufigkeit sexueller Begegnungen führen als auch das sexuelle Empfinden steigern. Außerdem verbessern sich unter einer Östrogen-Androgen-Therapie auch allgemeine psychologische Parameter, wie durch den PGBW (Psychological General Wellbeing Index) und den PSFS (Profile of Female Sexual Function) nachweisbar: Verbesserung von Stimmung und allgemeinem Wohlbefinden, von Antrieb, Vitalität und Selbstbild (Sherwin et al. 1985; Sonboonporn et al. 2005; Davis et al. 1995; Sarrel et al. 1998; Buster et al. 2005; Alexander et al. 2006)

Mit einem **Testosteronpflaster**, das täglich 300 µg Testosteron freisetzte, bestand über einige Jahre eine gute Möglichkeit einer effektiven Behandlung einer verminderten sexuellen Appetenz. Das Pflaster war indiziert für Frauen, die nach chirurgisch bedingter Menopause unter »hypoactive sexual desire disorder«, HSDD (Libidomangel mit Leidensdruck) leiden. Es handelte sich um ein durchsichtiges Matrixpflaster, das am Abdomen getragen und 2-mal pro Woche gewechselt wurde. Unter dieser Behandlung stieg Dihydrotestosteron an. Die Behandlung hatte keinen Einfluss auf die Serumspiegel von Östradiol und Östron oder SHBG (Simon et al. 2005; Buster et al. 2005).

Die Testosteronpflaster waren auch bei natürlicher Menopause mit und ohne zusätzliche Anwendung von Östrogenen wirksam (Shifren et al. 2005). Jedoch hat der produzierende Pharmakonzern dieses Präparat, wohl aus wirtschaftlichen Gründen, vom Markt genommen.

In Ermangelung eines zugelassenen Präparates werden von einigen Apotheken individuelle Testosteronformulierungen angefertigt, u. a.:

- Testosteron-Gel 0,3% (Herstellung Einhorn-Apotheke Hamburg, PZN: 8272497, Produktinformation),
- Testosteron-Gel 8 mg (Herstellung Rondell-Apotheke München, Produktinformation, Zusammensetzung: Testosteron 267 mg, Vitamin F Liposomen 5,00 g, Gelgrundlage ad 50,00 g).

Die Effektivität bezüglich der Beseitigung der Appetenzstörung wird durch ärztliche Kollegen berichtet. Die Behandlung erfolgt »off-lable«. Daher hat sich jeder Arzt über die Bedeutung des »off-label use« zu informieren. Die Patientin muss entsprechend aufgeklärt werden (Deutsche Gesellschaft für Gynäkologie und Geburtshilfe – DGGG u. Arbeitsgemeinschaft Medizinrecht – AG Med-Recht 2013).

Die Anwendung muss sich an den Zulassungskriterien des Testosteronpflasters orientieren. Der Patientin muss dies in einem aufklärenden Gespräch mitgeteilt werden: Medizinische Vor- und Nachteile müssen abgewogen werden. Eine zusätzlich Behandlung mit einem Gestagen oder gar einem niedrigdosierten Östrogen-Gestagen-Kombinationspräparat ist notwendig. Mögliche Nebenwirkungen der Androgenisierung müssen besprochen, dokumentiert und von der Patientin unterschrieben werden (s. auch ► Abschn. 4.6.5).

- **Dehydroepiandrosteron (DHEA)**

In den USA befindet sich DHEA als Nahrungsergänzungsmittel auf dem Markt. In Deutschland ist die Substanz über internationale Apotheken oder als Rezeptur beziehbar. Die Effekte der oralen DHEA-Anwendung (meist 50 mg in kleineren Studien) erbrachte unterschiedliche Ergebnisse hinsichtlich der Verbesserung der sexuellen Appetenz und Erregung bei postmenopausalen Frauen.

Einige Studien deuten darauf hin, dass die lokale vaginale Verabreichung positive Effekte auf die sexuelle Dysfunktion zeigt. In einer Studie von Labrie et al. (2009a, b) wurde bei postmenopausalen Frauen eine 1%ige Formulierung mit Prasterone (DHEA) bei vaginaler Anwendung mit Erfolg eingesetzt. Es trat eine Verbesserung der vaginalen Trockenheit, der Lubrikation, der sexuellen Erregung und Befriedigung ein. In Deutschland besteht die Möglichkeit der individuellen Anfertigung in verschiedenen Apotheken zur vaginalen Anwendung und zur oralen Anwendung in verschiedenen Dosierungen (► Abschn. 4.6.5). Da es sich dabei um eine Off-lable-Behandlung handelt, sind die entsprechenden Bestimmungen zur Aufklärung und Dokumentation zu beachten (s. oben).

> Die Libidoabnahme unter hormonaler Kontrazeption sowie im Klimakterium ist detailliert in ► Kap. 4 beschrieben.

9.4.2 Nichthormonelle Möglichkeiten der Behandlung von Störungen der sexuellen Appetenz und Erregung

Nichthormonelle, zentral wirksame Medikationen

Eine medikamentöse Beeinflussung der sexuellen Appetenz und Erregung ist generell auf 2 Wegen möglich:

- durch eine Hemmung der inhibitorischen Systeme (Hemmung der Freisetzung von Endocanabinoidf) und/oder
- durch eine Förderung der aktivierenden Systeme (Stimulation des des Serotoninsystems).

- **Flibanserin**

Ein zukunftsweisender Ansatz zur Therapie insbesondere der Störungen der sexuellen Appetenz liegt in der Hemmung jener Faktoren, die die sexuelle Appetenz und Erregung **zentral** hemmen. Eine solche Möglichkeit besteht mit Flibanserin, einem 5-HT1A-Rezeptoragonist/5-HT2 Rezeptorantagonist (Borsini et al. 2002). Flibanserin ist für seine antidepressive Wirkung bekannt.

Einerseits vermindert Flibanserin den Serotoninspiegel, andererseits führt es zu einem Anstieg der Dopamin- und Noradrenalinspiegel im präfrontalen Kortex (Invernizzi et al. 2003). Pfaus (2009) gehen davon aus, dass Flibanserin ein durch Stress und andere Faktoren ins Ungleichgewicht geratenes Lustsystem (Lusthemmung versus Lustförderung) korrigieren kann.

Zur Nachweisführung wurde in den USA und Europa ein umfangreiches Studienprogramm aufgelegt (Bouquet-Studienprogramm) mit über 5000 prämenopausalen Frauen, die an einer »hypoactive sexual desire dysfunction« (HSDD) litten. Die Studienmedikation betrug 100 mg Flibanserin. Es wurden verschiedene validierte Erhebungsmethoden (Female Sexual Function Index, FSFI; Female Sexual Distress Scale, FSDS-R) und ein elektronisches Tagebuch (eDiary for HSDD Trials) angewandt.

In einer gepoolten Analyse von Daten dreier Phase-III-Studien in den USA und Europa, (Orchid, Daisy und Violet) stellte sich innerhalb von 24 Wochen eine statistisch signifikante Verbesserung gegenüber Placebo dar in der Zahl der sexuell befriedigenden Ereignisse pro Monat von 2,8 zu Beginn der Studie auf 4,5 bei Studienende. Auch in der Placebogruppe kam es zu einem signifikanten Anstieg: von 2,7 auf 3,7 in der Placebogruppe. In der Verumgruppe wurde außerdem eine statistisch signifikante Erhöhung des Niveaus des sexuellen Verlangens beobachtet (Nappi et al. 2009). Flibanserin erhielt von der FDA aber keine Zulassung zur Therapie der HSSD, da der Vorteil gegenüber Placebo nicht überzeugend schien.

▪ Bupropion

Neben Dopamin (wichtig für die sexuelle Appetenz und Erregung) ist Noradrenalin ein wichtiger Faktor im sexuellen Belohnungssystem. Bupropion ist ein potenter selektiver Dopaminwiederaufnahmehemmer. Es beeinflusst auch den Noradrenalinstoffwechsel.

Bupropionhydrochlorid ist in Deutschland als Antidepressivum zugelassen. Im Gegensatz zu anderen Antidepressiva inhibiert es nicht die sexuelle Funktion, sondern bewirkt eine Verbesserung der sexuellen Appetenz. Dies konnte in placebokontrollierten Studien nachgewiesen werden (Clayton et al. 2006; Schweitzer et al. 2009; Serretti u. Chiesa 2009; Safarinejad 2010).

Es scheint v. a. eine Möglichkeit der Therapie der Störung der sexuellen Appetenz nach Mamma-

karzinomtherapie mit vorausgegangener Chemotherapie und nachfolgender Therapie mit Tamoxifen oder Aromatasehemmern zu sein (Mathias et al. 2006).

▪ Apomorphin

Da Dopamin für die Entwicklung der sexuellen Appetenz und Erregung von Bedeutung ist, wäre eine positive Beeinflussung durch Apomorphin als ein Dopamin-D-2-Rezeptoragonist durchaus denkbar. In zwei kleinen placebokontrollierten Studien wurde eine Verbesserung der vaginalen Durchblutung, der sexuellen Erregung und des Orgasmuserlebens festgestellt (Caruso et al. 2004).

Nichthormonelle peripher wirksame Medikationen

Aufgrund des Wirkmechanismus ist ein Effekt von Phophodiesterase-5-Inhibitoren auf die Libido nicht zu erwarten. Auch wenn der Schwerpunkt dieser Übersichtsarbeit auf den Möglichkeiten der medikamentösen Behandlung von Libidostörungen liegt, soll kurz auf die peripher wirksamen PDE-5-Hemmer eingegangen werden, da diese in speziellen Situationen eine hilfreiche – wenn auch nicht dafür zugelassene – Therapieoption sein können, z. B. bei Frauen, die unter einer Therapie mit Psychopharmaka eine Erregungsstörung entwickelt haben.

▪ Sildenafil

Sildenafil (Viagra)) ist der erste Phosphodiesterasehemmer (PDE-5-Inhibitoren). Es ist zugelassen zur Behandlung der erektilen Dysfunktion des Mannes. Durch den Abbau von zyklischem Guanosinmonophophat (c-GMP) bewirkt es eine vermehrte Bildung von Stickstoffmonoxid (NO) und führt zu einer Vasodilatation. Bei Frauen lässt sich PDE-5 in der Klitoris, der Scheide und den kleinen Labien nachweisen. Dies ließ die Erwartung zu, dass insbesondere Frauen mit Erregungsstörungen oder/und Orgasmusstörungen von Sildenafil profitieren könnten. Caruso et al. (2001) erreichten bei Frauen mit isolierten Störungen der sexuellen Erregung mit 25 oder 50 mg Sildenafil eine signifikante Verbesserung der sexuellen Erregung, des Orgasmus und der allgemeinen sexuellen Zufriedenheit.

Auch Berman et al. (2003b) erreichten ähnliche positive Effekte und konnten auch dopplersonographisch mit 50 mg Sildenafil eine Verbesserung der klitoralen Durchblutung nachweisen.

Eine generelle Anwendung von Sildefanil bei Frauen mit Erregungs- und Orgasmusstörungen ist derzeit jedoch nicht indiziert, da größere randomisierte Studien noch ausstehen.

Pflanzliche Alternative Macabido

Macabido ist ein Nahrungsergänzungsmittel, das für Männer und Frauen unterschiedlich zusammengesetzt ist. Das Präparat für Frauen enthält 900 mg Maca-Extrakt, das sowohl aus schwarzen, roten wie gelben Knollen stammt, und Extrakten aus Ginseng, Ginkgo, Damiana, Ingwer, Lavendel, Passionsblume, Avena sativa sowie Gelée Royale, L-Arginin, L-Tyrosin, Niacinamid, »coral calcium« und Bioperin.

Das Präparat befindet sich bereits seit mehreren Jahren auf dem Markt und hat das Ziel, die allgemeine körperliche Leistungsfähigkeit sowie die sexuellen Appetenz zu steigern. In einer randomisierten Studie (Jansen u. Fauteck 2013) wurde bei 120 Patienten (65 Frauen und 55 Männer) im Alter von 35–55 Jahren Macabido gegen Maca (900 mg Maca-Extrakt) und gegen Placebo untersucht. Gemessen wurden die sexuelle Zufriedenheit, die sexuelle Appetenz und das körperliche Befinden mit standardisierten Fragebögen nach Klentze (2001; s. auch ► Abschn. 4.6.5).

> Sowohl die sexuelle Appetenz als auch die sexuelle Zufriedenheit verbesserten sich signifikant unter Macabido gegenüber Placebo.

Diese positiven Ergebnisse können durch Beobachtungen bei den Patientinnen der eigenen gynäkologischen und sexualmedizinischen Sprechstunde bekräftigt werden.

> **Merke**
>
> Auch wenn diese Ergebnisse noch einer Bestätigung durch große randomisierte Studien bedürfen, besteht mit Macabido die Möglichkeit einer nichthormonellen Behandlung von Störungen der sexuellen Appetenz, insbesondere bei den Frauen, bei denen Kontraindikationen für Hormontherapien, wie bei Mammakarzinompatientinnen, besteht.

9.5 Behandlung der Dyspareunie

Bei den meisten in der gynäkologischen Sprechstunde geäußerten, sexuell bedingten Schmerzen lässt sich eine Organpathologie nachweisen. Im Gegensatz zu den nichtärztlichen Sexualmedizinern ist es dem Frauenarzt möglich, eine exakte Organdiagnostik durchzuführen und meist auch eine exakte Diagnose zu stellen. Auf deren Grundlage wird dann meist ein medikamentöser Therapieplan erstellt.

> **Merke**
>
> Die Behandlung von organisch bedingten Schmerzen beim Sexualverkehr richtet sich nach der Lokalisation und der Ursache der Beschwerden.

9.5.1 Äußere Dyspareunie

Unter der äußeren Dyspareunie subsumieren sich alle genitalen, sexuell bedingten Schmerzen des äußeren Genitale einschließlich der Scheide.

Der Behandlung der äußeren Dyspareunie muss eine exakte Diagnostik vorausgehen. Der äußeren Dyspareunie kann ein durch **Östrogenmangel bedingtes atrophisches Scheidenepithel, eine nicht durch Östrogenmangel bedingte Trockenheit der Scheide, eine** vulvovaginale Entzündung oder Organbesonderheiten zugrunde liegen.

Bei der Behandlung der vaginalen Atrophie sind die vaginalen Östrogenpräparate den nichthormonalen Präparaten stark überlegen (Suckling et al. 2003/2005) Biglia et al. 2010) unterstreichen das in einer Vergleichsstudie zwischen vaginalem Östriol (0,25 mg 2-mal pro Woche) und einer hormonfreien Feuchtigkeitscreme. Die Serumöstrogenspiegel waren nicht signifikant erhöht. Auch Hickey et al. (2008) geben den vaginalen Östrogenen gegenüber den Feuchtigkeitscremes den Vorzug.

Östrogenmangelbedingte trockene Scheide

Der peri- und postmenopausale Östrogenmangel führt zu vaginaler Atrophie und bedingt dadurch die Beschwerden, insbesondere auch beim Geschlechtsverkehr. Weit über die Hälfte aller Frauen im Klimakterium leiden unter dieser Symptomatik.

Eine lokale Östrogentherapie wirkt der vaginalen Atrophie entgegen und beseitigt die mangelnde Lubrikation mit meist sekundärer Dyspareunie (Gregersen et al. 2006; Kovalevsky 2005), führt aber nicht zu einer Verbesserung des sexuellen Appetenz und des sexuellen Antriebs (Wylie 2006).

Behandlung bei östrogenmangelbedingter trockener Scheide
- Östriolvaginalovula: Dosierungen von 0,5–1 mg
- Östriolvaginalcreme: 1 mg Östriol/1 g Creme
- Östradiolvaginaltablette: 25 µg Östradiolhemihydrat
- Östradiolvaginalring: 2 mg Östradiol für 3 Monate

Die Applikation von Vaginalovula, -creme und -tablette erfolgt in der ersten Woche jeden 2. Tag, später 2-mal pro Woche. 30 µg konjugierte Östrogene führen intravaginal zur Veränderungen der Scheidenzytologie analog einer prämenopausalen Situation. Zur Linderung der Beschwerden der trockenen Scheide und der Dyspareunie reichen schon Dosierungen von 10 µg Östradiol aus. Es handelt sich hierbei um eine überwiegend lokale Wirkung am Scheidenepithel. Die systemische Wirkung ist sehr gering, sodass auf eine zusätzliche Anwendung von Gestagenen verzichtet werden kann.

Eine Cochrane-Analyse aus dem Jahr 2003/05, die die Ergebnisse aus 16 klinischen Studien an 2.129 postmenopausalen Frauen zusammenfasst, kam zu dem Schluss, dass die Effekte der lokalen Anwendung von konjugierten equinen Östrogenen (Creme), Östradiolhemihydrat (Tablette) und Östradiol (Ring) äquipotent hinsichtlich der Reduktion der Trockenheit der Scheide sowie von Brennen und Juckreiz und der Beseitigung der Dyspareunie sind (Suckling et al. 2005). Die Östrogenserumkonzentrationen nach vaginaler Östrogenapplikation liegen bei allen Applikationsarten innerhalb des postmenopausalen Referenzbereichs. Jedoch exis-

tiert ein Östrogendosisgrenzwert, unter dem definitiv keine Proliferation des Endometriums mehr auftritt. Systemische Risiken sind bei der lokalen Anwendung von den Östrogenen geringer Potenz und bei niedriger Dosierung nicht zu befürchten (IMS Updated 2007).

▪ Ospemifene

Ospemifene (Präparatname Osphena) ist ein Wirkstoff aus der Gruppe der SERM (selektive Östrogenrezeptormodulatoren). Es ist in den USA seit 2013 zugelassen zur Behandlung der Dyspareunie, die durch eine vulvovaginale Atrophie bedingt ist. Es handelt sich um Tabletten zu 60 mg zur täglichen oralen Anwendung (1×1 Tbl./Tag). Die Ergebnisse der Zulassungsstudie sind vielversprechend (Portman et al. 2013). Eine Zulassung für Europa wird für 2015 erwartet.

Nicht östrogenmangelbedingte trockene Scheide

Bestehen sexuell bedingte Schmerzen, ohne dass ein Östrogenmangel und eine Atrophie des Scheidenepithels vorliegen, können Gleitmittel und Befeuchtungsmittel auf nichthormoneller Basis empfohlen werden. Folgende Präparategruppen stehen zur Verfügung: Gleitmittel und Lubrikanzien/Befeuchtungsmittel. Zudem existieren noch diverse Hausmittel wie etwa Olivenöl oder Kokosöl.

▪ Gleitmittel

Gleitmittel gibt es auf Wasserbasis, Silikonbasis oder als ölhaltige Substanzen (◻ Tab. 9.3).

Funktion der Gleitmittel
- Verminderung der Reibung beim Koitus
- Verminderung der Reibung bei der Selbststimulation
- Reduktion von Schmerzen, hervorgerufen durch fehlende Lubrikation
- Minderung der Angst vorm Koitus
- Erweiterung des sexuellen Spiels

Neben der unterschiedlichen Zusammensetzung der Gleitgele zur Verbesserung der Gleitfähigkeit beim Koitus besitzen einige dieser Gele noch verschiedene Zusatzeffekte (u. a. Gleitgele mit zu-

◨ Tab. 9.3 Zusammensetzung, Vorteile und Nachteile verschiedener Gleitgele

Gleitmittel	Auf Wasserbasis	Auf Silikonbasis	Ölhaltige Gleitmittel	Hausmittel
Anwendung	Bei Bedarf	Bei Bedarf	Bei Bedarf	Bei Bedarf
Vorteile	Verträglichkeit mit Kondomen Verträglichkeit mit Sexspielzeug Mit Wasser abwaschbar	Längere Wirkung Als Massagemittel einsetzbar Verträglichkeit mit Latexkondomen	Längere Wirkung Frei von Konservierungsstoffen	Preiswert Im Haushalt verfügbar
Nachteile	Schnellere Trocknung, deshalb kürzere Wirkzeit	Unverträglichkeit mit silikonhaltigen Sexspielzeugen Nur mit Seife abwaschbar	können Latexkondome beschädigen Nur mit Seife abwaschbar enthält Erdölprodukte	Können Latexkondome beschädigen

sätzlicher Stimulation durch Wärmebildung, Gleitgele mit Geschmack und Gleitgele mit pflegenden Inhaltsstoffen).

- **Lubrikanzien/Befeuchtungsmittel**

Lubrikanzien sind ebenfalls auf Wasserbasis hergestellt. Die meisten von ihnen enthalten Hyaluronsäure. Sie können zusätzliche Wirkstoffe enthalten, wie Milchsäure, pflanzliche Wirkstoffe, Vitamine, Liposomen.

Funktion der Lubrikanzien

- Langfristige Verbesserung der Feuchtigkeit und Lubrikation der Scheide
- Verbesserung des vaginalen pH-Wertes (mit Milchsäure)
- Unterstützung von Heilungsprozessen bei Mikrorissen der Vaginalhaut bei stärkerer Reibung bei zu trockener Vaginalhaut
- Manchmal auch als Gleitgel verwendbar

Als Darreichungsformen der Lubrikanzien sind Gele, Creme, Cremolum, Zäpfchen verfügbar. Die Anwendung erfolgt 2- bis 3-mal pro Woche oder bei Bedarf.

9.5.2 Dyspareunie bei Patientinnen mit trockener Scheide im fertilen Alter

Hier ist eine genaue Anamnese erforderlich, um entsprechende Ursachen zu erheben (▶ Abschn. 3.6). Die Therapie erfolgt entsprechend der Ursache:
- Beseitigung des Paarkonfliktes,
- Aufklärung über Sexualpraktiken,
- Aufklärung über adäquate sexuelle Stimulation,
- Anwendung von Gleitgelen für den Introitus und die Scheide,
- Wechsel der Kontrazeption,
- östriolhaltige Externa.

9.5.3 Dyspareunie bei Patientinnen mit Organbesonderheiten

Organbesonderheiten, die eine Dyspareunie bewirken können, sind
- eine enge Scheide,
- ein intaktes Hymen,
- ein scharfer Hymenalsaum,
- ein offensichtliches Missverhältnis zwischen der Größe des männlichen Gliedes und der Weite und Dehnbarkeit der Scheide der Patientin.

Je nach Befund erfolgt eine individuelle Herangehensweise, der jedoch immer eine ausführliche Sexualberatung vorangestellt sein muss, in die möglichst der Partner mit einbezogen wird.

Folgende Therapieoptionen stehen zur Verfügung:

- Sexualtherapie,
- Paartherapie,
- Anwendung von Dehnungshilfen/Vaginalkoni,
- Inzision eines zu straffen Hymens (selten).

Manche Autoren empfehlen die Anwendung von Cremes und Gelen mit einem Schleimhautanästhetikum (Steinberg et al. 2005). Diese Maßnahme kann zwar zu einer anästhesiebedingten verminderten Schmerzwahrnehmung führen, erhöht dadurch jedoch die Verletzungsgefahr und Traumatisierung, sodass davon eher abzuraten ist und die Anwendung nur im Ausnahmefall und zusammen mit einer umfassenden Sexualberatung oder im Rahmen einer Therapie erfolgen sollte.

9.5.4 Behandlung von Entzündungen

Bei Vorliegen einer Vulvovaginitis erfolgt die Behandlung entsprechend dem mikrobiologischen Befund mit einer adäquaten antimykotischen oder antibiotischen Therapie, die lokal oder/und systemisch angewendet wird.

9.5.5 Innere Dyspareunie

Unter der inneren Dyspareunie werden alle sexuell bedingten Schmerzen im inneren Bauchraum subsumiert. Zur Behandlung der inneren Dyspareunie ist eine exakte Diagnose erforderlich, da i. d. R. eine fassbare Organerkrankung vorliegt. Die Diagnose muss durch eine entsprechende gynäkologische Untersuchung mit Spekulumeinstellung der Scheide, Palpation und Vaginalsonographie gestellt werden. Auf diese Weise können bereits viele Befunde erhoben werden, die zu den Schmerzen beim Geschlechtsverkehr geführt haben: Myome, Ovarialtumoren, Adnexitiden, Retroflexio uteri fixata u. a.

Nicht selten ist es auch erforderlich, der Patientin eine Laparoskopie zu empfehlen, um Adhäsionen oder Endometrioseherde als Ursache der Be-

schwerden zu finden. Die Therapie richtet sich dann nach der Diagnose.

▪ Praktisches Prozedere

Die vorliegende Darstellung des Ablaufs kann durchaus in einer gynäkologischen Sprechstunde integriert werden: Problemdarstellung, gynäkologische Untersuchung, Sexualanamnese einschließlich B-PSFS-Fragebogen (Brief Profile of Female Sexual Function), Diagnosestellung und Therapie. Nur selten ist für einen solchen Kasus eine Wiedereinbestellung mit einem größeren Zeitvolumen notwendig.

Oft ist die Patientin mit ihrem Problem seit Jahren in der Praxis bekannt, und die Indikation zur Operation wurde in der Praxis auch selbst gestellt. Die Einbeziehung möglicher Auswirkungen oder Nichtauswirkungen einer Operation auf die Sexualität sollte zur Normalität in der präoperativen Aufklärung bzw. Beratung werden.